Luxation récidivante de l'épaule. — Tumeurs du sein. — Ulcus duodénal. — Chirurgie des voies biliaires. — Appendicectomie. — Cancer du cæcum. — Anus iliaque. — Colites graves. — Rétrécissement cicatriciel du rectum. — Fistules recto-vaginales. — Traitement de la rétroversion (L. Dartigues). — *Hystérectomie périnéale pour cancer du col utérin. — Tumeurs annexielles aseptiques.*

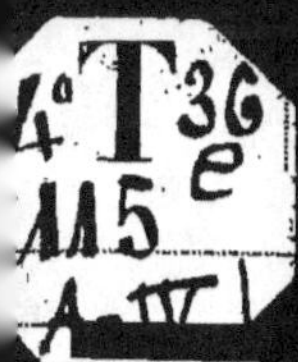

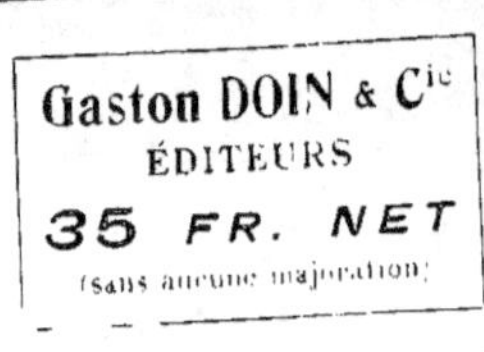
Gaston DOIN & Cie
ÉDITEURS
35 FR. NET
(sans aucune majoration)

LA

PRATIQUE CHIRURGICALE ILLUSTRÉE

IV

MÊME COLLECTION

Fascicules parus :

Fascicule I (2e ÉDITION) : Généralités. — Hernies crurales et inguinales. — Hydrocèle vaginale. — Appendicite gangréneuse. — Adénome du sein. — Hémorroïdes. — Cure de l'éventration. — Laparotomie transversale sus-pubienne. — Fistules vésico-vaginales. — Papillome de la vessie. — Cancer du rectum (*Extirpation abdomino-périnéale*). — Colectomie totale (*Maladie de Lane*). — Traitement de l'ulcus gastrique et duodénal. — Ulcus jéjunaux post-opératoires. — Ulcus gastrique (*brûlage*) et maladie de Lane (*court-circuit*).

Un volume in-8 jésus de 300 pages avec 217 figures dessinées d'après nature, par S Dupret.

Fascicule II (2e ÉDITION) : Craniectomie (TH. DE MARTEL). — Hystérectomie, pour cancer du col utérin (J.-L. FAURE). — Utilité du drainage Mickulicz systématique (J.-L. FAURE). — L'opérabilité du cancer cervico-utérin. — Schémas anatomo-cliniques du cancer du col utérin (E. DOUAY). — Curiethérapie des cancers de l'utérus (RUBENS-DUVAL). — Technique de l'application du radium dans le cancer du col de l'utérus (S. RECASSENS). — Traitement du fibrome utérin. — Indications et contre-indications respectives des divers procédés opératoires et des deux modes de radiothérapie dans le traitement des fibromes utérins (P. PETIT-DUTAILLIS). — Indication de l'irradiation dans le traitement des fibromes utérins (F. JEUNET). — Hystérectomie pour fibrome et grossesse à terme. — Néphrectomie. — Hypertrophie de la prostate. — Cancer de l'estomac. — Ulcus gastrique et duodénal. — Dilatation du cæcum. — Méga-côlon congénital. — Cancer du rectum (*suite*).

Un volume in-8 jésus de 304 pages avec 247 figures dessinées d'après nature, par S. Dupret.

Fascicule III (2e ÉDITION) : Indications de la Radicotomie (J.-A. SICARD). — Technique de la Radicotomie postérieure (M. ROBINEAU). — Indications du traitement opératoire des fractures récentes (CH. DUJARIER). — Cancer de la langue. — Radiumthérapie du cancer de la langue (F JEUNET).— Traitement des goitres.— Chirurgie gastrique. — Gastro-pylorectomie pour ulcus gastrique ou duodénal. — Tumeurs du gros intestin. — Adénome prostatique.

Un volume in-8 jésus de 242 pages avec 308 figures dessinées d'après nature, par S. Dupret.

Fascicule V : La névralgie du trijumeau, son traitement (TH. DE MARTEL). — Tumeur du plancher de la bouche. — Diverticule de l'œsophage. — Chirurgie biliaire, restauration du cholédoque, traitement des fistules biliaires. — Chirurgie gastro-duodénale. — Chirurgie gastro-intestinale, la meilleure suture continue, quelques types de gastro-entérostomie, après gastrectomie. — Chirurgie du gros intestin, différents points de technique, traitement de l'occlusion intestinale par cancer du côlon. — Colectomie segmentaire en deux temps. — Les grosses hernies scrotales. — Hystérectomie abdominale totale pour annexite suppurée. — Hystérectomie fundique. — Traitement du prolapsus génital des vieilles femmes, par le cloisonnement vaginal.

Un volume in-8 jésus de 252 pages avec 279 figures dessinées d'après nature, par S. Dupret.

Fascicule VI : Gastroptose. — Estomac biloculaire. — Enervation de l'estomac. — Opération de Latarjet (BUTLER D'ORMONT). — Rétrécissements duodénaux ou sous-pyloriques. — Fistule de dérivation sur le grêle. — Anus cæcal. — Traitement des tumeurs du côlon gauche. — Sigmoïdectomie simplifiée. — Stase intestinale chronique. — Fistules de l'anus, — Cure radicale de la hernie crurale par voie inguinale (ROBINEAU). — Calculs de l'uretère pelvien. — Traitement des prolapsus génitaux avec cystocèle prédominante) ABADIE D'ORAN). — Cancer du col utérin (Hystérectomie vaginale élargie. Procédé de Schauta).

Un volume in-8 jésus de 228 pages avec 200 figures dessinées d'après nature, par S. Dupret.

Fascicule VII : Traitement chirurgical des rides de la face et du cou (VIRENQUE). — Technique de la staphylorraphie (Victor VEAU). — Branchiomes du cou. — Cancer thyroïdien. — Traitement par les appareils des fractures récentes (Membre supérieur) (Henri JUDET). — Traitement des ulcus gastriques haut situés par la résection en gouttière. — Ulcus gastrique et duodénal. — Cancer de l'estomac. — Perforations duodénales aiguës.

Un volume in-8 jésus de 249 pages avec 188 figures dessinées d'après nature, par S. Dupret.

Fascicule VIII : Greffes dermo-épidermiques. — Fistules salivaires (Pierre MORNARD). — Traitement des goitres. — Traitement des ulcus gastriques et duodénaux. — Occlusion intestinale. — Hémi-colectomie droite. — Cure de la hernie ombilicale chez les obèses amaigris. — Cancer prostatique. — Ectopie testiculaire (A. TIERNY). — Anus-Gargouille. — Prolapsus du rectum.

Un volume in-8 jésus de 230 pages avec 234 figures dessinées d'après nature, par S. Dupret.

VICTOR PAUCHET

LA PRATIQUE CHIRURGICALE

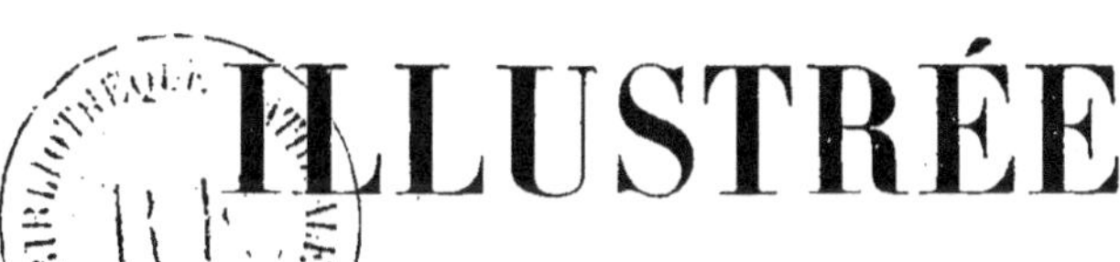

ILLUSTRÉE

FASCICULE IV

DEUXIÈME ÉDITION REVUE, CORRIGÉE ET AUGMENTÉE

Luxation récidivante de l'épaule. — Tumeurs du sein. — Ulcus duodénal. — Chirurgie des voies biliaires. — Appendicectomie. — Cancer du cæcum. — Anus iliaque. — Colites graves. — Rétrécissement cicatriciel du rectum. — Fistules recto-vaginales. — Traitement de la rétroversion (L. Dartigues). — *Hystérectomie périnéale pour cancer du col utérin. — Tumeurs annexielles aseptiques.*

313 figures dessinées d'après nature par S. DUPRET

PARIS

LIBRAIRIE OCTAVE DOIN

GASTON DOIN & Cie, ÉDITEURS

8, PLACE DE L'ODÉON 8

1926

A LA MÊME LIBRAIRIE

LA

PRATIQUE CHIRURGICALE ILLUSTRÉE

FASCICULE IV

I

LUXATION RÉCIDIVANTE DE L'ÉPAULE[1]

Position du malade. — Couché sur le dos, le bras placé sur une table, en abduction et dépassant un peu l'angle droit.

Incision cutanée. — Repérer les vaisseaux axillaires et la saillie de la tête humérale. Le milieu de l'incision correspondra à la tête osseuse. Même incision que s'il s'agissait d'une ligature de l'artère axillaire dans l'aisselle. Section de la peau plus en arrière, dans l'axe de l'aisselle, pour qu'elle soit postérieure aux vaisseaux axillaires. Section cutanée de 10 à 13 centimètres, suivant l'embonpoint ; la longueur n'a aucune importance. Il faut voir clair. La cicatrice cutanée est invisible.

Effondrement du tissu cellulaire de l'aisselle. — Au bistouri et à la sonde cannelée.

Dénudation du tendon grand dorsal, reconnu à son aspect nacré.

Découverte du muscle sous-scapulaire. — Son bord inférieur est contigu au bord supérieur du grand dorsal. C'est la portion charnue du muscle. La surface musculaire est dénudée avec un tampon monté sur une pince. L'opérateur met ainsi à nu les vaisseaux et le nerf sous-scapulaire. Comme ces vaisseaux pourraient gêner au cours de l'opération, il faut les couper entre deux ligatures. Le champ est ainsi plus exsangue et découvert.

1. Les dessins qui accompagnent cet article ont été exécutés d'après l'opération faite chez un sujet de 30 ans, agent de police, très musclé, atteint de luxation intra-caracoïdienne récidivante, à l'hôpital Saint-Michel, le 20 octobre 1921. Le 15 février 1925, malgré des mouvements énergiques quotidiens. la luxation n'a pas récidivé.

Recherche du nerf circonflexe. — Entre le grand dorsal et le sous-capsulaire, s'insinuent le vaisseau et le nerf circonflexes qui contournent la tête humérale. Il faut les dénuder soigneusement pour les voir. Passer sous le nerf un fil qui servira de rétracteur. La lésion du nerf circonflexe est le seul accident possible. On peut et on doit l'éviter aisément. Bien voir le nerf avant de l'écarter.

Découverte de la capsule articulaire. — Libérer le bord inférieur du sous-capsulaire; le mobiliser et le récliner par en haut avec un écarteur. La capsule apparaît.

Exploration extérieure de l'articulation. — L'opérateur doit explorer largement la surface externe du manchon capsulaire, à la sonde cannelée; un tampon de gaze monté sur une pince, avec lenteur et patience, permet de dénuder largement la capsule. Repérer le bord de la cavité glénoïde de la tête humérale. Se rendre compte de la partie amplifiée, pathologique, de la capsule et de l'étendue de tissu fibreux qu'il faudra réséquer.

Exploration interne de l'articulation. — L'opérateur fend la capsule suivant son axe, au point où elle apparaît le plus lâche. Avec des ciseaux courbes, introduits dans l'intérieur, il se rend compte du point le plus distendu, le plus élargi et de la quantité d'étoffe qu'il faudra réséquer. S'il existe quelques fragments osseux ou cartilagineux, les exciser.

Résection de la capsule. — Avec des ciseaux courbes, l'opérateur excise un losange de capsule. Pour faciliter le rapprochement des deux lèvres avec la suture, il peut être bon de désinsérer la capsule sur une longueur de un centimètre, de chaque côté de l'ouverture, de façon à faciliter le chevauchement au moment du rapprochement des deux lèvres capsulaires.

Suture capsulaire. — Le rapprochement des deux lèvres de la boutonnière capsulaire sera fait avec du crin de Florence solide (3 points en U) et de telle façon qu'il y ait chevauchement des deux feuillets capsulaires l'un sur l'autre; ainsi, après cicatrisation, il y a épaississement de la capsule en ce point.

Drainage et suture. — Deux petits drains sont placés au contact de la capsule qui correspond à peu près au sommet de l'aisselle; quelques crins sur la peau.

Pansement. — Le bras est rapproché du corps, comme après une amputation du sein; le drain est supprimé au bout de quarante-huit heures. Le bras placé de nouveau au contact du tronc, bien maintenu dans l'immobilité pendant trois semaines.

Cette opération n'exige de l'opérateur que des connaissances anatomiques de la région. L'intervention dure au maximum une demi-heure. Le patient se lève le lendemain de l'opération et peut quitter l'hôpital au bout de huit jours.

Les bons résultats de l'intervention dépendent de la perfection avec laquelle on a supprimé la cause de la récidive. Faute de quoi, l'intervention est inutile.

La luxation originelle s'était accompagnée de la déchirure de la capsule, soit le long du bord glénoïdien, soit au niveau de l'insertion, sur le col huméral, soit en un point de la capsule intermédiaire aux insertions. La rupture capsulaire est le résultat d'une hyperabduction. Cette déchirure capsulaire, après sa cicatrisation, a pour résultat une ampliation de la face antérieure de la capsule, de sorte que la tête n'étant plus bridée, maintenue par devant, se luxe de nouveau; l'opération consiste donc à réséquer cette partie exubérante de la capsule pour que la tête n'ait pas un excès de place en avant d'elle. La voie axillaire est anatomique, non traumatisante, non mutilante, mais l'espace pour explorer, opérer, n'est pas très large; il faut suppléer par une exploration patiente et les déductions acquises par l'expérience. L'opérateur doit craindre de laisser une partie de la capsule amincie ou ouverte, ou des lèvres non suturées; amorces désignées pour les récidives. Les lésions ostéo-articulaires ne sont pas toujours identiques. Le traumatisme hyperabducteur, au lieu de détacher la capsule du rebord glénoïdien, détache la moitié antérieure du rebord osseux de la glénoïde et la tête humérale fait saillie entre les deux fragments glénoïdiens. Toute capsulorraphie, ou capsulectomie, serait alors insuffisante. Il faut suturer les deux fragments osseux.

Dans un cas de Thomas[1], la moitié antérieure de la cavité glénoïde avait sauté, de sorte que le rebord antérieur de la glène était remplacé par un plan incliné, amorce trop belle pour les déplacements antérieurs de la tête. Une première opération (capsulotomie) échoua. L'opérateur recommença une seconde opération dans laquelle il creusa une glène nouvelle pour recevoir la tête. Il n'y eut pas de récidive, depuis onze ans.

Enfin, il peut arriver que l'opérateur, trouvant un jour insuffisant pour explorer et exciser la capsule, soit obligé de couper le sous-capsulaire; ce sacrifice est préférable à une opération insuffisante et inutile.

Une luxation est généralement la conséquence d'une fracture articulaire, avec déplacement des deux fragments, l'un par rapport à l'autre; une luxation récidivante n'est autre chose qu'une fracture non consolidée, une pseudarthrose, avec écartement des deux fragments. Dans la

1. Habitual or recurrent dislocation of the shoulder, by T. Turner Thomas. *Surgery gynecology and obstetrics.* April 1921. N° 4.

luxation guérie, la cavité capsulaire reprend ses dimensions normales parce que les deux lèvres de la capsule déchirée se sont réunies ou parce que le fragment osseux détaché est venu se réimplanter à la surface d'où il a été détaché. Mais si le blessé déplace trop tôt son bras, de façon que la tête humérale se place dans la position qui a causé la luxation, cette tête s'oppose à la réunion capsulaire ou osseuse; la capsule est, de ce fait, agrandie et les récidives se produiront quand un mouvement exagéré remettra le membre en hyperabduction avec accompagnement ou non de rotation externe.

Si la luxation s'accompagne d'un large arrachement osseux, avec remise en place de la tête humérale, la luxation se reproduit fatalement; le seul traitement est la suture osseuse des deux fragments huméraux ou glénoïdiens. C'est l'exception.

En résumé, la luxation récidivante de l'épaule intéresse le squelette, et si la lésion de l'os est importante, il est nécessaire de prévenir la récidive par une ostéosynthèse. Habituellement, toutefois, il sera suffisant de réparer la lésion capsulaire sans s'occuper de la lésion osseuse.

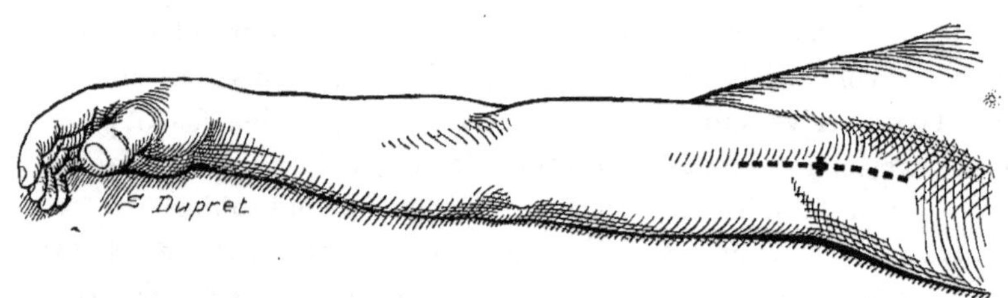

Fig. 1. — Luxation récidivante de l'épaule.

Capsulorraphie par voie axillaire. Incision cutanée ; celle-ci au centre de l'aisselle. La croix correspond à la saillie de la tête humérale. Le pointillé qui indique l'incision cutanée est *en arrière* du paquet vasculo-nerveux et non *sur* celui-ci. L'incision part du sommet du creux de l'aisselle.

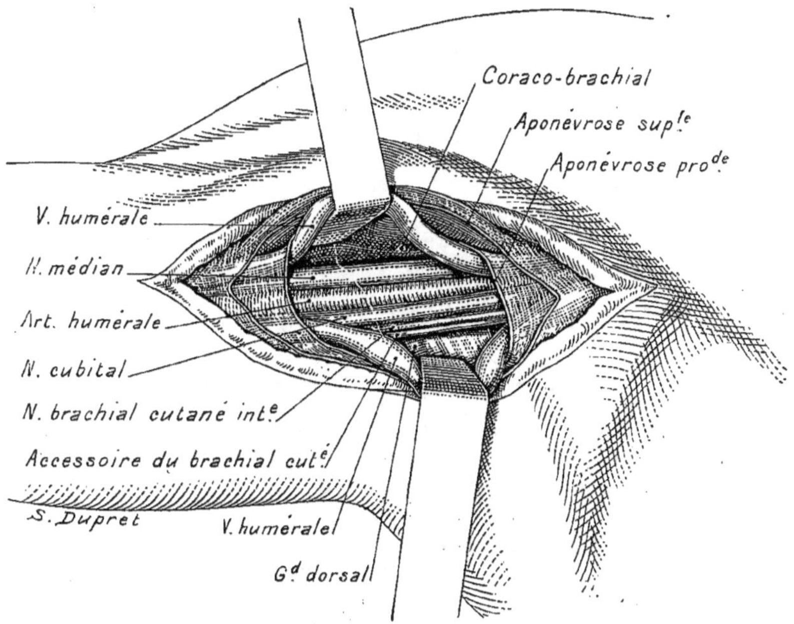

Fig. 2. — Luxation récidivante de l'épaule.

Capsulorraphie par voie axillaire. Paquet vasculo-nerveux. Comment se présentent les organes au niveau du point où portera l'incision pour aborder la capsule scapulo-humérale

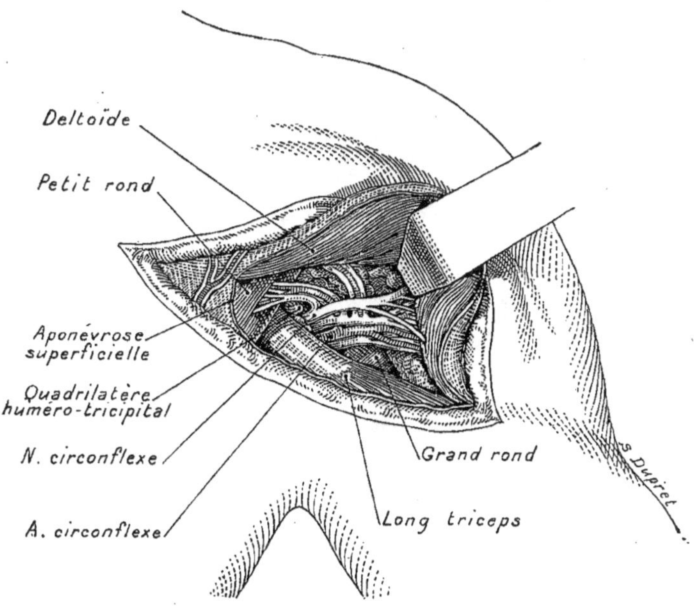

Fig. 3. — Luxation récidivante de l'épaule.

Capsulorraphie par voie axillaire. — Sujet vu de dos. — Trajet des vaisseaux et nerf circonflexes, alors qu'ils ont passé de la région axillaire dans la partie postérieure de la région scapulo-humérale.

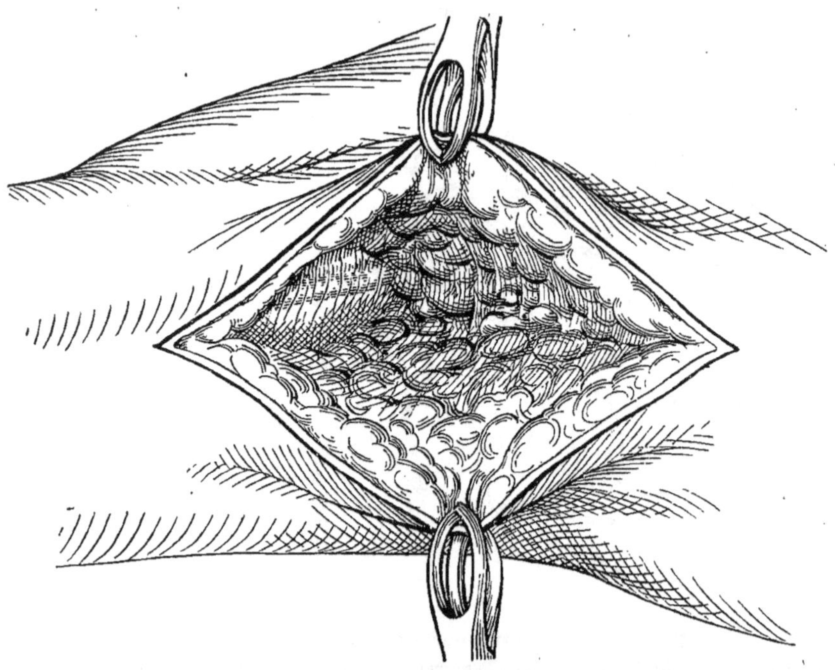

Fig. 4. — Luxation récidivante de l'épaule.

Capsulorraphie par voie axillaire. Section de la peau et du tissu cellulaire sous-cutané de l'aisselle.

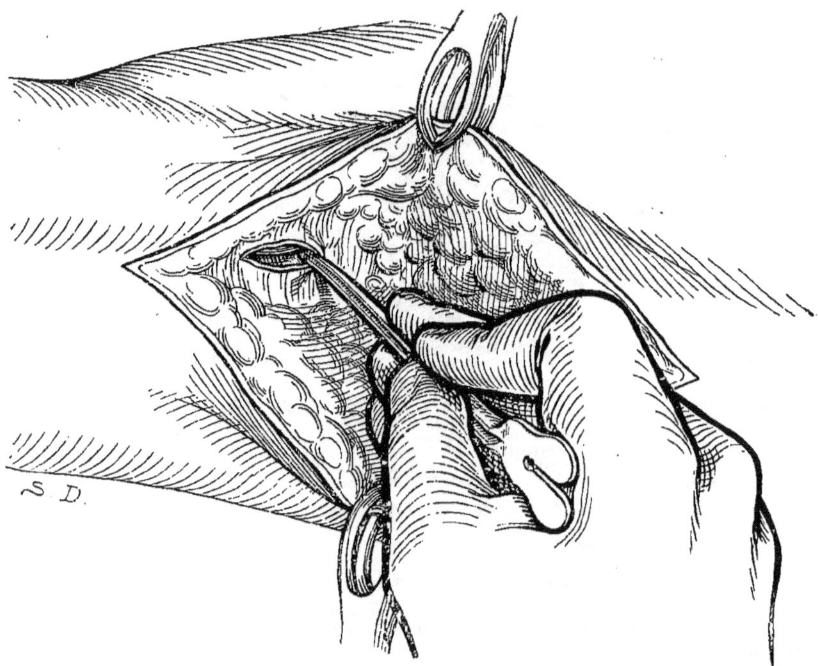

Fig. 5. — Luxation récidivante de l'épaule.

Capsulorraphie par voie axillaire. Section de la partie supérieure de l'aponévrose brachiale. Le lecteur aperçoit la veine axillaire qui va être refoulée en avant. La sonde cannelée cherche le tendon du grand dorsal.

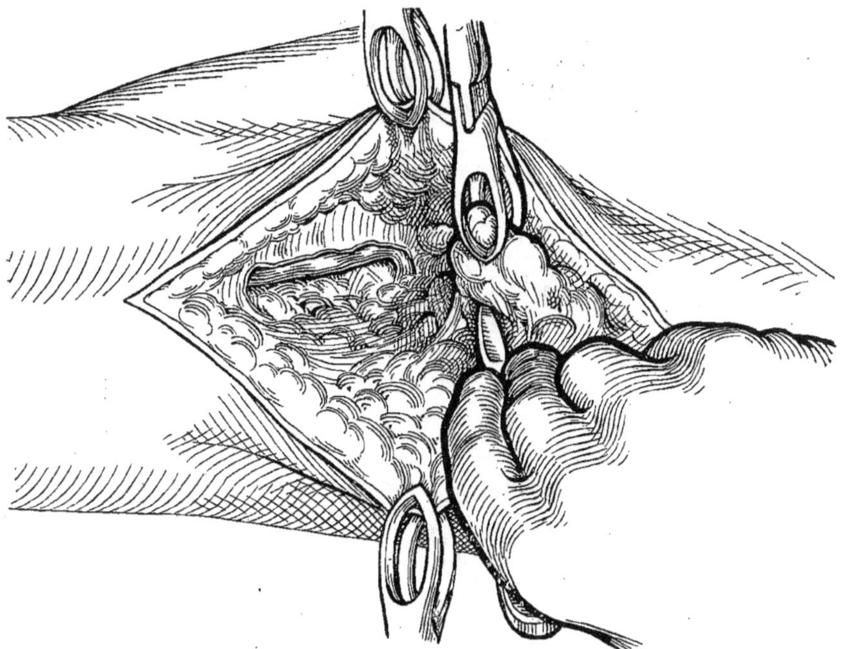

Fig. 6. — Luxation récidivante de l'épaule.

Capsulorraphie par voie axillaire. L'aponévrose est sectionnée ; la veine axillaire se voit sous l'aponévrose. L'opérateur trouvant le jour insuffisant, incise le tissu cellulaire de l'aisselle vers la paroi thoracique.

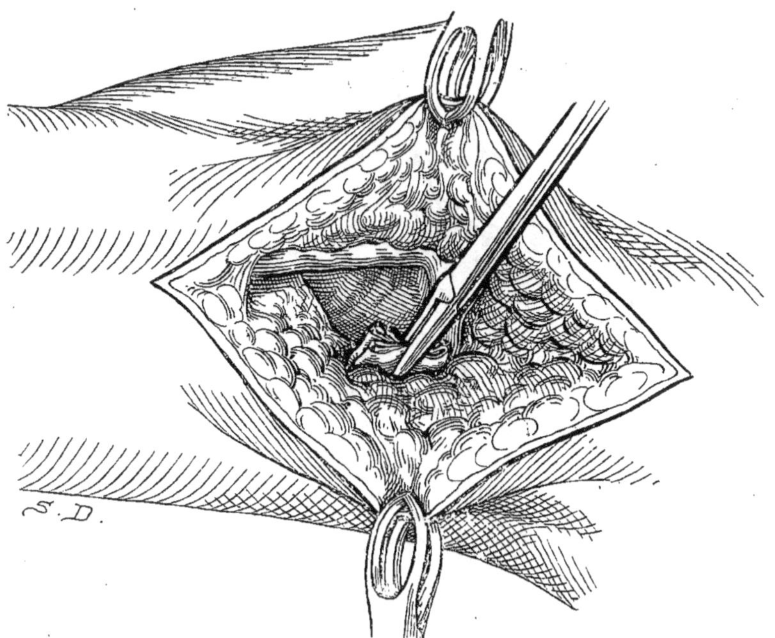

Fig. 7. — Luxation récidivante de l'épaule.

Capsulorraphie par voie axillaire. Dénudation de la fosse scapulaire ; en haut la veine axillaire dans laquelle débouche la veine scapulaire inférieure ; à gauche, tendon du grand dorsal encore peu dénudé. Au fond, le muscle sous-scapulaire recouvert des vaisseaux et nerf circonflexes.

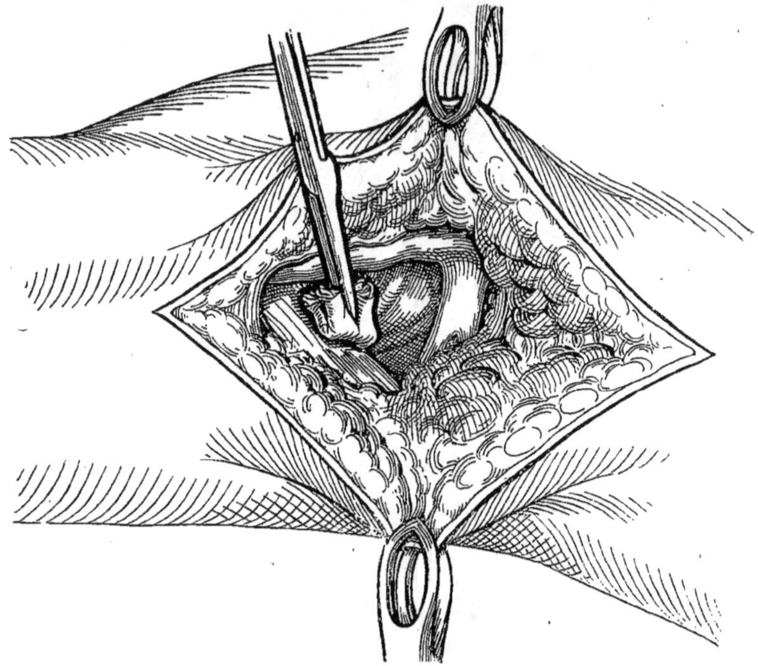

Fig. 8. — LUXATION RÉCIDIVANTE DE L'ÉPAULE.

Capsulorraphie par voie axillaire. Le tendon du grand dorsal est dénudé au tampon. En haut, la veine axillaire : à droite, la veine scapulaire inférieure et dans le triangle limité par le grand dorsal et les deux veines : vaisseaux et nerf circonflexes. Le nerf est l'organe le plus bas.

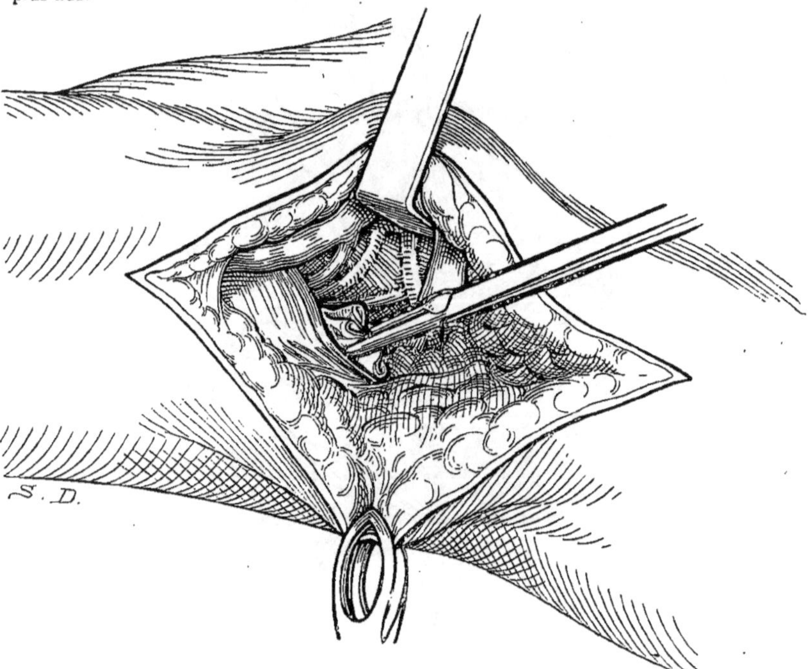

Fig. 9. — LUXATION RÉCIDIVANTE DE L'ÉPAULE.

Capsulorraphie par voie axillaire. Libération du sous-scapulaire, au tampon ; en haut et à gauche, veine axillaire dans laquelle débouche la veine circonflexe. Plus bas, artère circonflexe. Plus bas — transversal — le nerf circonflexe. A droite, artère, puis veine scapulaires inférieures.

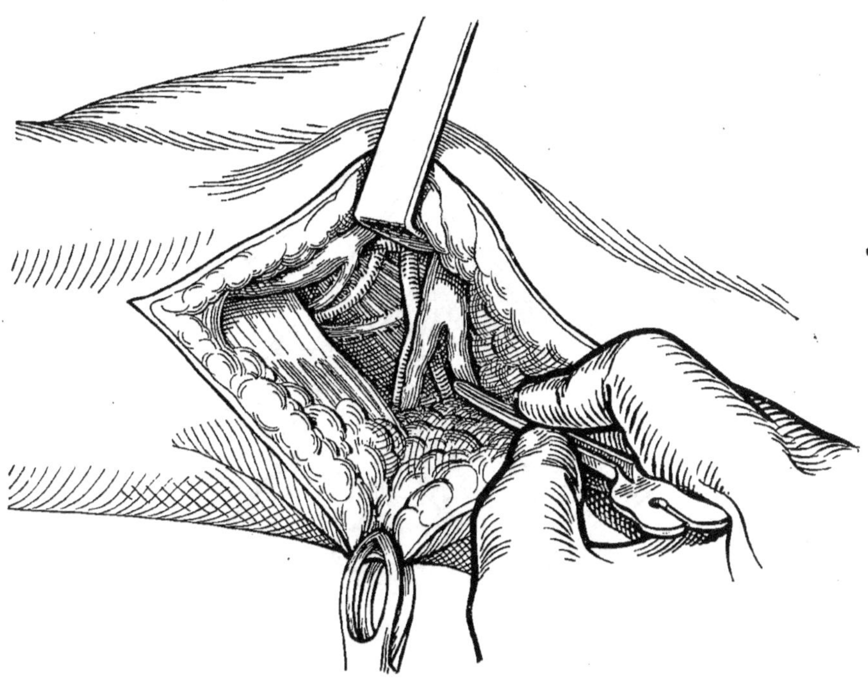

Fig. 10. — Luxation récidivante de l'épaule.

Capsulorraphie par voie axillaire. La sonde cannelée libère les vaisseaux scapulaires inférieurs ; à gauche, vaisseaux et nerf circonflexes.

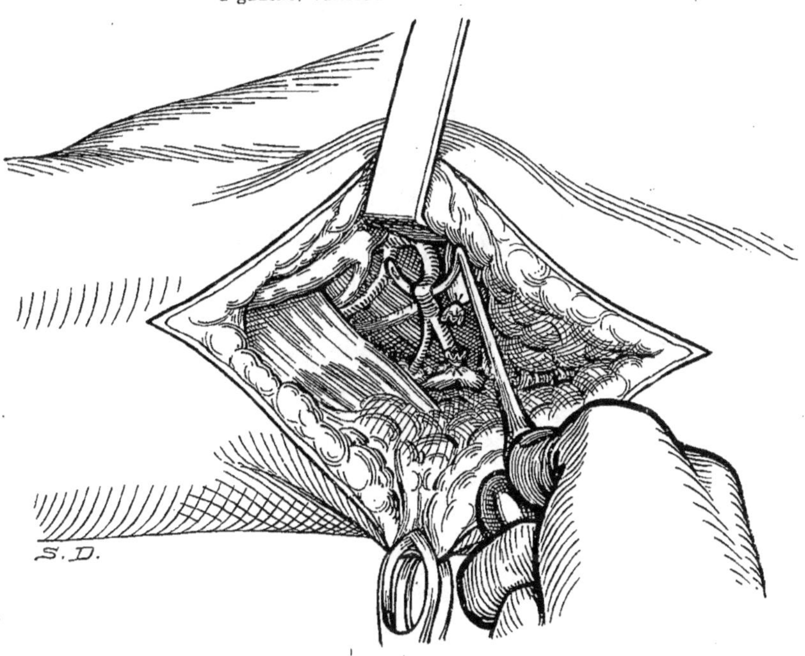

Fig. 11. — Luxation récidivante de l'épaule.

Capsulorraphie par voie axillaire. Ligature et section des vaisseaux scapulaires inférieurs, dans le but d'éclaircir le champ opératoire. Ces deux vaisseaux, en effet, recouvrent le muscle sous-scapulaire. La veine risque d'être déchirée au cours des manœuvres ; cette déchirure pourrait noyer le champ opératoire.

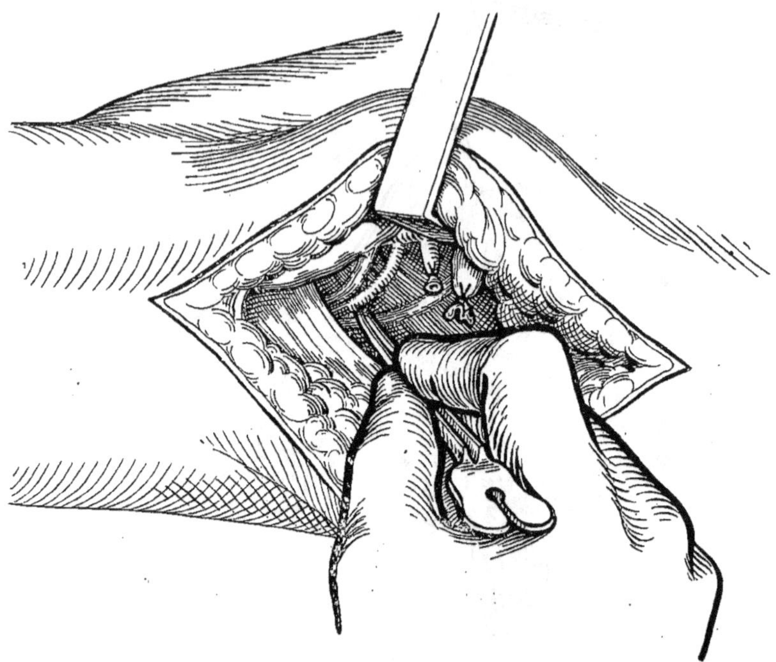

Fig. 12. — Luxation récidivante de l'épaule.

Capsulorraphie par voie axillaire. Libération du nerf sous-scapulaire : on voit du haut en bas, les vaisseaux sous-scapulaires à gauche, le nerf sous-scapulaire à droite, presque horizontal.

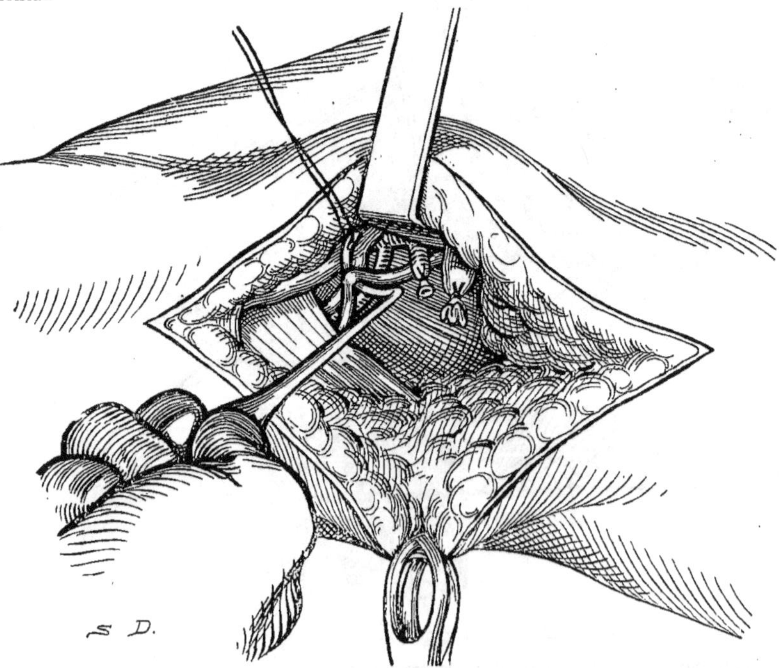

Fig. 13. — Luxation récidivante de l'épaule.

Capsulorraphie par voie axillaire. Le passe-fil soulève le nerf circonflexe pour l'amener hors du champ opératoire et ne pas le blesser au cours des manœuvres.

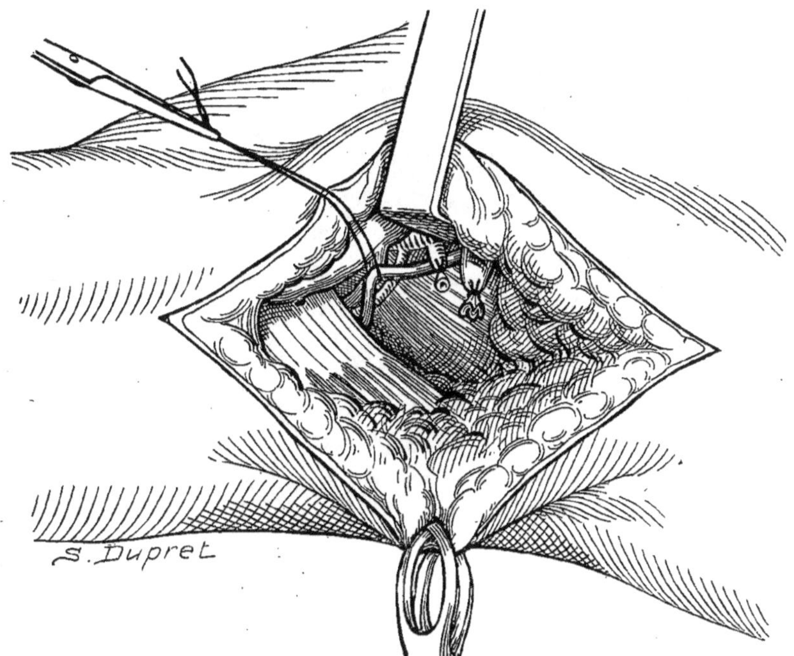

Fig. 14. — LUXATION RÉCIDIVANTE DE L'ÉPAULE.

Capsulorraphie par voie axillaire. Un fil écarte le nerf circonflexe; le muscle sous-scapulaire apparaît nettement; les vaisseaux scapulaires inférieurs ont été coupés, le nerf circonflexe a été récliné.

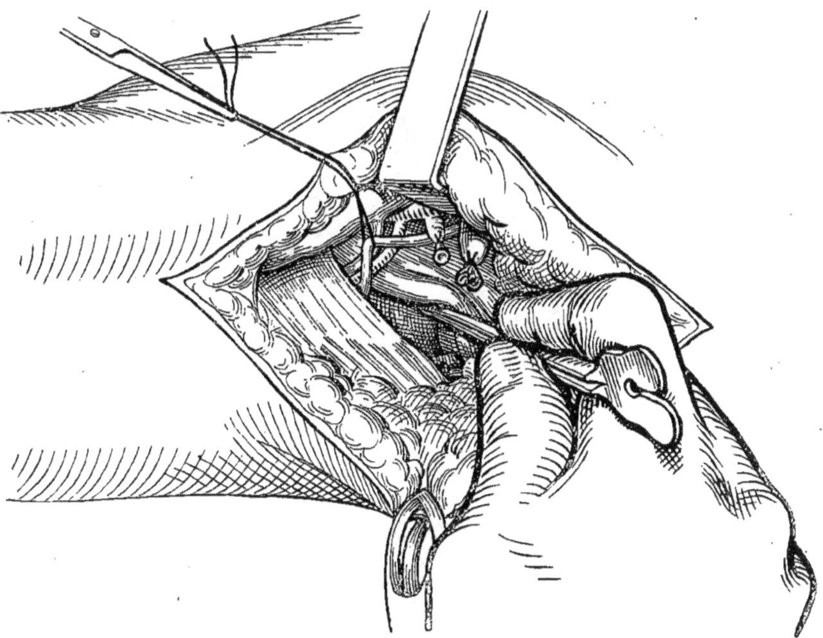

Fig. 15. — LUXATION RÉCIDIVANTE DE L'ÉPAULE.

Capsulorraphie par voie axillaire. La sonde cannelée libère et soulève le bord inférieur du sous-scapulaire pour montrer la capsule. Cette capsule correspond au bec de la sonde cannelée.

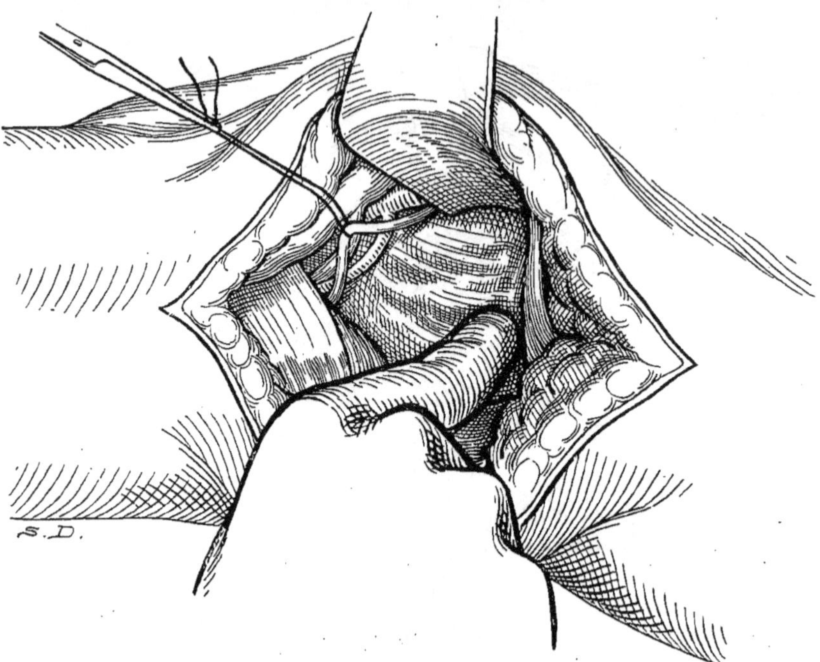

Fig. 16. — Luxation récidivante de l'épaule.

Capsulorraphie par voie axillaire. La capsule est bien exposée ; le sous-scapulaire est relevé par une valve vaginale. Le circonflexe récliné par un fil ; le doigt reconnaît l'interligne scapulo-huméral.

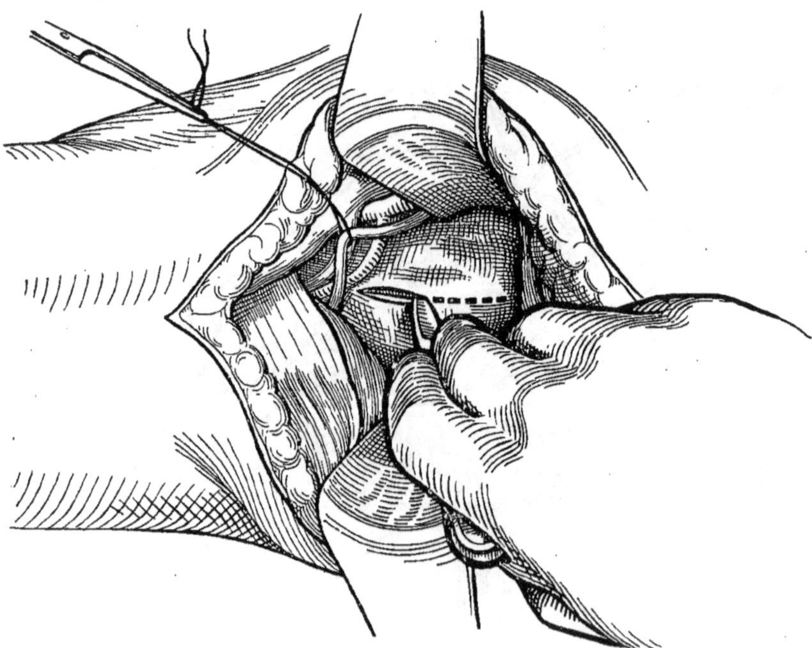

Fig. 17. — Luxation récidivante de l'épaule.

Capsulorraphie par voie axillaire. Le bistouri incise la capsule suivant sa longueur et au point où elle paraît former la loge préparée par le traumatisme ancien à la luxation récidivante.

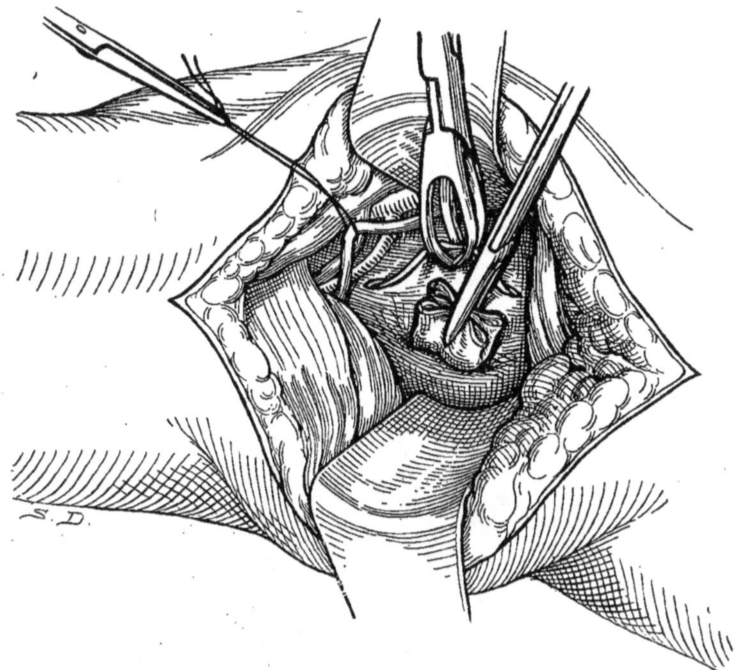

Fig. 18. — Luxation récidivante de l'épaule.

Capsulorraphie par voie axillaire. Une tenaille tient la lèvre inférieure de la capsule ; un tampon mobilise cette capsule sur la plus grande étendue de sa portion élargie.

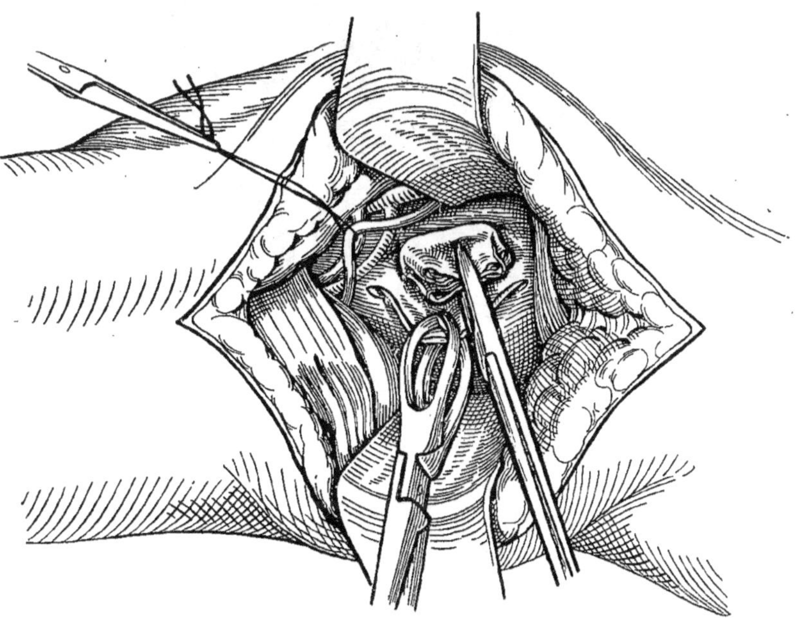

Fig. 19. — Luxation récidivante de l'épaule.

Capsulorraphie par voie axillaire. Même travail que précédemment sur la lèvre inférieure : le but de l'opérateur est de bien libérer deux lambeaux capsulaires qui correspondent à la partie de la capsule distendue par la rupture traumatique.

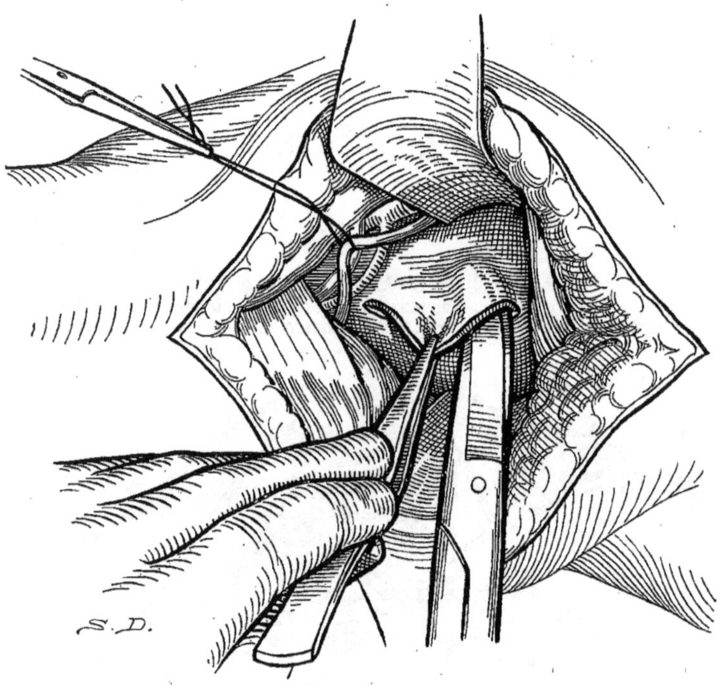

Fig. 20. — Luxation récidivante de l'épaule.

Capsulorraphie par voie axillaire. Libération des lambeaux capsulaires par la face articulaire de la capsule à l'aide de ciseaux.

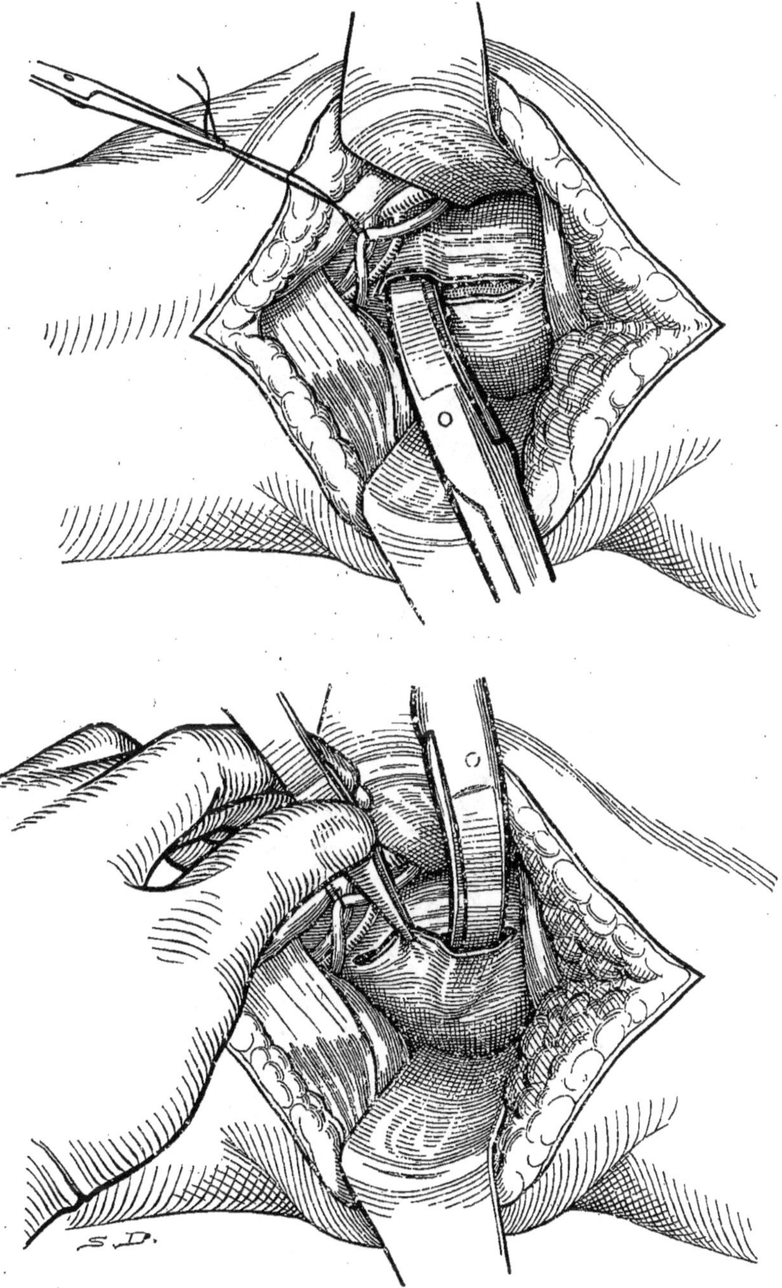

Fig. 21, 22. — LUXATION RÉCIDIVANTE DE L'ÉPAULE.

Capsulorraphie par voie axillaire. Libération des lambeaux capsulaires par la face articulaire de la capsule, à l'aide de ciseaux.

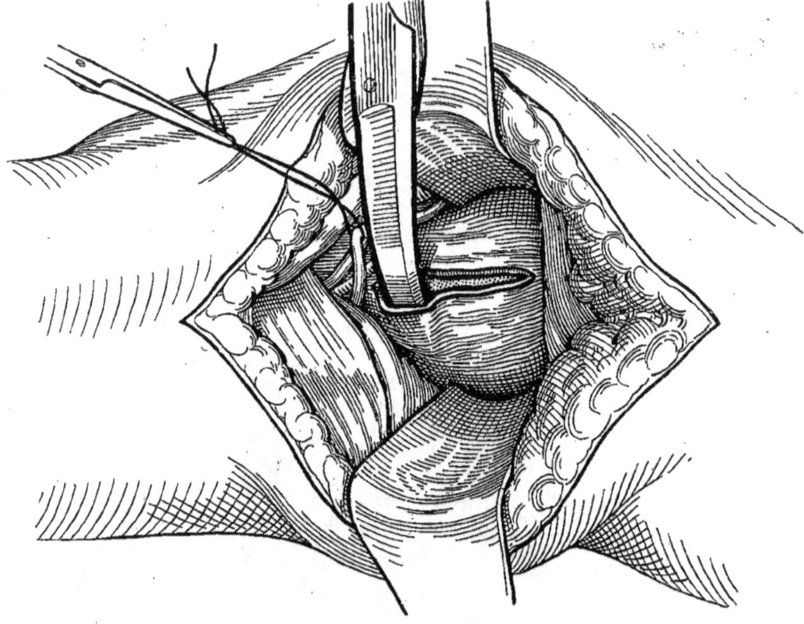

Fig. 23. — LUXATION RÉCIDIVANTE DE L'ÉPAULE.
Capsulorraphie par voie axillaire. Libération des lambeaux capsulaires par la face articulaire de la capsule, à l'aide de ciseaux.

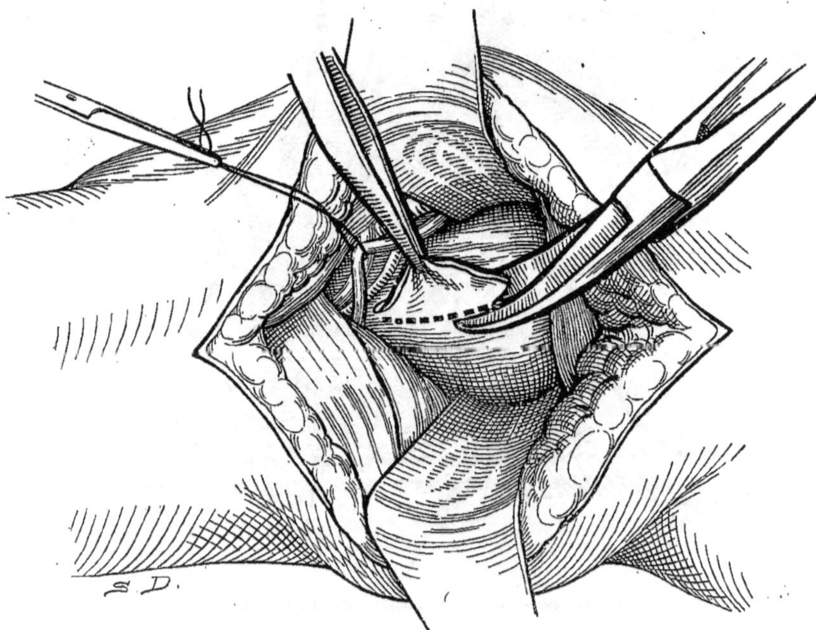

Fig. 24. — LUXATION RÉCIDIVANTE DE L'ÉPAULE.
Capsulorraphie par voie axillaire. Excision de la partie exubérante de la capsule.

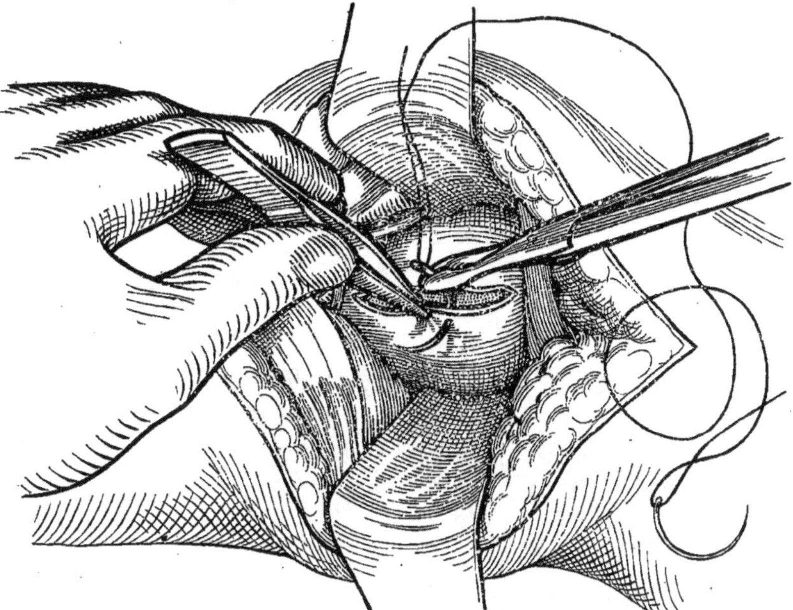

Fig. 25. — Luxation récidivante de l'épaule.

Capsulorraphie par voie axillaire. Suture des deux lèvres de la capsule réséquée. Remarquer la direction de l'aiguille et la forme de la suture. Suivre cette suture sur les figures suivantes.

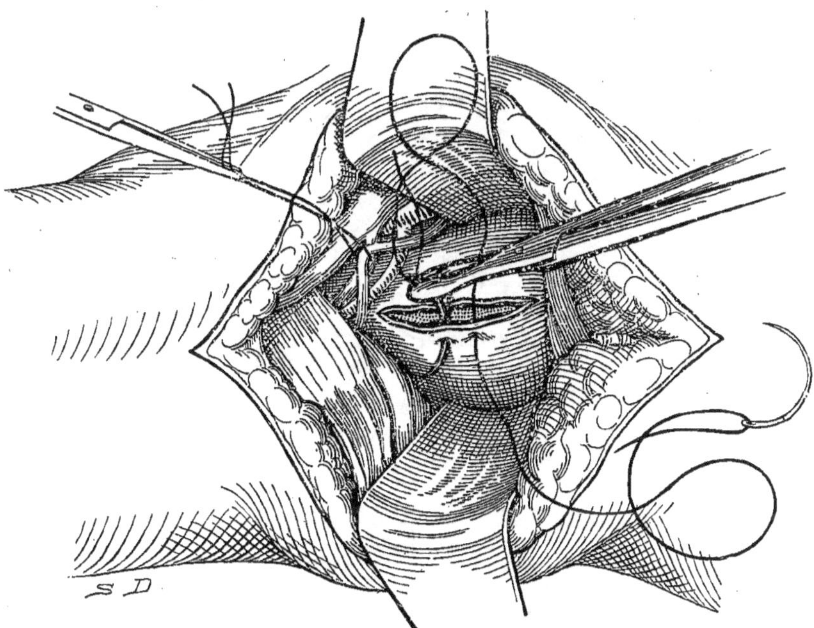

Fig. 26. — Luxation récidivante de l'épaule.

Capsulorraphie par voie axillaire. Suture de la capsule réséquée.

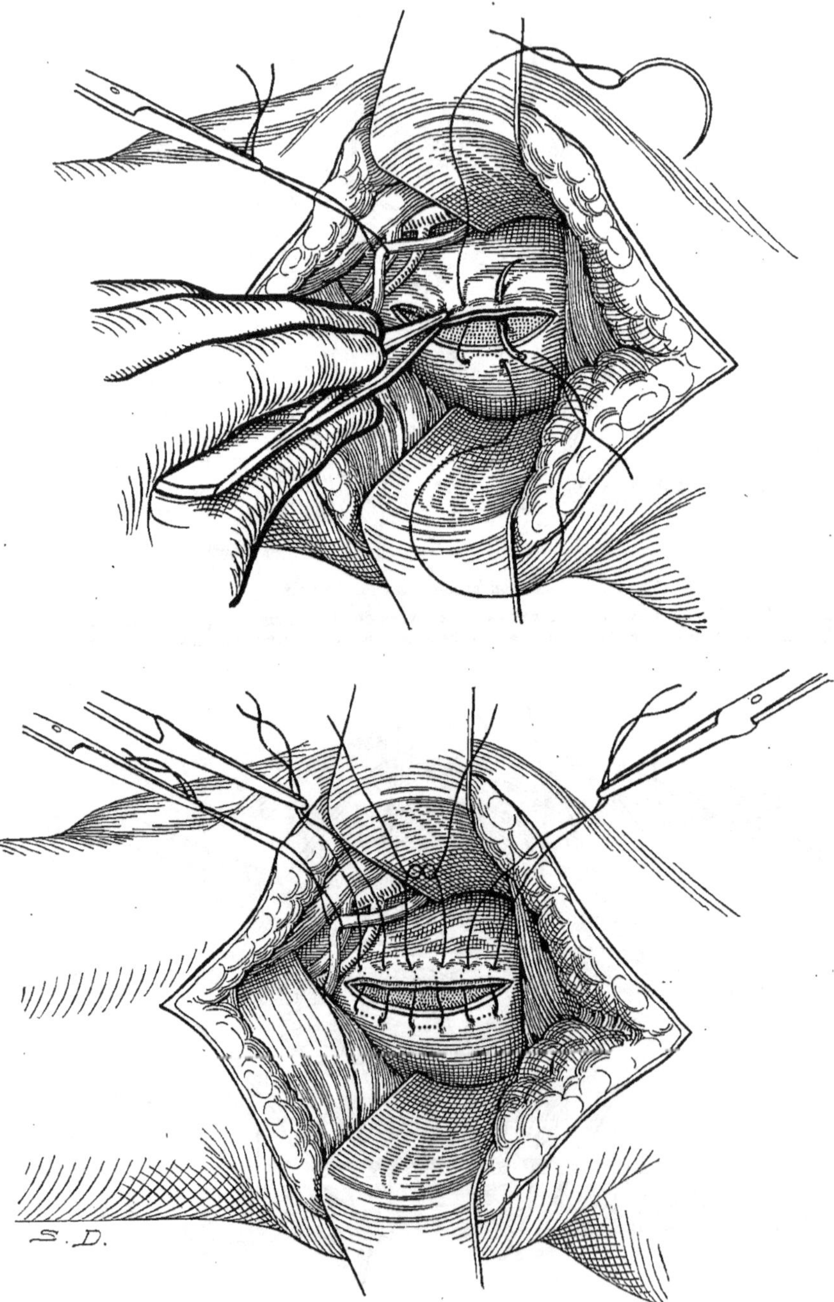

Fig. 27, 28. — Luxation récidivante de l'épaule.
Capsulorraphie par voie axillaire. Suture de la capsule réséquée.

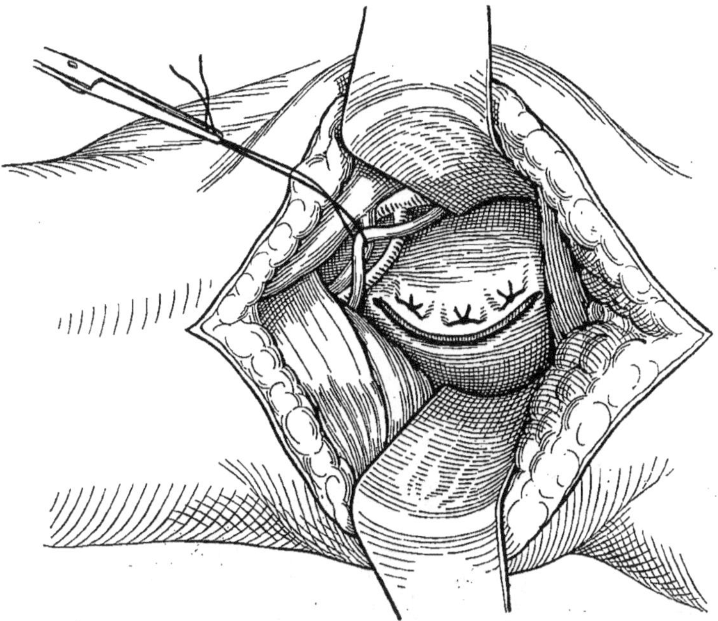

Fig. 29. — LUXATION RÉCIDIVANTE DE L'ÉPAULE.
Capsulorraphie par voie axillaire. Suture de la capsule réséquée. Les deux lèvres chevauchent, ce qui consolide la capsule.

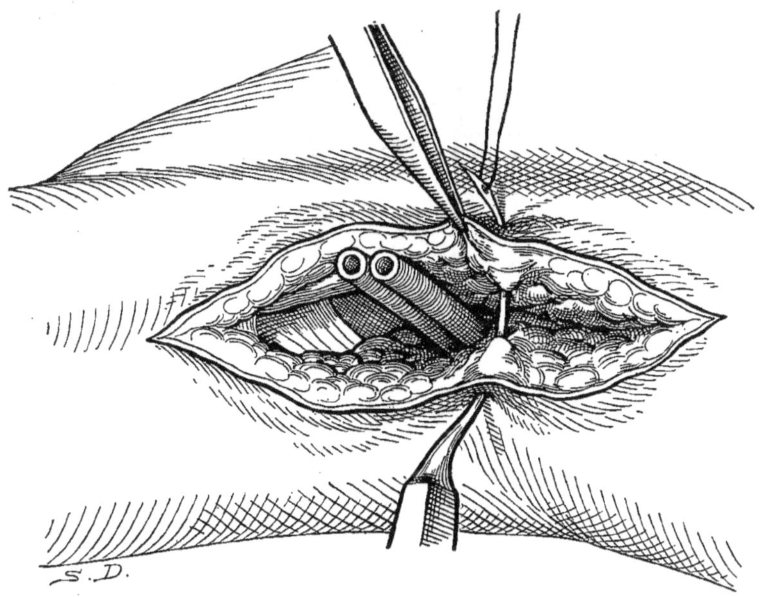

Fig. 30. — LUXATION RÉCIDIVANTE DE L'ÉPAULE.
Capsulorraphie par voie axillaire. Drainage de 24 heures. Suture de la peau.

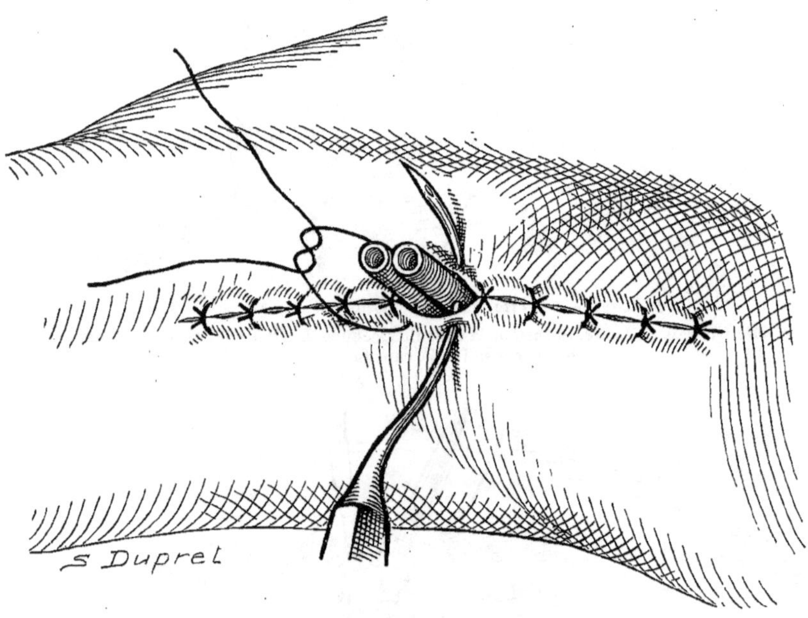

Fig. 31. — LUXATION RÉCIDIVANTE DE L'ÉPAULE.
Capsulorraphie par voie axillaire. Suture cutanée.

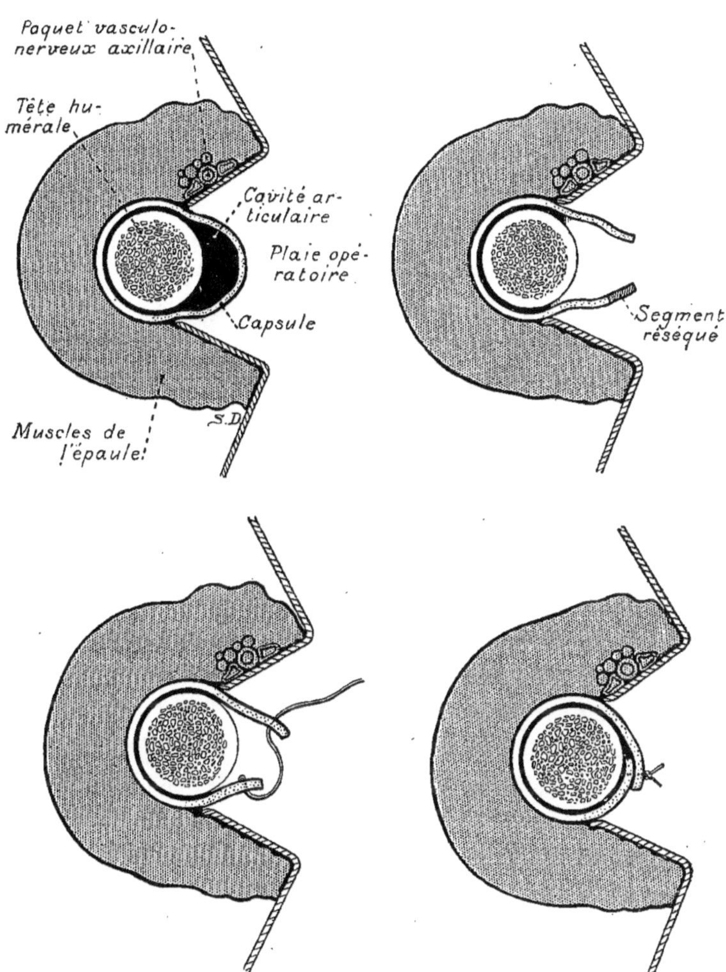

Fig. 32 et 33. — LUXATION RÉCIDIVANTE DE L'ÉPAULE.
Capsulorraphie par voie axillaire. Schémas de l'opération. En haut, un des écarteurs soulève le paquet vasculo-nerveux.

II

TUMEURS DU SEIN

Une tumeur composée de tissu adulte, typique, normal, est une tumeur bénigne. Une tumeur comprenant des éléments embryonnaires atypiques, est une tumeur maligne. Si le processus néoplasique s'est développé aux dépens du tissu conjonctif, c'est un sarcome. S'il s'est développé aux dépens du tissu épithélial, c'est un épithélioma, un cancer.

L'adénome le plus classique sera enlevé et examiné sans tarder; maintes fois, nous avons vu que des diagnostics posés par des cliniciens éminents se sont montrés erronés quelques années plus tard.

Toute tumeur constatée cliniquement sera enlevée. *Pratiquer toujours une biopsie même si le diagnostic paraît certain ;* cette biopsie sert non seulement à faire le diagnostic, mais surtout à établir un *pronostic*. Plus le cancer sera riche en tissu conjonctif, meilleur sera le pronostic, car il indique une tendance de l'organisme à la défense, à la réaction.

Indépendamment de l'examen histologique, le clinicien devra tenir compte de *l'état général du sujet*. Jadis, Morestin avait bien compris les différences qui séparent les cancéreux de la langue au teint blanc des cancéreux au teint rouge. Les teints blancs offraient au chirurgien des sujets très peu résistants, voués à toutes les complications. Les cancéreux au teint rouge, au contraire, présentaient une plus grande vitalité et donnaient de nombreux succès. Il en est de même de tous les cancers. Le malade qui se défend bien, qui donne l'aspect d'une vitalité forte, offre certainement au thérapeute des conditions favorables, qu'il s'agisse d'employer le bistouri, le radium ou les rayons X.

Par conséquent, chaque fois que le sujet aura une bonne formule sanguine, que ses reins fonctionneront bien, que son aspect général dénotera une forte vitalité, que l'examen microscopique montrera une grande richesse en tissu conjonctif, le chirurgien, le radium ou le radiothérapeute pourront formuler un pronostic favorable.

Dans le passé, nous avons qualifié d'adénomes, des tumeurs d'apparence bénigne et qui sont devenues des cancers inopérables; inversement, des malades chez lesquelles l'histologiste avait conclu « adénome » après avoir examiné une *petite partie* de la tumeur, sont mortes de cancer quelques années plus tard. Il faut enlever toute tumeur du sein; il faut que l'examen soit fait par un histologiste *compétent*.

Le chirurgien peut rencontrer au niveau du sein les tumeurs suivantes :

A) **Adéno-Fibrome**. — C'est le type du néoplasme bénin; sa structure est formée d'un stroma conjonctif et de cellules épithéliales typiques qui rappellent la structure de la glande mammaire normale. Dans certains cas, l'adénome est dit *kystique*, parce qu'il présente, dans son épaisseur, quelques cavités pleines de liquides, tapissées par de l'épithélium; elles renferment quelquefois des végétations, formées par de grosses cellules qui recouvrent un axe conjonctif grêle. Les tissus de ces tumeurs conservent l'un par rapport à l'autre des rapports réciproques normaux. Il n'y a jamais d'effondrement de la basale qui sépare l'épithélium du tissu conjonctif sous-jacent. Le tissu conjonctif lui-même ne présente aucun caractère embryonnaire comme dans le sarcome.

On peut constater les types anatomo-cliniques suivants :

Forme hypertrophique. Adéno-fibrome diffus du sein; toute la glande mammaire est infiltrée; la lésion est bi-latérale; la section de la tumeur présente un aspect blanc, granuleux à la périphérie.

Adéno-fibrome circonscrit. C'est le type le plus fréquent; limitée à un point de la mamelle, la tumeur est *encapsulée;* son volume varie de la grosseur d'une noisette à celle d'un œuf; elle est lobulée, entourée d'une capsule propre, formée par un tissu conjonctif lâche qui rend possible l'énucléation de la masse par un instrument mousse. A la coupe, couleur blanc rosé, humide; consistance ferme. Parfois, cavités kystiques disséminées dans l'épaisseur des tumeurs.

L'encapsulement de la tumeur peut être incomplet; elle peut présenter des adhérences avec le tissu conjonctif voisin.

Parfois on constate *plusieurs* noyaux adéno-fibreux, partiellement encapsulés, groupés et soudés entre eux par des traînées de tissu glandulaire.

Adénomes kystiques. — A la coupe, on trouve des cavités à contenu liquide, citrin, visqueux, brun ou pâteux, variant du volume d'un pois à celui d'une mandarine. Quelques-unes contiennent des paillettes de cholestérine ou un liquide visqueux chocolat. Leur paroi interne est lisse ou présente quelques végétations fibreuses.

Quelle est l'origine de ces adéno- fibromes du sein...? Probablement l'inflammation qui peut être liée à une cause locale, comme une vieille mammite puerpérale, mais plus souvent à des causes générales et consécutives à la stase intestinale chronique[1].

Symptômes des adéno-fibromes. — L'adéno-fibrome se voit surtout chez les femmes de 20 à 30 ans. L'adéno-fibrome diffus occupe généralement les deux glandes. Il coïncide très souvent avec la stase intestinale chronique. Il procède souvent par poussées successives. Les deux seins se développent d'abord régulièrement; la peau est blanche, rosée, puis surviennent des poussées congestives douloureuses.

Dans certains cas, les seins peuvent devenir énormes et monstrueux; sous la peau, le réseau veineux est dilaté; au palper, on reconnaît des lobes mammaires plus ou moins hypertrophiés. L'évolution de la maladie est progressive; la grossesse l'accélère.

L'adéno-fibrome circonscrit représente le type clinique des tumeurs encapsulées.

La malade, par hasard, s'aperçoit d'une tumeur indolore, arrondie, qui occupe d'ordinaire la partie supéro-externe de la glande; elle est lisse, légèrement bosselée, ferme, élastique, mobile sous la peau et les parties profondes; généralement isolable du reste de la glande, indolore à la pression. Les ganglions axillaires sont intacts; la lésion peut être bilatérale; l'adéno-fibrome se développe lentement et peut rester stationnaire très longtemps. Une poussée peut survenir à propos d'une grossesse, d'une menstruation. La transformation adéno-kystique ou cancéreuse est possible.

B) **Adéno-sarcomes.** — Ce sont des néoplasmes conjonctifs malins.

A l'œil nu, la tumeur est caractérisée par des cavités remplies de végétations volumineuses, irrégulières, qui donnent à la coupe l'aspect d'un jeu de patience. Les cavités contiennent un liquide muqueux, filant, jaune ou verdâtre; les végétations sont mollasses, parfois tremblotantes, gélatineuses. La tumeur peut être très volumineuse, mais reste encapsulée. Le mamelon n'est pas rétracté; quand la peau est ulcérée, ce n'est pas par infiltration du néoplasme dans le derme, mais par distension progressive et usure mécanique.

L'examen histologique fait constater tantôt l'aspect du sarcome fuso-cellulaire, beaucoup plus rarement que celui du sarcome globo-cellulaire. On trouve alors de grandes cavités pleines de sang, dû à des hémorragies interstitielles, pseudo-kystes sanguins.

1. Mammites stercorémiques. Victor Pauchet, *Société de Médecine de Paris*, 22 décembre 1921.

Ces sarcomes à marche rapide présentent une malignité plus grande. Le sarcome peut, comme l'épithélioma, être dû à la transformation d'un adéno-fibrome.

Aspect clinique du sarcome. — C'est une tumeur généralement volumineuse. La peau est amincie, sillonnée de grosses veines et non adhérente à la masse néoplasique sous-jacente, non infiltrée. Le mamelon n'est pas rétracté. La tumeur bosselée, lobulée, est régulièrement consistante. C'est toujours une tumeur encapsulée, nettement isolable de la peau et des plans profonds, ou des ganglions axillaires. La peau distendue s'ulcère; il en résulte une plaie creusée à l'emporte-pièce à travers laquelle des bourgeons font saillie au dehors. Les métastases peuvent s'observer dans les poumons et les os.

L'adénome du sein s'enlève tantôt par une incision directe, suivie d'énucléation, tantôt par une incision sous-mammaire esthétique[1]. L'anesthésie locale suffit[2].

Le sarcome se traite par l'amputation totale du sein, sans curage ganglionnaire de l'aisselle.

C) **Épithélioma dendritique ou intra-canaliculaire.** — Ce sont, histologiquement, des tumeurs épithéliales, mais primitivement bénignes. Elles forment une masse kystique constituée de plusieurs kystes variant du volume d'une cerise à celui d'une noix et groupés en une tumeur encapsulée, entourée d'une zone de tissu conjonctif dense qui l'isole du reste de la glande. Ces kystes sont placés au centre de la glande sous le mamelon. Ils contiennent un liquide sanguinolent. A la face interne du kyste, se trouvent des végétations rouges qui ressemblent aux tumeurs vésicales; elles sont formées d'un axe conjonctif grêle vasculaire, recouvert de cellules épithéliales cylindriques. Ces tumeurs ont pour point de départ les canaux galactophores; c'est aux dépens d'un polypome qu'elles se développent. Cette tumeur primitivement bénigne peut devenir maligne, le processus épithélial franchissant la capsule limitante.

D) **Épithélioma atypique infiltré** (cancer du sein). — Il se développe souvent dans le noyau adénomateux ou inflammatoire d'un sein. Le plus souvent, à gauche, et à la périphérie.

Nous rappelons que : *mammite chronique, adénome et constipation chronique sont unis par une proche parenté.*

Anatomie de la forme commune. — La section de la glande montre un noyau dur, fusionné avec les parties voisines : tissus glandulaire et

1. Voir *Pratique Chirurgicale Illustrée*, fasc. I, page 45. Chez Doin, éd. Paris, 1921.

2. *Anesthésie régionale*, par Pauchet, Sourdat, Labat. Doin, édit. Paris, 3e édition.

graisseux. Pas de trace d'encapsulement, mais, au contraire, des prolongements irréguliers sous forme de traînées blanchâtres, unissant les noyaux cancéreux aux parties environnantes; le noyau crie sous le couteau. Il est dur; sa surface de section est blanche, fibroïde, parsemée de points jaunâtres, comme une « *tranche de poire pas mûre* » (WILLIAMS). Ces points jaunes sont produits soit par une dégénérescence granulo-graisseuse des cellules éphithéliales, soit par des îlots de tissu adipeux. Quand on racle la surface de la tumeur avec un couteau, on ramène du « suc cancéreux » (albumine et cellules épithéliales).

Histologiquement, la tumeur se compose d'un stroma conjonctif adulte et de masses de cellules épithéliales atypiques cubiques, rappelant celles des acini mammaires. Ces cellules épithéliales sont disséminées dans le stroma conjonctif ou disposées en boyaux pleins, creusés dans le tissu conjonctif. A un stade plus avancé, on trouve l'aspect caractéristique du cancer alvéolaire, masse conjonctive grêle circonscrivant des alvéoles remplies de cellules épithéliales atypiques.

VARIÉTÉS ANATOMIQUES. — L'examen microscopique d'un cancer fournit déjà un élément de pronostic; plus le tissu fibreux est abondant, plus les éléments épithéliomateux sont rares, meilleur est le pronostic.

a) Dans le « *squirrhe* », cas favorable, le stroma conjonctif est abondant, rappelant le tissu cicatriciel adulte; les boyaux épithéliaux sont rares, clairsemés. Cette abondance de tissu de réaction se voit au maximum dans les cas de squirrhe atrophique des vieilles femmes, où le sein est ratatiné, appliqué contre le thorax, comme par une cicatrice rétractile et dans laquelle le tissu épithélial est réduit au minimum.

b) Dans le *cancer encéphaloïde*, au contraire, les cellules épithéliales sont abondantes et le stroma conjonctif peu développé. Il s'agit d'une tumeur volumineuse, molle, tachetée d'hémorragies interstitielles, qui se montre surtout chez les femmes jeunes et dans les cancers à marche rapide.

c) Dans le *cancer dit colloïde*, la coupe présente un aspect gélatiniforme ou lardacé. Le microscope montre de grandes cavités entourées par un stroma conjonctif grêle et rempli de mucus, qui provient d'une transformation muqueuse des cellules épithéliales.

Quelle que soit la forme anatomique ou clinique, c'est toujours un épithélioma.

EXTENSION LOCALE DU NÉOPLASME. — Le processus envahit rapidement les tissus environnants qu'il détruit et auxquels il se substitue. Les cellules néoplasiques existent au delà du noyau cancéreux perceptible. La glande mammaire voisine, d'apparence normale, contient déjà des noyaux microscopiques de cancer. Le moindre petit nodule cancéreux au début, s'accompagne souvent de petits foyers néoplasiques à la périphérie du tissu glandulaire. C'est ce qui explique le phénomène de la rétraction précoce du mamelon, due à l'infiltration néoplasique des canaux galactophores et des tractus fibreux qui les accompagnent. Quand le néo a franchi les limites de la glande, il atteint le tissu cellulo-adipeux qui l'entoure, soit par l'intermédiaire des lymphatiques, soit directement.

Superficiellement, le tissu néoplasique infiltre la face profonde de la peau (capitonnage), il envahit les tractus conjonctifs qui réunissent la glande à la face profonde du derme.

L'épithélium cutané finit par être atteint et ainsi se produisent des ulcérations.

En profondeur, la glande atteint l'aponévrose du grand pectoral, puis le muscle, soit directement, soit par les vaisseaux lymphatiques. Dans les cas avancés, la paroi thoracique, la plèvre et les côtes peuvent être atteintes.

Le cancer du sein représente la moitié des tumeurs malignes de la femme Il atteint cette dernière de 30 à 45 ans surtout. Il évolue vite, quand la femme est jeune et quand elle allaite. Le cancer se développe souvent sur des glandes atteintes de mammite chronique, conséquence de la stase intestinale chronique.

Infection des lymphatiques et des ganglions. — Elle est précoce. Les premiers ganglions pris sont ceux qui reposent sur la face interne, thoracique, de la pyramide axillaire; on les trouve derrière les pectoraux, sur les digitations du grand dentelé, le long des vaisseaux mammaires externes. Les autres ganglions peuvent être envahis secondairement jusqu'au sommet de l'aisselle et dans l'espace sus-claviculaire.

Telle est la propagation lymphatique habituelle, mais indépendamment d'elle, l'infection lymphatique se propage vers les ganglions du médiastin, en suivant les branches perforantes mammaires internes, et même vers les ganglions axillaires du côté opposé, d'où nécessité d'examiner toujours le contenu des deux aisselles. Certains lymphatiques, nés de la partie postéro-supérieure de la mamelle, se rendent directement aux ganglions du sommet de l'aisselle, en traversant le grand pectoral, sans passer par les collecteurs habituels (Goldmann), d'où la nécessité :

a) De toujours enlever les ganglions axillaires les plus élevés, même en présence d'un petit cancer au début;

b) De sacrifier les muscles pectoraux ;

c) De faire, dans nombre de cas, le curage sus-claviculaire.

On peut observer des lymphatiques cancéreux sous-cutanés dans les formes très malignes du cancer (squirrhe pustuleux). La peau de la région mammaire et la paroi thoracique peuvent être soulevées de petites saillies blanches ou rosées, de traînées intra-dermiques, constituant le squirrhe pustuleux; quand le processus est très extensif, très rapide, il constitue le squirrhe en cuirasse.

Généralisation. — Les métastases peuvent survenir après et avant que les étapes ganglionnaires (aisselles et creux sus-claviculaire) soient franchies. L'envahissement peut se faire par voie sanguine et précocement.

Leur siège varie : *plèvre et poumons* (50 p. 100), *foie* (45 p. 100), *colonne vertébrale* (25 p. 100). A titre exceptionnel, on remarque des métastases dans les autres os, le rein, l'estomac, le péricarde, la capsule surrénale, etc...

Symptômes de l'épithélioma intra-canaliculaire. — Il se voit surtout de 35 à 50 ans ; la malade accuse un écoulement de liquide sanguinolent par le mamelon. Cette sérosité sanglante tache le linge. Le palper révèle une tumeur située en plein corps mammaire, sous le mamelon, tumeur du volume d'une noix ou d'un œuf, de consistance ferme plutôt que fluctuante. Elle se différencie des tissus voisins et adhère à la glande mammaire, sans présenter aucun prolongement rameux. La traction sur le mamelon qui n'est pas rétracté, déplace la tumeur sous-jacente. La pression sur la tumeur fait sourdre un peu de sérosité sanguinolente. Les ganglions sont normaux, la marche lente (10 ans, 15 ans), jusqu'au jour où la transformation néoplasique apparaît; alors elle prend l'aspect clinique d'un cancer.

Symptômes du cancer du sein (épithélioma atypique infiltré). — Tumeur indolore, intimement adhérente à la glande mammaire, dont elle est inséparable ; jamais encapsulée, elle pousse des prolongements dans le tissu glandulaire. Pour reconnaître *l'adhérence à la peau,* il suffit de pincer les téguments du sein au-dessus d'elle. On a alors *l'aspect ridé,* puis celui de la « *peau d'orange* », quand l'adhérence s'exerce sur une grande surface.

L'envahissement des ganglions axillaires est relativement tardif; il ne faut pas compter sur lui pour faire le diagnostic, qui doit être posé aussitôt.

A un stade plus avancé, la tumeur altère les plans musculaires et les ganglions. *Rechercher alors la rétraction du mamelon;* cette rétraction est fixe, les tractions sur lui, les pressions sur l'aréole ne peuvent le réduire. Comparer le côté malade avec le côté sain, en pratiquant la même exploration sur ce côté. La pression sur la tumeur produit parfois, par le mamelon, un écoulement jaune, ou lactescent (rare) ; pour rechercher *l'envahissement profond,* faire contracter le grand pectoral, fixer le coude contre le thorax et, pendant ce temps, faire jouer la tumeur sur les plans profonds avant et pendant la contraction. Saisir ainsi les nuances de mobilité diminuée.

Rechercher les ganglions axillaires et sus-claviculaires; diriger la main vers l'aisselle, face palmaire en dedans, derrière le grand pectoral, sur la paroi costale. Ce sont des ganglions durs, indolents, difficiles à constater chez les femmes grasses. Les ganglions sus-claviculaires (2e étape d'infection lymphatique) seront ensuite recherchés; leur envahissement comporte un pronostic fâcheux.

Si la tumeur n'est pas opérée, la peau est envahie et s'ulcère. Les bords de l'ulcération sont alors élevés, durs; la peau qui l'environne a un aspect livide, épaissi, bosselé. Le fond de l'ulcération est sanieux, couvert de bourgeons cutanés, saignant facilement. A cette période tardive, le cancer du sein devient douloureux (bras, épaule, etc...).

Le sommeil disparaît, puis apparaissent des signes d'*épanchement pleural* (dyspnée, toux); une *fracture spontanée* du fémur ou de l'humérus, des *signes de compression médullaire* (douleurs vives, paraplégies, etc....).

La fièvre survient et peut être due à la septicémie chronique venant de l'ulcération, puis apparaissent l'anorexie, la cachexie et la mort. Certaines malades meurent rapidement en un an, d'une carcinose miliaire généralisée; d'autres traînent longtemps. On peut observer les variétés cliniques suivantes :

a) *Cancer aigu* (mastite carcinomateuse). — Forme grave, rapide, survenant chez les femmes jeunes, surtout pendant l'allaitement. Le sein augmente de volume, en masse, comme s'il s'agissait d'une mammite aiguë. La mamelle présente un aspect rouge, vineux, chaud, tendu, douloureux. Les ganglions sont envahis et sont réunis à la tumeur par des traînées de lymphangite cancéreuse. La lésion est parfois bilatérale. Sa durée est de quelques mois.

b) *Cancer encéphaloïde.* — Forme assez rare. La tumeur initiale grossit rapidement, se ramollit, envahit la peau qui devient violacée et se sillonne de fines varicosités. La palpation fait reconnaître une fausse fluctuation lorsque le néoplasme est ramolli. La tumeur s'ulcère et élimine des débris grisâtres qui rappellent l'aspect de la substance cérébrale (encéphaloïde).

La marche est rapide et la mort survient par hémorragie, septicémie, etc...

c) *Squirrhe pustuleux.* — Le squirrhe pustuleux est caractérisé par l'infiltration de la peau où apparaissent des petits noyaux sous-dermiques ou cutanés rosés ou blanchâtres dus à l'infection des lymphatiques. *Le squirrhe en cuirasse* résulte de l'extension considérable de cette lymphangite cancéreuse cutanée diffuse. Les téguments mammaires et thoraciques se transforment en une nappe de tissu dur. La peau épaissie, couverte de plaques rouges, forme une véritable cuirasse qui enserre le thorax et gêne la respiration.

d) *Squirrhe atrophique.* — C'est une forme plus bénigne, une sorte d'épithélioma cicatriciel. Le tissu conjonctif abondant masque le tissu épithélial, ratatine et déforme la glande; le mamelon est rétracté; la peau et la glande sont collées contre le thorax. Le palper révèle un petit noyau dur au centre du sein atrophié et rétracté. Son évolution est lente, elle peut durer de 10 à 15 ans, sans modification de l'état général.

Cancer du sein chez l'homme. — Rare (1 p. 100). Présente les mêmes caractères que chez la femme. L'épithélioma intra-canaliculaire est relativement assez fréquent.

Diagnostic d'une tumeur du sein. — Explorer correctement la glande; ne pas saisir le sein à pleine main, sinon on risque de prendre pour une tumeur les lobes normaux de la glande. Palper à plat, en refoulant le sein contre le thorax. De cette façon, on sent les lobes glandulaires normaux, élastiques et souples. S'il existe une tumeur, on distinguera un noyau plus ou moins dur et plus ou moins délimité.

A) Tumeurs encapsulées. — Penser à un adénome, surtout si c'est une femme de 20 à 35 ans; l'adénome, généralement du volume d'une noix, se limite nettement; le mamelon est quelquefois étalé, jamais rétracté. Ganglions axillaires normaux. Quand l'adénome est unique, son diagnostic est facile: mais quand il est multiple, uni ou bi-latéral, il est assez difficile à distinguer des noyaux de mastite chronique ; ceux-ci ne sont jamais encapsulés. Il y a autour d'eux une zone mal limitée qui les sépare de la glande normale. Ils sont sensibles à la pression et accompagnés de ganglions axillaires. L'adéno-sarcome est plus grossièrement lobulé; sa consistance est moins régulière; les veines sont sous-cutanées, dilatées : pas de ganglions.

Quand la tumeur encapsulée est fluctuante, penser à *l'épithélioma intracanaliculaire ou au galactocèle*.

Le *galactocèle* apparaît avec la lactation ou le sevrage. La pression ou la ponction amènent un liquide lactescent.

L'*épithélioma dendritique* est une tumeur liquide et encapsulée, composée de plusieurs kystes peu volumineux sous le mamelon et au centre de la glande. La pression fait sourdre un liquide sanguinolent. Quand il a franchi la capsule et qu'il est devenu un épithélioma infiltré, il évolue comme tout épithélioma mammaire.

B) Tumeur non encapsulée. — On peut hésiter entre *cancer* ou *mastite chronique*. La sensibilité à la pression, l'absence de rétraction fixe du mamelon, l'adhérence possible à la peau en surface, mais sans capitonnage ; la lenteur de l'évolution, le caractère inflammatoire des ganglions, plaident en faveur de la mastite. Si on hésite, faire une biopsie, mais ne jamais attendre pour une décision. En principe, chez une femme de 40 ans, ou davantage, un noyau de « mastite » isolé est presque toujours un cancer; dans ce cas, *ne jamais instituer un traitement d'attente sans avoir fait une* biopsie, car le traitement doit être appliqué d'une façon précoce.

C) Tumeur ulcérée. — Penser à un sarcome ulcéré, à un épithélioma ulcéré, à une tuberculose mammaire (fistulisée) ou à une gomme syphilitique ouverte.

L'ulcération du *sarcome* se produit par une usure mécanique et non par envahissement de la peau. Celle-ci est décollée de la tumeur sous-jacente. Les bourgeons néoplasiques font saillie en dehors, sans lui adhérer. Le reste de la tumeur a l'aspect d'un sarcome.

L'ulcération du *cancer* présente des bords réguliers, indurés, inversés, envahis, non refoulés : l'ulcération saigne; son fond est recouvert de bourgeons cancéreux sanieux.

L'ulcération *tuberculeuse* ne repose pas sur une tumeur nette, mais est l'aboutissant d'un trajet fistuleux qui conduit sur les lésions mammaires profondes. L'ulcération présente les caractères des ulcères tuberculeux.

L'ulcère dû à l'ouverture d'une gomme *syphilitique* présente des bords épais, non décollés, violacés ou jambonnés; le fond est bourbillonneux.

Le diagnostic clinique de chaque variété de cancer est facile à faire : *squirrhe banal, squirrhe atrophique, squirrhe en cuirasse, squirrhe encéphaloïde*; la mastite carcinomateuse peut être prise pour un phlegmon mammaire.

Ne dites jamais à une malade : « Cette tumeur est bénigne, attendez », ni « remontrez-la-moi dans trois mois ». Il faut toujours prendre rendez-vous pour la biopsie dès la première consultation.

La biopsie est le seul élément sûr de diagnostic et de pronostic, il faut la faire dans tous les cas.

Traitement. — L'adénome limité se traitera par l'énucléation simple; l'adénome multiple par la mammectomie, c'est-à-dire par la suppression totale de la glande; l'adénome-sarcome par l'amputation du sein, sans ablation des ganglions, et la radiothérapie. Dans tous les cas de mammite chronique et d'adénome, rechercher s'il y a de la stase intestinale chronique, qui est souvent la cause des mammites. Le traitement médical ou chirurgical de la stase peut faire disparaître la mammite.

Tout cancer doit être traité *de suite*. Faire la biopsie de toute tumeur si bénigne qu'elle paraisse : ne jamais compter sur l'évolution ou l'examen clinique pour faire le diagnostic, ou prendre une décision. Tous les cancers au début seront enlevés largement. Une séance de radiothérapie profonde de deux heures, trois semaines plus tard, est utile; l'apparition de l'érythème est le signe de l'action radiothérapique suffisante. En cas d'adénopathie sus-claviculaire, soumettre la lésion à la radiothérapie profonde uniquement.

L'amputation est inutile dans les cas suivants :

a) Les malades qui présentent un signe de généralisation viscérale ou osseuse;

b) Les mastites carcinomateuses;

c) Le squirrhe en cuirasse.

Le squirrhe banal, habituel, sera traité couramment par la radio-

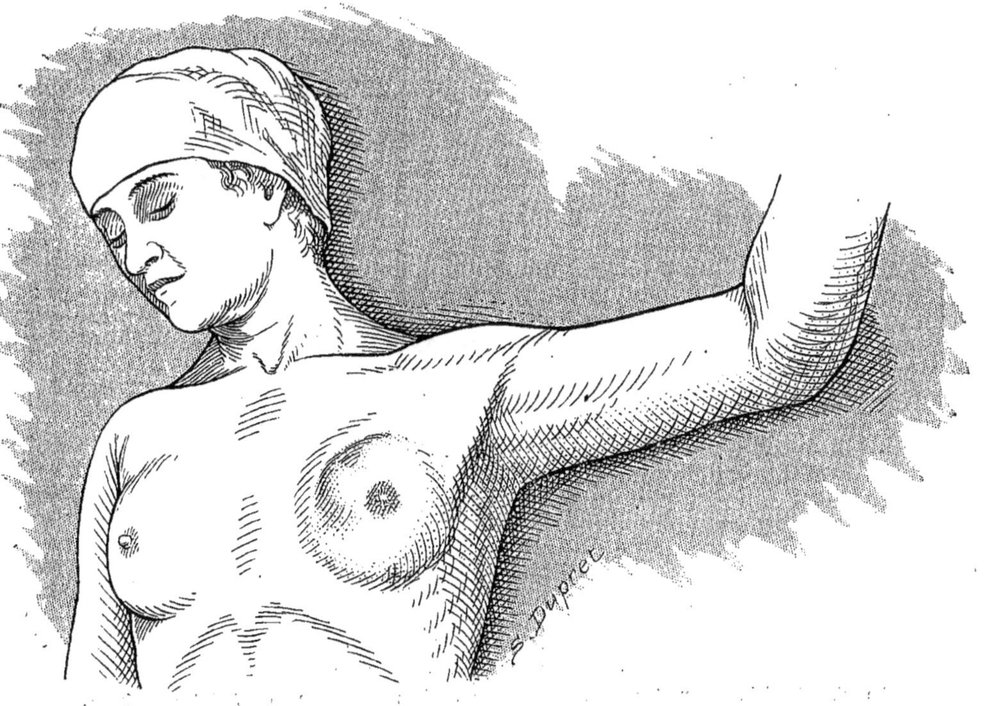

Fig. 34. — Cancer du sein. Amputation.

Position de la malade. Bonnet de caoutchouc sur les cheveux. Bras en adduction, avant-bras fléchi.

thérapie profonde et l'ablation large, suivant ce principe : Enlever : *a*) le sein entier (glande et peau); *b*) les pectoraux; *c*) le tissu cellulo-ganglionnaire de l'aisselle et souvent sus-claviculaire avec les lames conjonctives qui l'entourent.

Conduire l'opération de façon que le sein, la peau, les pectoraux, les ganglions, le tissu cellulaire de l'aisselle soient enlevés d'un bloc.

Le cancer du sein est grave : on observe des récidives après 5 ou 10 ans. L'opinion des chirurgiens pour les résultats éloignés est variable. Quelques-uns parlent de 40 p. 100 de guérisons définitives ; les autres n'arrivent pas à la moitié de ce chiffre.

Les diagnostics précoces favorisés par les biopsies, les opérations larges et l'action combinée de l'opération et de la radiothérapie profonde, amélioreront encore le pronostic.

L'amputation du sein pour cancer se fait admirablement et sans douleur avec l'anesthésie régionale (syncaïne, 1 p. 100)[1].

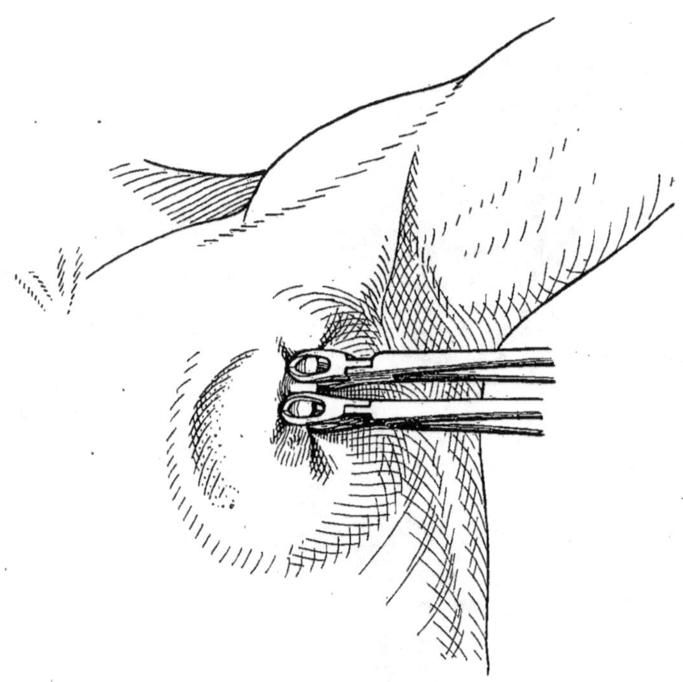

Fig. 35. — Cancer du sein. Amputation.
Le sein est saisi par deux tenailles, ce qui permet de tendre la peau pour faciliter l'incision.

1. Anesthésie régionale, *loc. cit.*

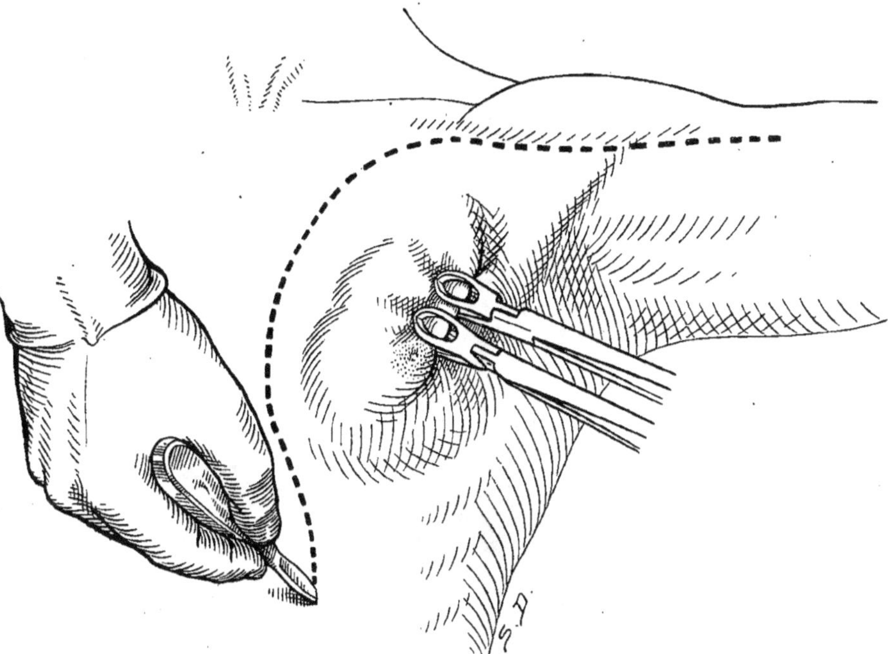

Fig. 36. — Cancer du sein. Amputation.

La peau est tendue par les tenailles. L'opérateur fait une incision aussi éloignée que possible de la tumeur; cette incision passe à un ou deux travers de doigt au-dessus de la clavicule et suit le sillon deltoïdo-pectoral.

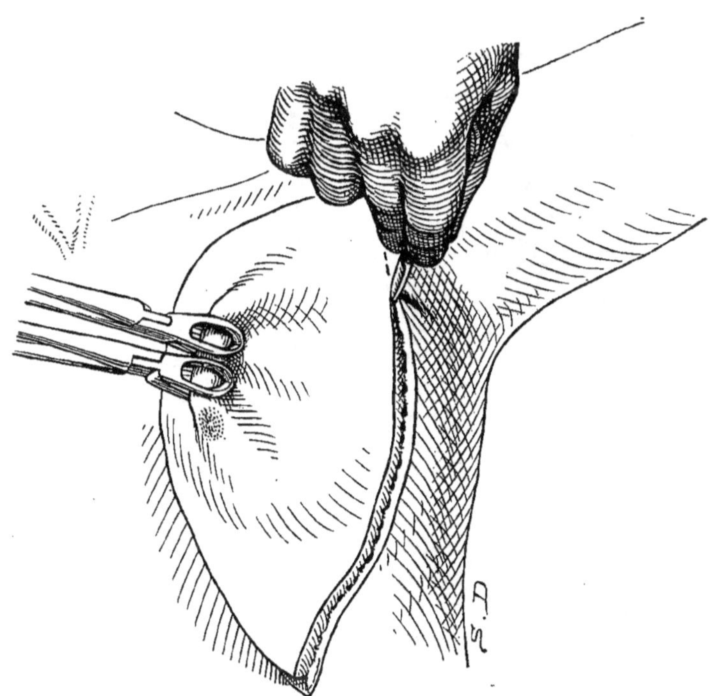

Fig. 37. — Cancer du sein. Amputation.

La peau bien tendue, grâce à la traction des tenailles, l'opérateur fait une incision postérieure qui rejoint la première à la racine du bras.

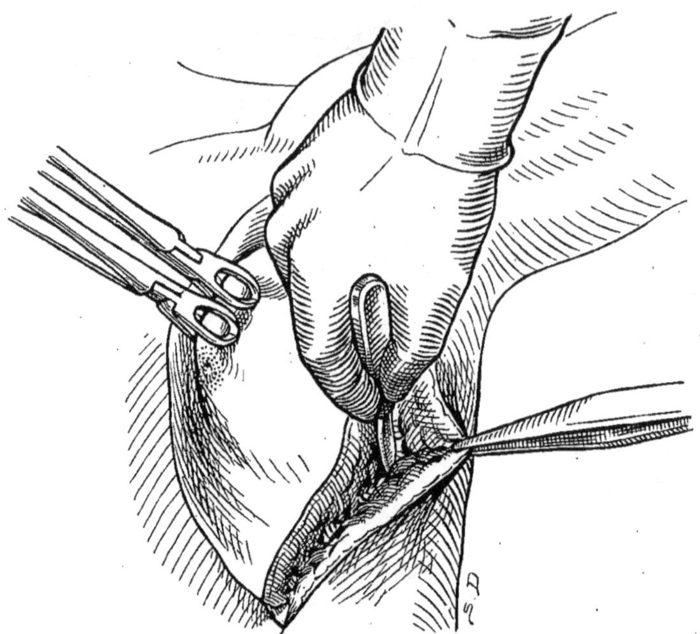

Fig. 38. — CANCER DU SEIN. AMPUTATION.

L'opérateur commence à mobiliser la lèvre postérieure de l'incision, puis sépare la peau et la graisse d'avec les plans profonds. Il laisse une quantité de graisse sous-cutanée suffisante pour que la peau soit bien nourrie, mais se garde de laisser des tissus qui font partie de la glande mammaire.

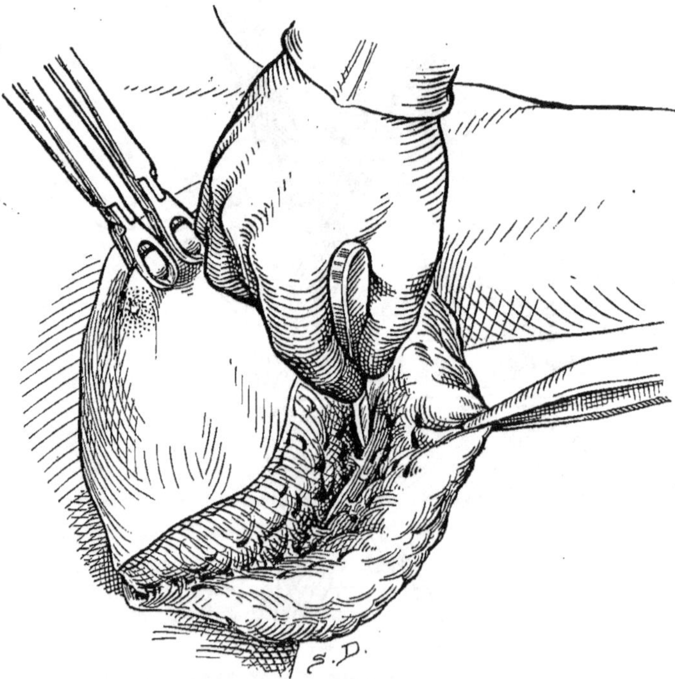

Fig. 39. — CANCER DU SEIN. AMPUTATION.

La libération du lambeau cutané postérieur découvre le bord antérieur du grand dorsal : là doit s'arrêter en général la libération du lambeau cutanéo-adipeux.

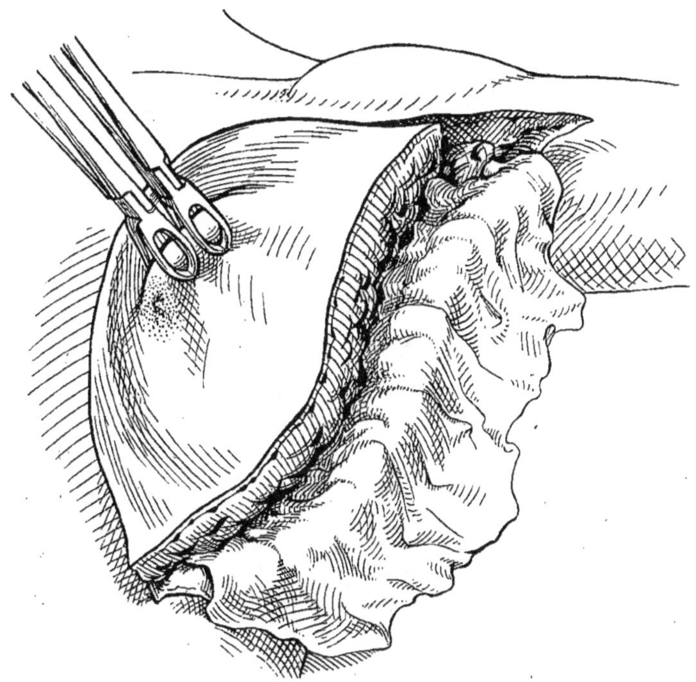

Fig. 40. — Cancer du sein. Amputation.
L'opérateur ne met pas de pinces sur les vaisseaux qui saignent, mais tamponne avec une compresse abdominale. Les petits vaisseaux cessent de saigner.

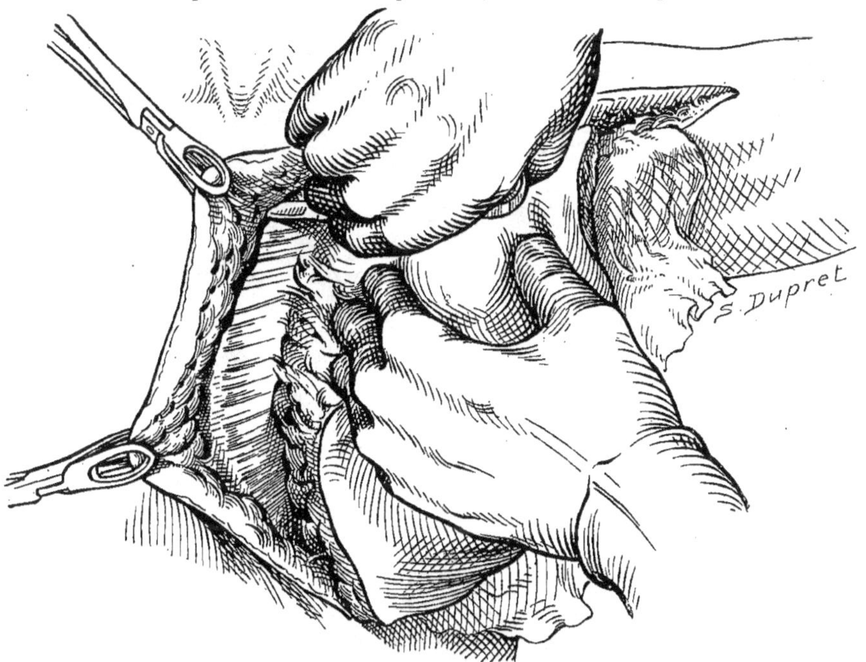

Fig. 41. — Cancer du sein. Amputation.
Libération du lambeau cutanéo-adipeux antérieur : elle s'étend jusqu'à la clavicule et jusqu'au sternum, de façon à bien découvrir les insertions du grand pectoral.

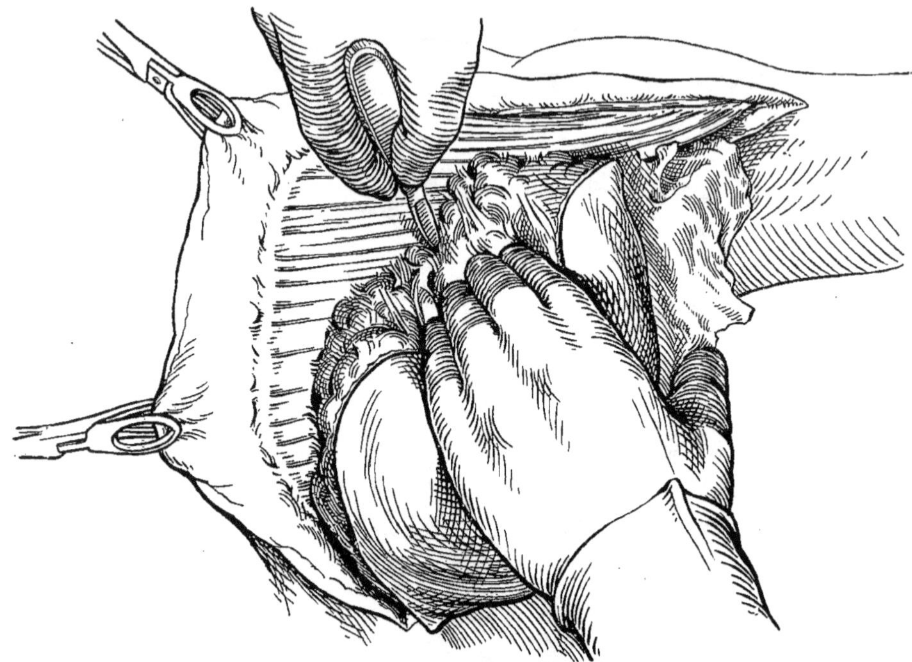

Fig. 42. — Cancer du sein. Amputation.
Avant de désinsérer le grand pectoral, l'opérateur dénude ses insertions et les sépare du tissu graisseux du sein sur une étendue de quelques centimètres.

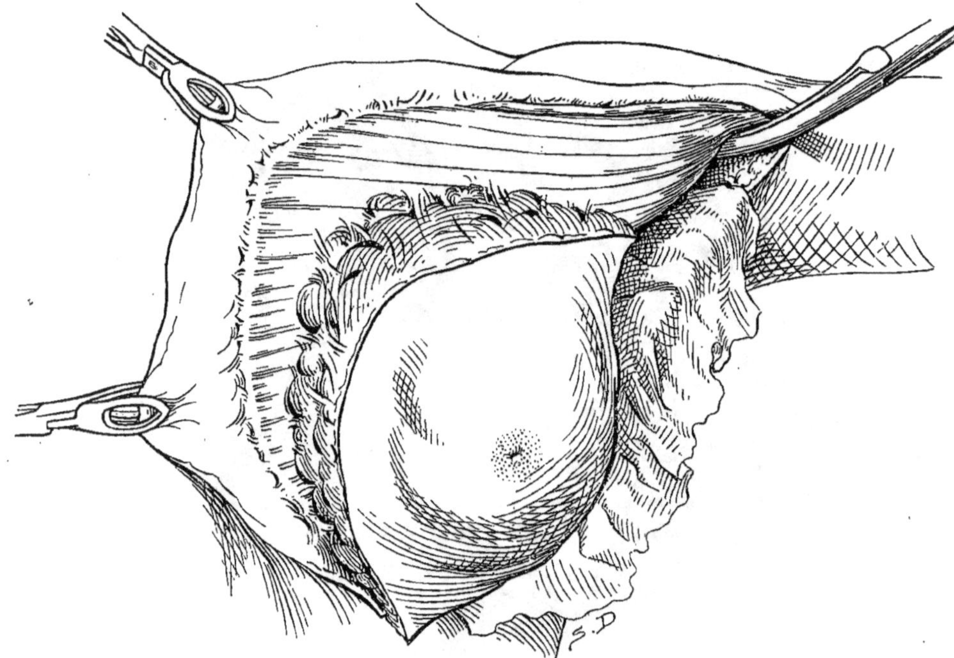

Fig. 43. — Cancer du sein. Amputation.
Libération du tendon du grand pectoral au ras de l'humérus.

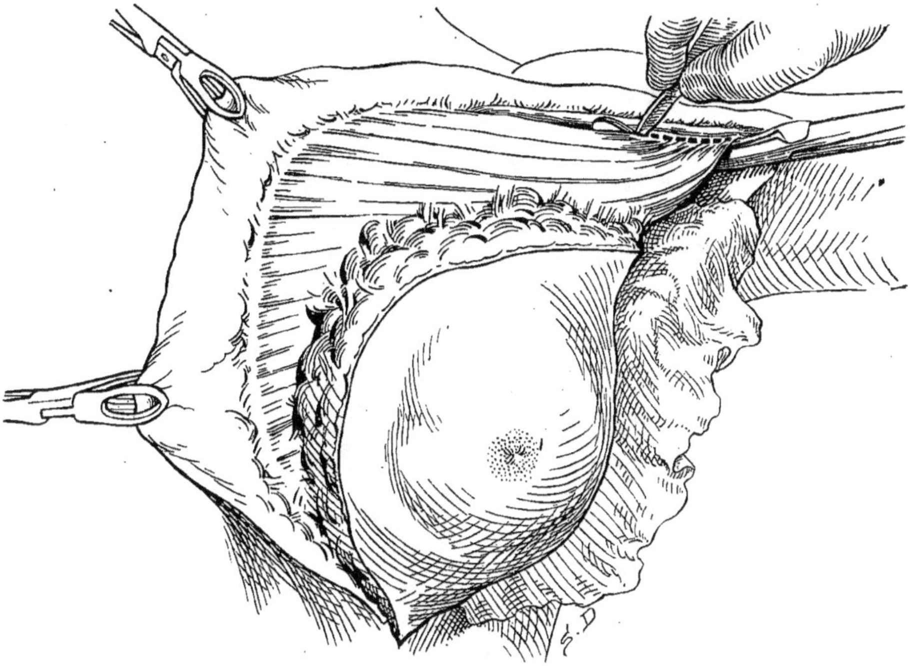

Fig. 44. — Cancer du sein. Amputation.
Le tendon du grand pectoral est sectionné au ras de l'humérus sur un clamp courbe.

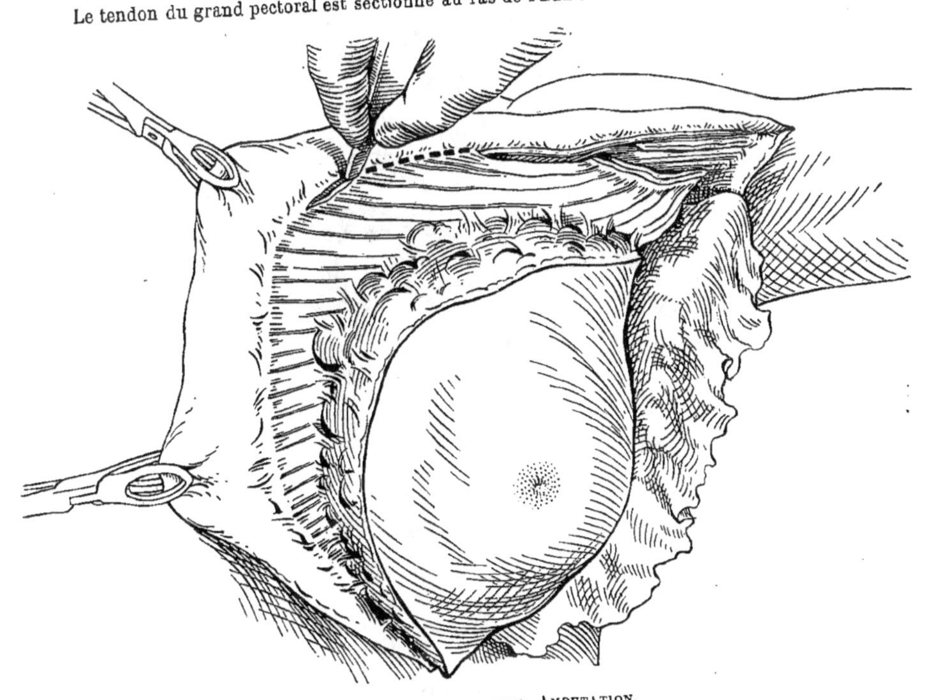

Fig. 45. — Cancer du sein. Amputation.
La désinsertion du grand pectoral se continue au ras de la clavicule.

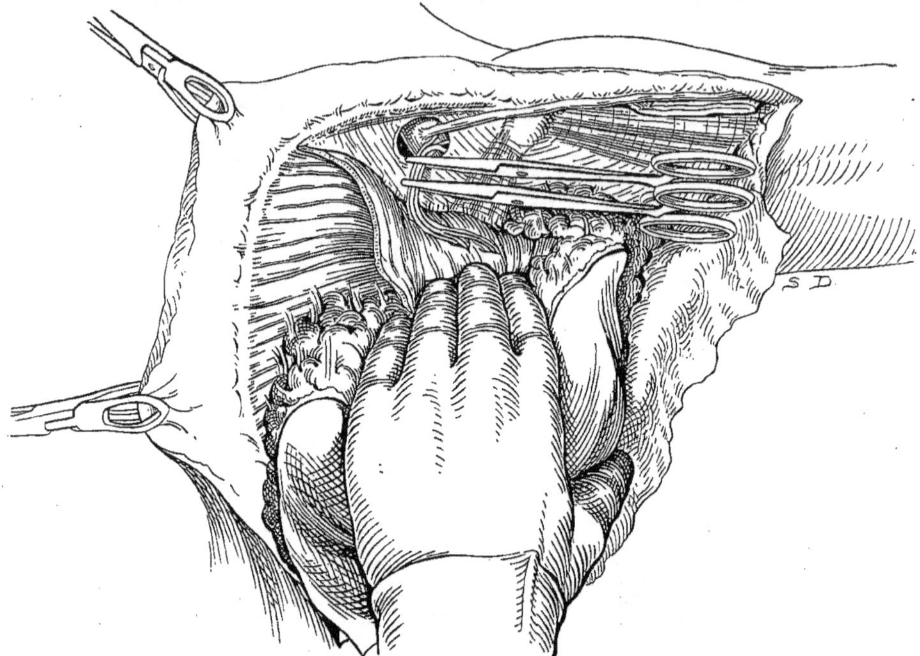

Fig. 46. — Cancer du sein. Amputation.

Grâce à la section du tendon pectoral et à la désinsertion claviculaire de ce muscle, l'opérateur découvre l'espace sous-claviculaire, l'apophyse coracoïde et l'aponévrose coraco-clavi-axillaire qui doit être supprimée. Hémostase des vaisseaux acromio-thoraciques.

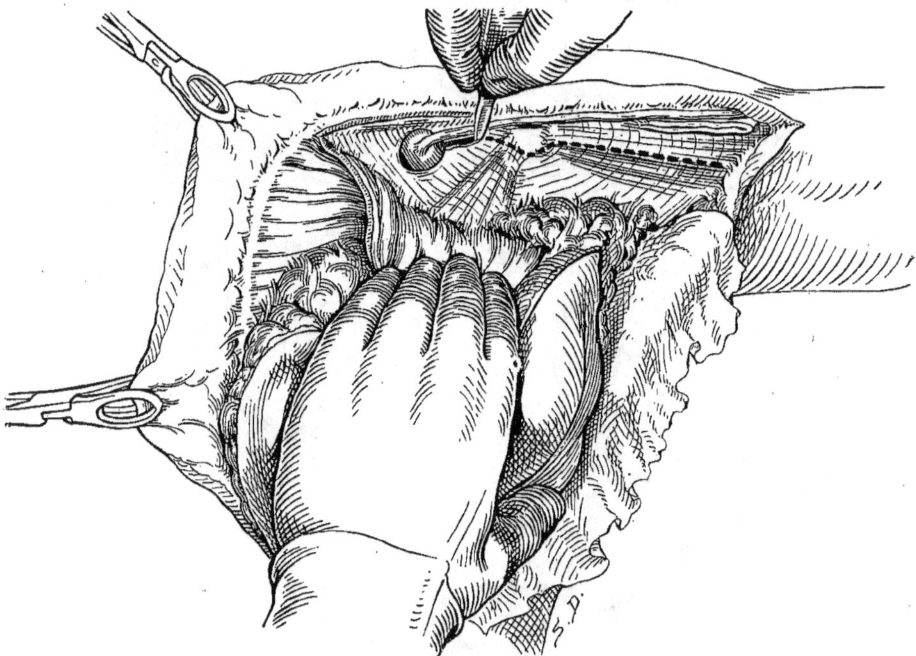

Fig. 47. — Cancer du sein. Amputation.

Désinsertion de l'aponévrose coraco-clavi-axillaire. Cette aponévrose doit être totalement supprimée avec le petit pectoral, depuis l'extrémité interne de la clavicule jusque sur l'extrémité supérieure du bras.

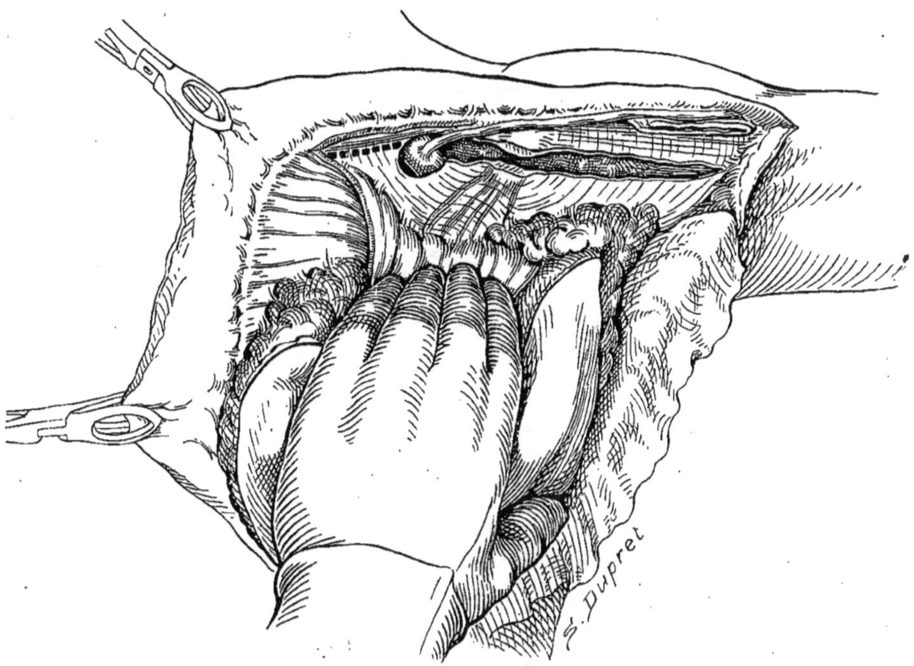

Fig. 48. — Cancer du sein. Amputation.

L'aponévrose coraco-clavi-axillaire a été sectionnée ainsi que le petit pectoral. Le pointillé indique la portion interne de cette aponévrose qui doit être sectionnée à son tour.

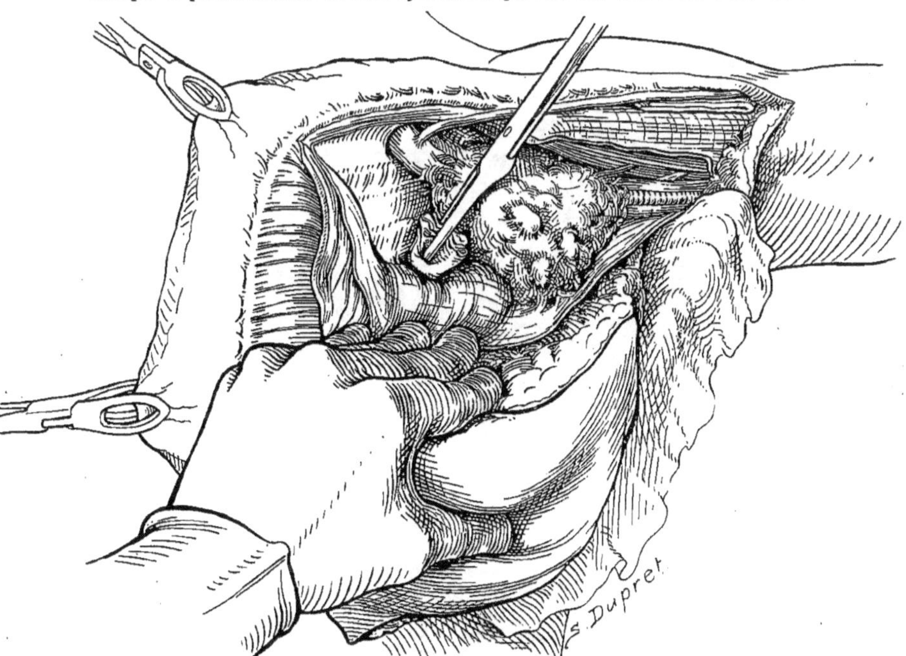

Fig. 49. — Cancer du sein. Amputation.

L'aponévrose coraco-clavi-axillaire et le petit pectoral, désinsérés et mobilisés, ont été maintenus par la main gauche de l'opérateur ; la main droite a amorcé la désinsertion au bistouri, puis la libération des organes continue avec une compresse montée sur une pince : ici, il se trouve que la masse ganglionnaire adhère à la veine axillaire qu'il faudra supprimer.

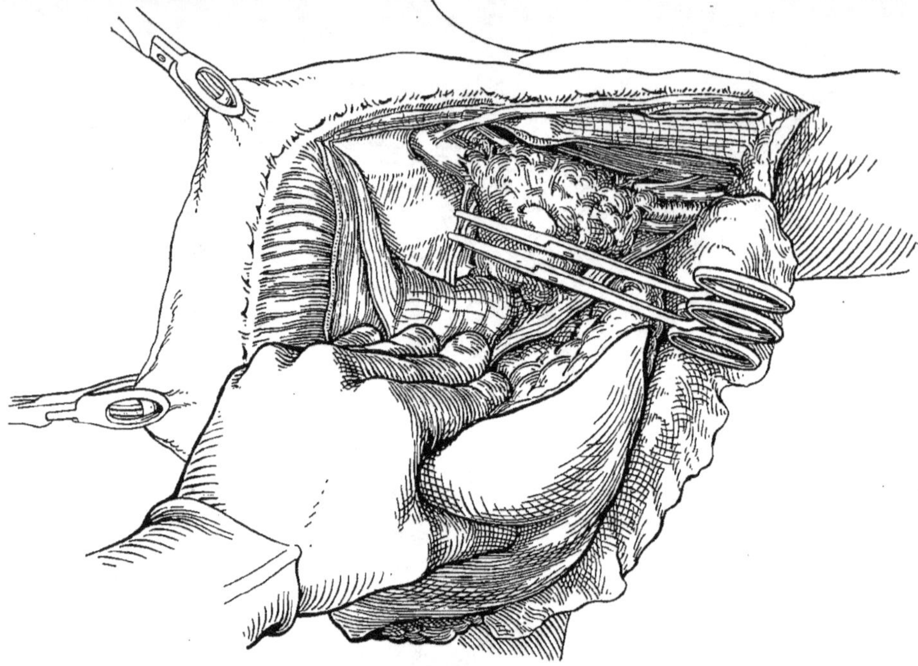

Fig. 50. — Cancer du sein. Amputation.

Tout vaisseau qui gêne l'opération doit être hémostasié avant d'être coupé, pour éviter l'inondation du champ opératoire. Généralement la masse ganglionnaire ne tient pas aux vaisseaux ; elle est facile à libérer avec la compresse.

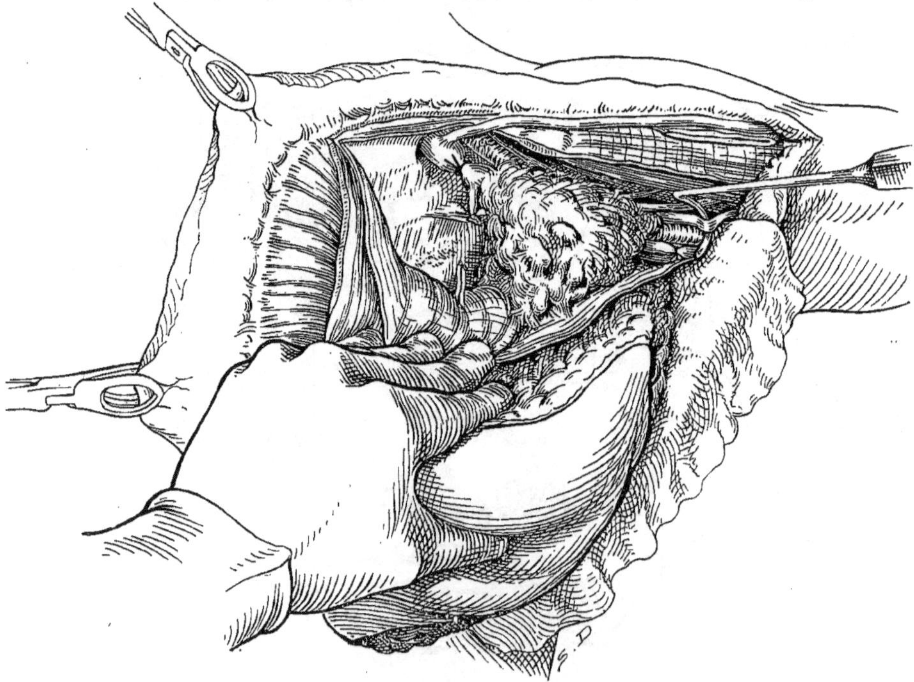

Fig. 51. — Cancer du sein. Amputation.

Dans le cas présent, l'artère axillaire n'est pas adhérente à la masse ganglionnaire, mais la veine est englobée dans cette masse ; l'opérateur va la lier ainsi que les deux branches humérales qui la forment. Une fois que les troncs veineux auront été sectionnés entre deux ligatures et que la masse ganglionnaire aura été séparée, le bistouri et la compresse sépareront cette dernière d'avec le plexus vasculo-nerveux.

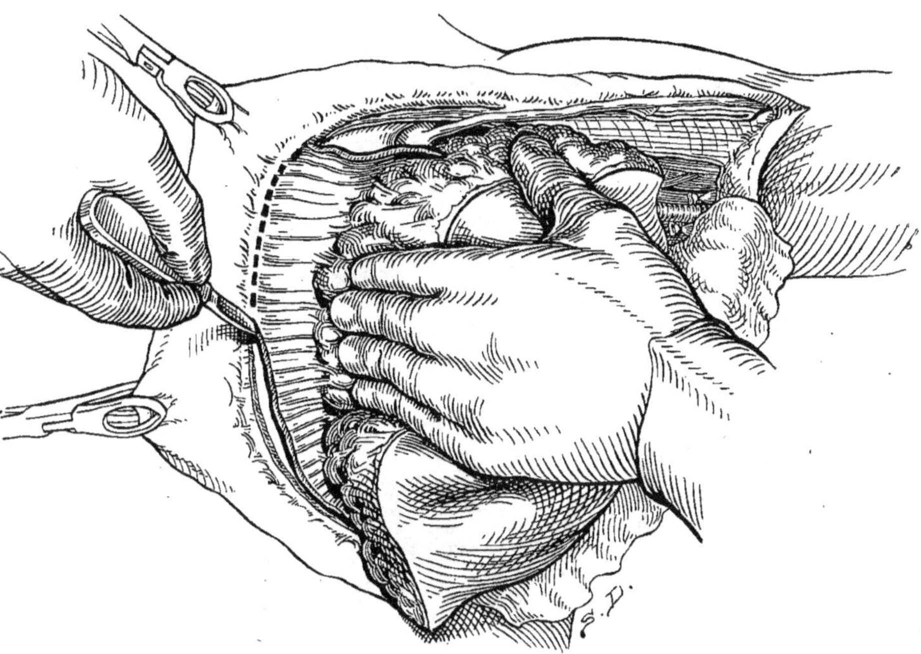

Fig. 52. — Cancer du sein. Amputation.

La masse ganglionnaire séparée du faisceau vasculo-nerveux, l'opérateur détache les insertions sternales du grand pectoral.

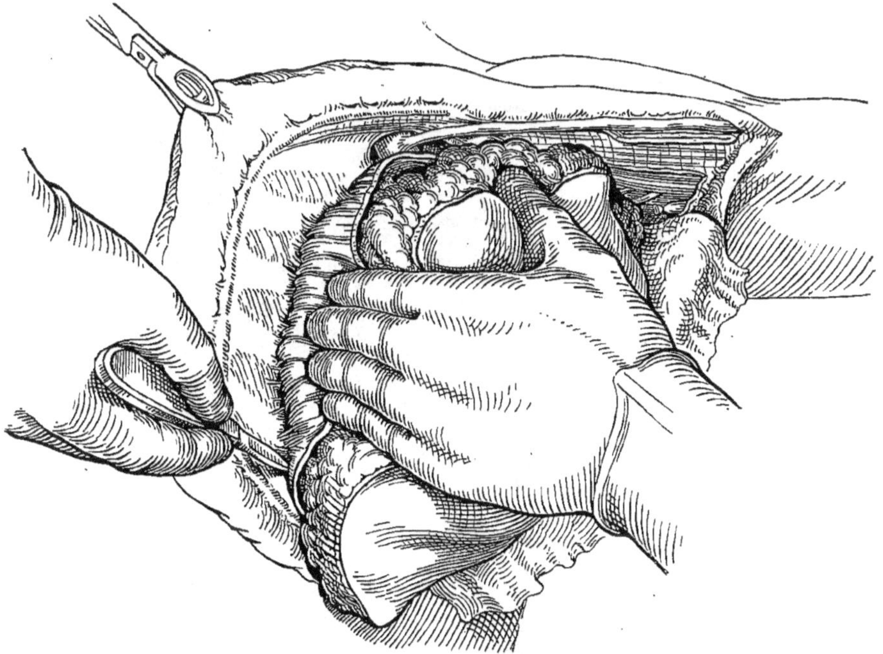

Fig. 53. — Cancer du sein. Amputation.

Le bistouri détache les insertions costales du grand pectoral.

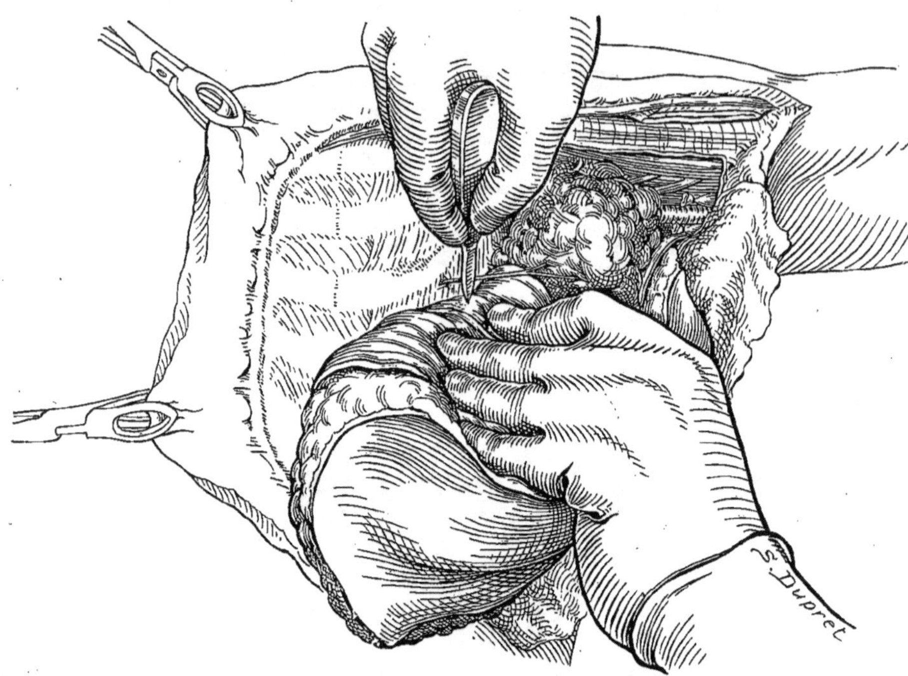

Fig. 54. — CANCER DU SEIN. — AMPUTATION.

Le bistouri détache le petit pectoral; sous la main gauche de l'opérateur entre le pouce et l'index le lecteur aperçoit le nerf intercostal qui va être sectionné et la masse ganglionnaire détachée après résection segmentaire des veines.

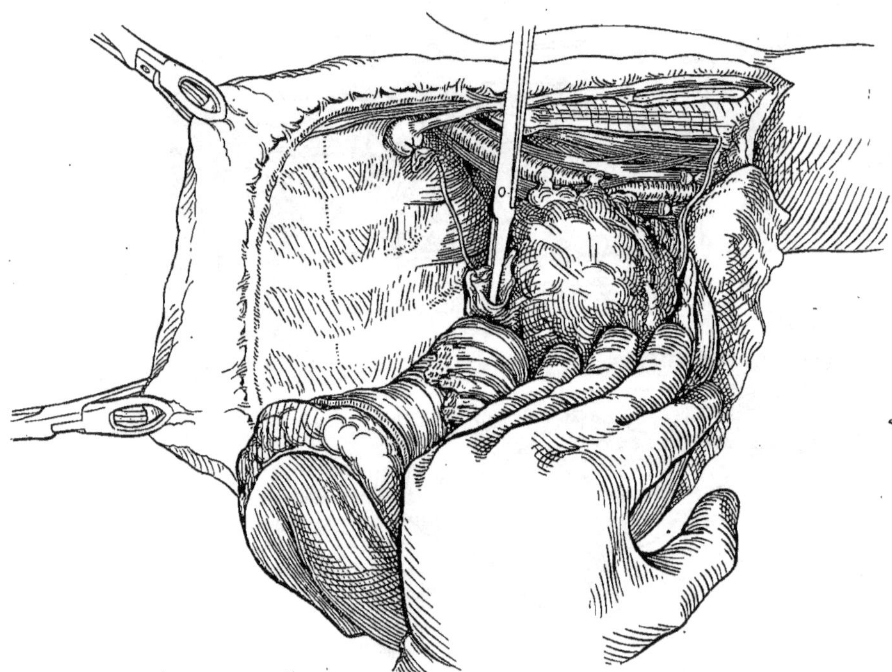

Fig. 55. — CANCER DU SEIN. AMPUTATION.

Après que la dissection thoracique du grand pectoral a été complète, l'opérateur a détaché la masse ganglionnaire d'avec l'artère axillaire et les nerfs. Cette libération s'est faite à la compresse. C'est encore la compresse qui va détacher la masse cellulo-ganglionnaire de la paroi thoracique et de la fosse sous-scapulaire.

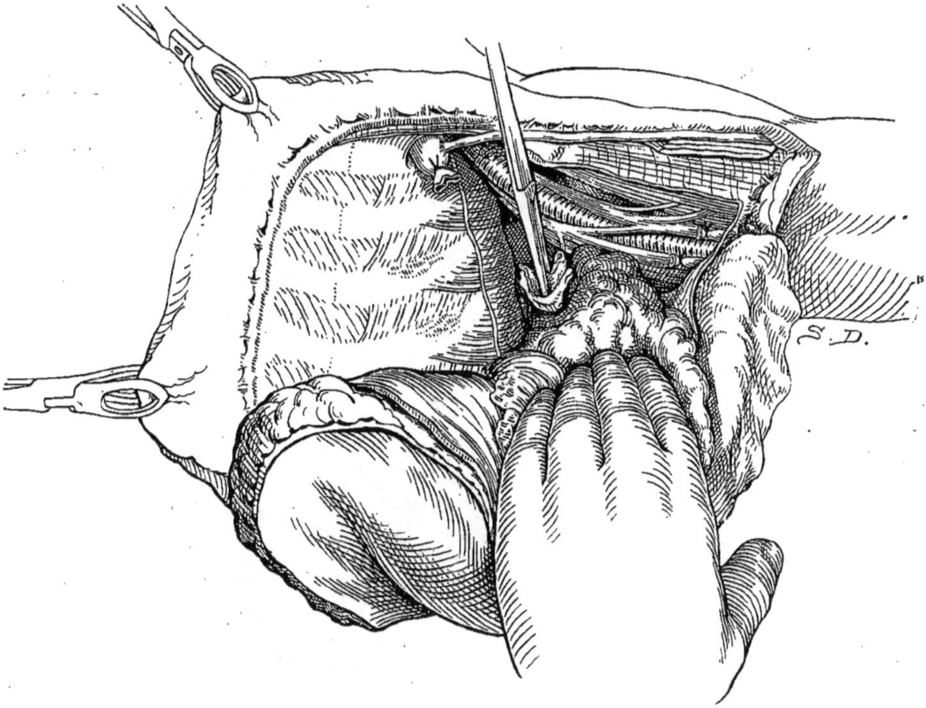

Fig. 56. — Cancer du sein. Amputation.

La masse ganglionnaire est séparée de la fosse sous-scapulaire, à la compresse. Ce procédé permet de ne léser aucun nerf.

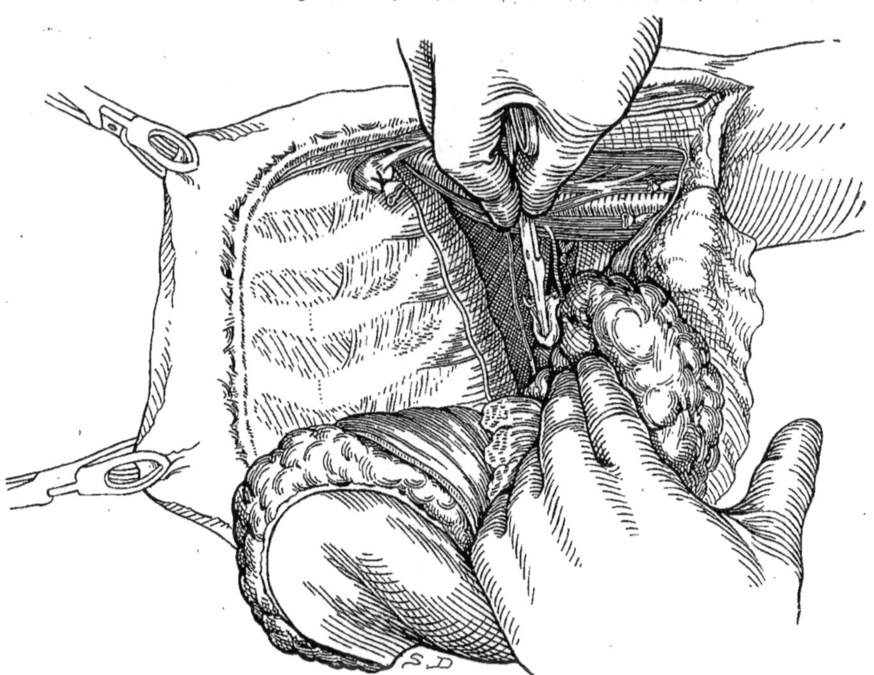

Fig. 57. — Cancer du sein. Amputation.

Évidement de la fosse sous-scapulaire : les nerfs du grand dentelé, du grand rond et du grand dorsal, les nerfs sous-scapulaires sont ménagés. Seuls les filets intercostaux et quelques veines sont sacrifiés.

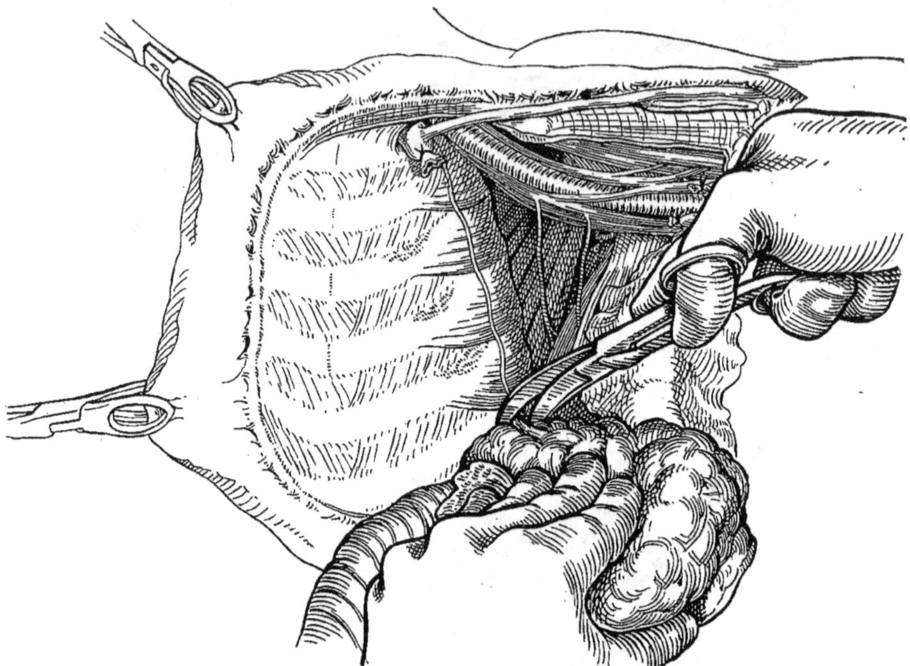

Fig. 58. — Cancer du sein. Amputation.

La masse ne tient plus que par quelques tractus fibreux qu'il faut sectionner aux ciseaux. Remarquer la ligature des veines qui ont dû être réséquées partiellement et dont les segments sont enlevés avec la masse ganglionnaire.

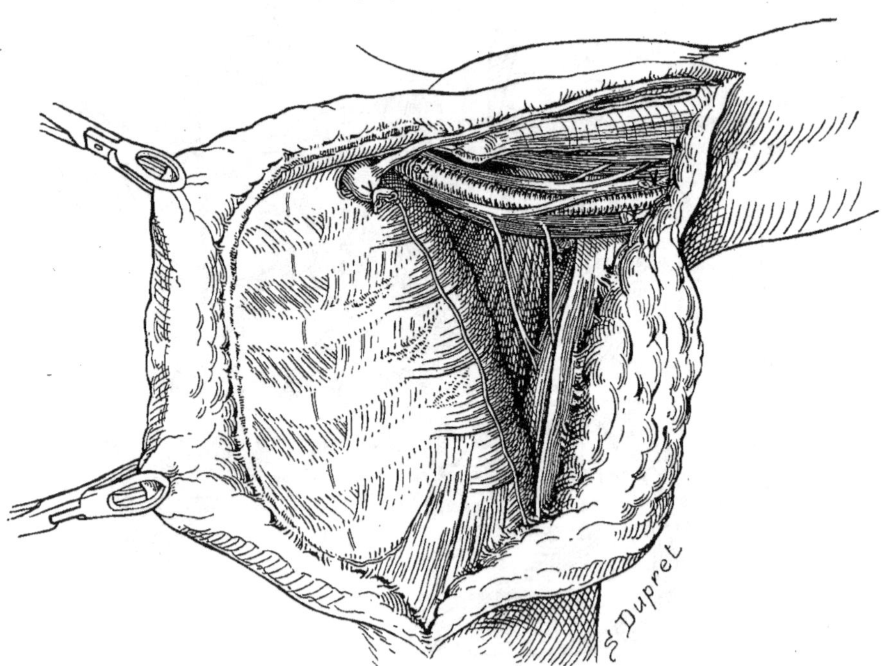

Fig. 59. — Cancer du sein. Amputation.

Aspect de l'aisselle après la cure cellulo-ganglionnaire (ces dessins, comme tous les autres, ont été faits d'après nature).

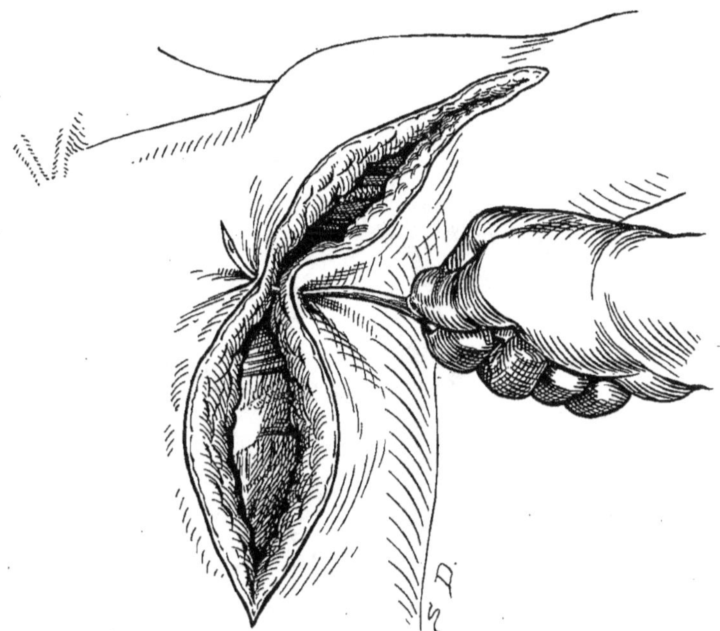

Fig. 60. — Cancer du sein. Amputation.
Fermeture de la plaie ; quelques crins vont rapprocher les lambeaux cutanés.

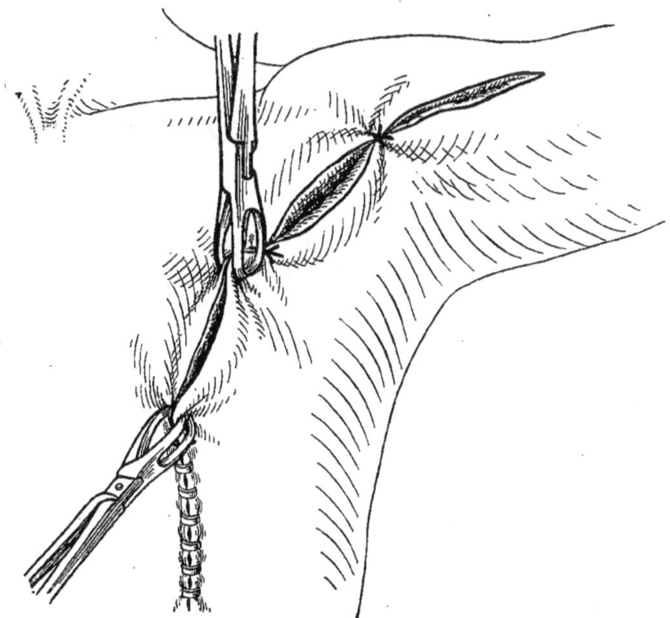

Fig. 61. — Cancer du sein. Amputation.
Remarquer la situation des tenailles qui, en tirant chacune de leur côté, affrontent les bords cutanés.

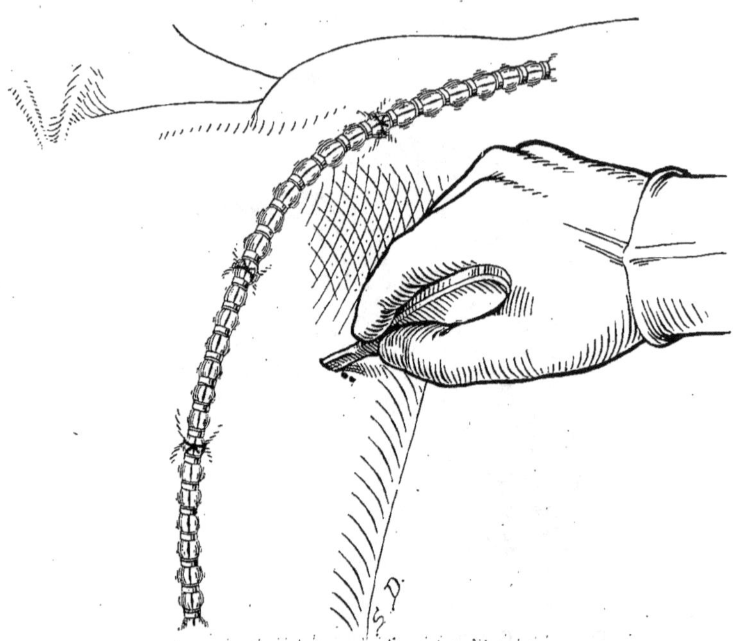

Fig. 62. — CANCER DU SEIN. AMPUTATION.
Contre-ouverture au point déclive de la plaie axillaire.

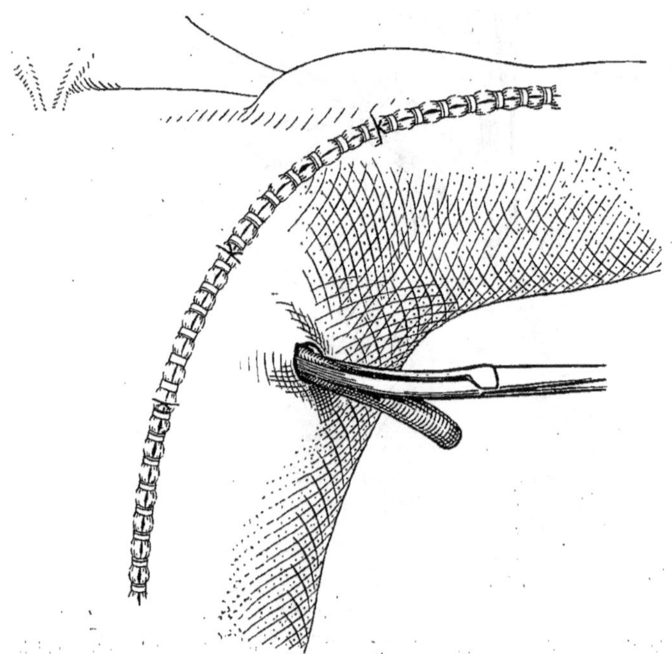

Fig. 63. — CANCER DU SEIN. AMPUTATION.
Introduction d'un drain.

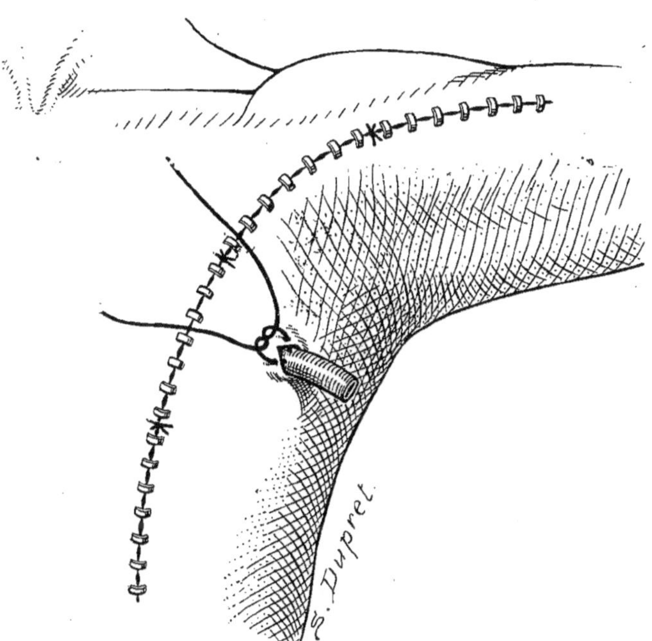

Fig. 64. — Cancer du sein. Amputation.
Fixation du drain par un crin de Florence.

III

ULCUS DUODÉNAL

GASTRO-ENTÉROSTOMIE MARGINALE

L'ulcus duodénal récent doit être traité médicalement ; chronique il est uniquement justiciable du traitement chirurgical. En principe, *le meilleur* traitement est l'exérèse ou le brûlage suivi de duodéno-plicature et de la GASTRO-ENTÉROSTOMIE POSTÉRIEURE TRANS-MÉSO-COLIQUE à anse courte, iso-péristaltique ou verticale (Ricard). Sur 100 ulcus duodénaux ainsi traités, il y a 70 guérisons complètes.

Trente pour cent des ulcus duodénaux traités par la gastro-entérostomie présentent encore des troubles.

A QUOI TIENNENT LES ÉCHECS THÉRAPEUTIQUES ? Aux causes suivantes :

A) **Le gastro-entérostomisé est atteint, concurremment à l'ulcus, d'une autre affection abdominale** : cholécystite calculeuse, appendicite, péri-duodénite, stase intestinale chronique.

L'ulcus a été traité, à l'exclusion des autres lésions qui n'ont été recherchées ni avant, ni au cours de la laparotomie. Il faut inspecter systématiquement la vésicule au cours des interventions sur l'estomac et le duodénum ; supprimer cette vésicule si elle est *calculeuse ou infectée.* La vésicule est suspecte d'infection : *a*) soit quand elle est entourée *d'adhérences inflammatoires* (et non d'adhérences par accolement embryonnaire) ; *b*) soit quand elle n'est pas bleue (blanchâtre) ; *c*) soit quand le foie qui l'entoure est parsemé d'un réseau blanchâtre de sclérose, alors son contenu est une bile noire avec ou sans poussière biliaire et une muqueuse épaissie. Pour faire cette opération biliaire complémentaire, il est nécessaire de pratiquer un débridement latéral de la paroi abdominale, branché sur l'incision médiane. Enlever une vésicule par l'incision médiane expose le chirurgien à faire une opération incomplète ou imparfaite. CETTE INCISION EN L se cicatrise très bien. Avant toute opération pour ulcus gastrique, duodénal ou en cas de cholécystite, il faut rechercher s'il n'y a pas d'appendicite, de péri-duodénite ou de stase intestinale chronique. Il faut, dans l'affirmative, supprimer l'appendice au cours de l'opération. Ne pas se servir d'une incision médiane pour enlever l'appendice, si le sujet est obèse ou bien musclé, car l'ouverture risque d'être trop longue et expose à des éventrations secondaires ; une intervention semblable nécessite une trop grande incision. Si le sujet est obèse, et bien musclé, il est préférable de faire deux incisions séparées : l'une médiane et l'autre iliaque droite. Si, au contraire, le sujet a une paroi souple, s'il est maigre et surtout ptosique, on peut très bien enlever l'appendice par la même incision que celle pratiquée pour l'opération duodénale, vésiculaire ou gastrique ; on fait alors une incision transversale à droite, incision qui permet à la fois la gastro-entérostomie, la résection d'un ulcus duodénal, la duodéno-jéjunostomie (Pierre Duval), l'ablation de la vésicule, l'ablation de l'appendice, avec ou sans plicature et fixation du cæcum.

En principe l'ulcus duodénal doit être traité par l'*excision* ou le *brûlage* (Balfour) suivi de *duodéno-plicature* et de *gastro-entérostomie*. Si le sujet est très hyperchlorhydrique il faut faire une *gastrectomie large* ; s'il est ptosique, préférer *le Finney* (gastro-duodénostomie).

B) **Le malade atteint d'ulcus était atteint en même temps de stase intestinale chronique.**

Ne jamais opérer un ulcère d'estomac, ni un ulcus duodénal, sans avoir auparavant demandé au radiologue les calques d'un transit *complet* du tube digestif, sans savoir si le malade est atteint ou non d'un retard dans ce transit, s'il y a dilatation du duodénum. En effet, sur dix ulcus duodénaux, diagnostiqués cliniquement, il en existe trois qui sont des erreurs de diagnostic. L'opérateur ouvre l'abdomen, recherche l'ulcus duodénal et trouve un ulcus gastrique, une cholécystite, ou ne trouve rien de malade dans cette région. La vésicule est bleue, sans hépatite, sans adhérence inflammatoire, l'estomac régulièrement souple et rose. Quelques chirurgiens pratiquent quand même une gastro-entérostomie croyant améliorer un « spasme » du pylore et accélérer l'évacuation gastrique ; ils ont tort. Ces malades sont plus souffrants qu'avant l'intervention. Ils continuent à se plaindre jusqu'à ce qu'un second chirurgien vienne supprimer la gastro-entérostomie faite inutilement.

Si donc le chirurgien possède une série de calques radioscopiques montrant que le malade présente à la fois un ulcus, une cholécystite, une péri-duodénite et de la stase intestinale chronique, il commencera par opérer le duodénum ou faire une duodéno-jéjunostomie, ou enlever la vésicule ; puis, si l'état général le permet, il pratiquera immédiatement, par une autre incision, un court-circuit (iléo ou cæco-sigmoïdostomie) :

Incision transversale droite pour la première opération, incision ombilico-pubienne pour la seconde. Si, comme cela arrive souvent, la laparotomie verticale haute ou transversale droite démontre l'absence totale d'ulcus duodénal et de cholécystite, le chirurgien conclura à un faux ulcus duodénal, à des troubles gastriques résultant de la stase ; il refermera l'incision droite sans rien faire du côté de l'estomac et, si la radioscopie a prouvé l'existence de la stase intestinale ou duodénale, il pratiquera l'opération contre cette stase chronique, seule cause des troubles gastriques.

C) **Le gastro-entérostomisé est actuellement atteint d'un ulcus jéjunal secondaire.** L'ulcus jéjunal post-opératoire survient dans 3 p. 100 des cas. Nous ignorons la cause exacte de sa production, mais pouvons affirmer qu'il est favorisé par les circonstances suivantes :

Hyperacidité du milieu gastrique.

Absence de soins du côté des dents, du nez, et des amygdales, là ou sont les foyers d'infections qui ont peut-être causé l'ulcus.

Matériel de suture non résorbable. Il faut donc en cas d'hyperacidité employer du catgut et non du fil.

Traumatisme de l'intestin par les doigts ou les instruments. Employer les clamps coprostatiques le moins possible.

Absence de régime post-opératoire pendant un an. Reprise du tabac.

Défaut de technique : ouverture trop étroite, anse jéjunale trop longue ou tordue, suppuration de la suture, tranches suturées mal affrontées.

Si l'ulcus jéjunal apparaît, le chirurgien doit faire une gastrectomie large; toute autre opération risque d'être insuffisante.

Quelles sont les opérations pour l'ulcus duodénal...?

— La résection du segment duodénal ulcéré et de l'estomac, avec suture bout à bout; cette opération rétablit l'état anatomique presque normal.

— La gastro-duodénostomie (Finney); le contenu gastrique hyperacide débouchant dans un duodénum ne produit aucune irritation de la muqueuse, tandis que le jéjunum, inapte à recevoir directement le contenu hyperacide de l'estomac, peut devenir de ce fait le siège d'un processus ulcéreux. La *gastro-entérostomie à anse courte verticale* (Ricard, Moynihan) après traitement direct de l'ulcus, c'est-à-dire excision, brûlage, plicature.

— La gastro-entérostomie marginale que nous décrivons ici et qui offre les avantages suivants : elle est placée au point le plus déclive de l'estomac, près du pylore. La suppression des vaisseaux de la grande courbure garantit contre toute hémorragie post-opératoire.

Ne pas oublier dans toute opération gastrique, ou gastro-duodénale, qu'il peut y avoir des cas de *stase duodéno-jéjunale* et qu'il ne suffit pas de faire une intervention sur le duodénum ou l'estomac, mais qu'il faut drainer la dernière portion de ce canal, en l'anastomosant directement avec le jéjunum; c'est la *duodéno-jéjunostomie* (Pierre Duval).

Technique opératoire. — *Anesthésie.* — L'anesthésie de la paroi, combinée avec l'anesthésie des nerfs splanchniques[1] (syncaïne, 1 0/0). Elle peut être complétée par du protoxyde d'azote (à dose simplement psychique pendant l'intervention).

La rachi-anesthésie est une bonne méthode facile à appliquer. Mais elle fait courir quelques risques et se montre infidèle dans cette région.

Incision. — La meilleure incision est la transversale, à droite et empiétant à gauche; elle permet, en même temps, de vérifier l'état de la vésicule biliaire, et chez les sujets maigres, aux parois souples, elle permet d'amener le cæcum et l'appendice. Cette incision laisse, après elle, une très bonne cicatrice, à peine visible.

En général, nous faisons l'incision médiane; si elle ne suffit pas, nous branchons une incision transversale à droite (incision en L).

Exploration. — Le chirurgien explorera la vésicule, la totalité de l'estomac, puis fera le décollement colo-épiploïque ou, d'un coup d'essuyage à la compresse, *il dépouillera la grande courbure de l'estomac, à quelques centimètres en amont du pylore.* Ce dépouillement ouvre l'arrière-cavité des épiploons et permet d'explorer la face postérieure de l'estomac, aussi facilement qu'après décollement colo-épiploïque. L'opérateur pourra ainsi rechercher sur la petite courbure l'existence d'un ulcus gastrique méconnu après une simple inspection antérieure. On fait le décollement quand on a l'intention de faire une simple gastro-entérostomie, et le dépouillement quand on veut faire une résection gastro-duodénopylorique.

Ouverture de la brèche trans-méso-colique. — Comme dans toute gastro-entérostomie postérieure, l'opérateur pratiquera une brèche trans-méso-colique.

Si le méso est très gras et si les anses jéjunales sont assez longues, il est mieux de s'abstenir d'une perforation trans-méso-colique et préférable d'amener l'anse en avant du côlon, de façon à éviter la rétraction secondaire de l'orifice méso-colique graisseux. Nous avons observé, à plusieurs reprises, des sténoses de l'anneau anastomotique chez les sujets obèses. Dans toute gastro-entérostomie pré-colique, il est bon de choisir une anse jéjunale longue, et de pratiquer concurremment une anastomose jéjuno-jéjunale, au bouton.

1. Anesthésie régionale, Pauchet, Sourdat, Labat. Chez Doin, édit. 3e édition. Paris, 1920.

Anastomose gastro-jéjunale marginale. — L'anse jéjunale est donc amenée en avant ou en arrière du côlon, jusqu'au bord inférieur de l'estomac dépouillé du grand épiploon; deux points de suture au deux extrémités de la future brèche fixent les deux vaisseaux, sur une longueur de 7 à 8 centimètres environ. Le surjet séro-séreux au catgut lent est mené d'un bout à l'autre de la grande courbure dépouillée.

Ouverture de l'estomac et du jéjunum. — La séro-musculaire est incisée au bistouri, la muqueuse sectionnée par des ciseaux fins et pointus.

Surjet total. — Utiliser le catgut lent, comme pour le surjet séro-séreux. Employer le point de feston sur la tranche postérieure et le point de Connel sur la tranche antérieure; de cette façon la muqueuse *fait la moue* du côté de l'anneau anastomotique. Le fil ne se voit pas du côté séreux dans le champ opératoire; il est complètement dissimulé. Ainsi, surtout, il n'y a pas de muqueuse perceptible du côté du ventre; tissu plus ou moins septique caché sous le plan séro-séreux antérieur qui forme cavité close.

Suture séro-séreuse antérieure. — Un plan unique, total, pourrait suffire. Nous préférons, toutefois, placer un deuxième plan séro-séreux (point de Cushing).

Si l'opérateur n'a pas l'habitude des points de Connel ou de Cushing, il aura recours à un surjet en trois plans à points serrés.

Faut-il enfouir l'ulcus duodénal après gastro-entérostomie? — Si c'est un ulcus saignant, il est bon, mais parfois insuffisant, de le brûler au thermo et de l'enfouir. Cette précaution, en effet, ne garantit pas contre des hémorragies ultérieures. L'enfouissement est nécessaire si on craint une perforation prochaine.

Chez trois malades, nous avons constaté des perforations duodénales de deux à quinze jours après une gastro-entérostomie. Chaque fois que le chirurgien constatera un ulcus peu éloigné de la séreuse, chaque fois que la paroi duodénale paraîtra mince, il faudra redouter la perforation secondaire et, pour l'éviter, brûler et enfouir l'ulcus sous deux ou trois points de suture au catgut.

Chez un malade, j'ai observé une hémorragie abondante huit jours après l'opération. J'avais pratiqué l'enfouissement, la thermo-cautérisation, associés à une gastro-entérostomie. J'ai dû, pourtant d'urgence, après transfusion sanguine, faire la résection du duodénum; je trouvai une artère béante au bord de l'ulcération; l'opération a été bien supportée. DANS LES TYPES HÉMORRAGIQUES, je considère que la résection de l'ulcus ou du segment duodénal ulcéré est indiquée. La technique est plus facile si on utilise une laparotomie transversale, ou la section en L.

Pendant les SUITES OPÉRATOIRES, le chirurgien n'omettra pas de faire des lavages d'estomac, pour peu qu'il y ait la moindre régurgitation noirâtre. Il est nécessaire, d'ailleurs, de laver l'estomac plusieurs jours avant l'opération, de façon à ce que l'opéré, déjà habitué à cette manœuvre, la supporte facilement le soir même de l'intervention.

Les SOINS POST-OPÉRATOIRES, désinfection du nez, de la gorge, de la bouche, gymnastique respiratoire, alimentation progressive, sont identiques dans toutes les opérations gastriques; nous les avons maintes fois décrits.

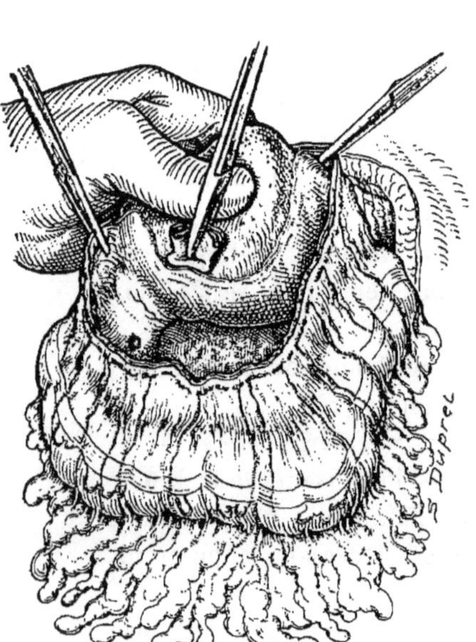

Fig. 65. — GASTRO-ENTÉROSTOMIE MARGINALE POUR ULCÈRE DUODÉNAL.

D'un coup de compresse l'opérateur a dépouillé la grande courbure de ses vaisseaux et de l'épiploon; on voit les artères gastro-épiploïques. Aux deux extrémités, des pinces oblitèrent les troncs, pour éviter le saignement de la tranche gastro-épiploïque. Un tampon achève de libérer le feuillet supérieur du méso côlon transverse. Au niveau de la grande courbure, le pointillé indique les vaisseaux arrachés par le dépouillement de TÉMOIN à la compresse.

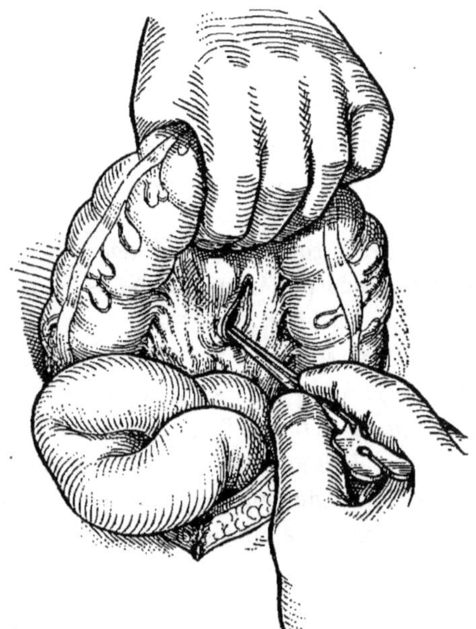

Fig. 66. — GASTRO-ENTÉROSTOMIE MARGINALE POUR ULCÈRE DUODÉNAL.

Ouverture du méso-côlon transverse. L'opérateur choisit un espace avasculaire placé le plus près possible de la portion dépouillée de l'estomac. Généralement, cette ouverture correspond avec la portion la plus large des cercles avasculaires; toutefois, si l'ouverture ne paraissait point assez large et si l'espace avasculaire n'était point assez grand, il ne faudrait pas hésiter à sectionner un vaisseau méso-colique entre deux ligatures, de façon à ce que la bouche anastomotique ne soit point étranglée par la brèche méso-colique.

Résumé. — Si, après avoir ouvert le ventre, vous ne percevez pas nettement par l'œil ou le doigt un ulcus duodénal, gardez-vous de faire une gastro-entérostomie qui crée un état morbide de plus. Enlevez toujours l'appendice, examinez la vésicule et refermez le ventre. Si le malade souffrait beaucoup, vous pouvez faire une pyloroplastie ou une résection des nerfs (Latarjet). Cette petite opération offre une chance sur deux de soulager le malade, deux chances sur trois si, en même temps, vous enlevez l'appendice.

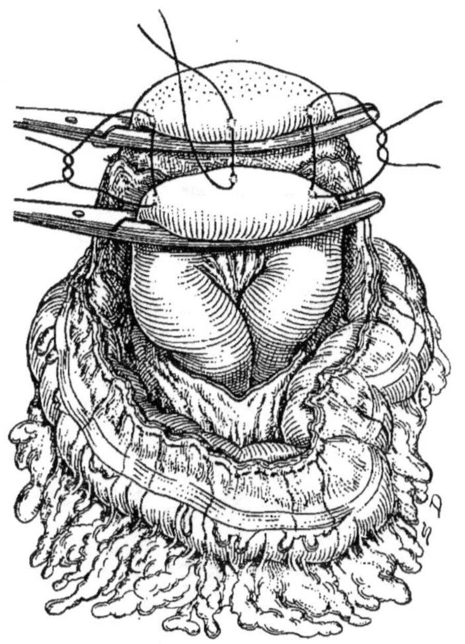

Fig. 67. — Gastro-entérostomie marginale pour ulcère duodénal.

L'anse jéjunale très courte, la plus courte possible, a été amenée à travers la brèche mésocolique, brèche suffisamment large ; des clamps ont été posés sur le jéjunum et l'estomac. Trois fils jalons ont été posés pour bâtir le travail. Remarquer la situation respective de ces trois fils; les deux extrêmes correspondent exactement au bord libre de l'intestin et de l'estomac ; celui du milieu empiète légèrement sur les faces postérieures ; ces fils sont de catgut lent.

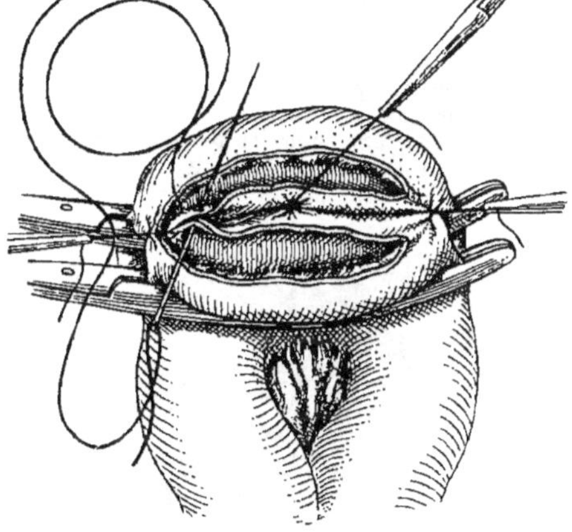

Fig. 68. — Gastro-entérostomie marginale pour ulcère duodénal.

Des surjets séro-musculaires postérieurs, les trois fils jalons sont les seuls séro-séreux; l'estomac et le jéjunum ont été incisés à 3 millimètres environ des fils précédents. La ligne séro-musculaire est suturée au catgut lent.

N. B. — Les figures 65 à 74 montrent les divers temps d'une gastro-entérostomie en trois plans que nous recommandons chaque fois qu'on emploiera le surjet au lieu du point de Connel décrit dans les fascicules III et V.

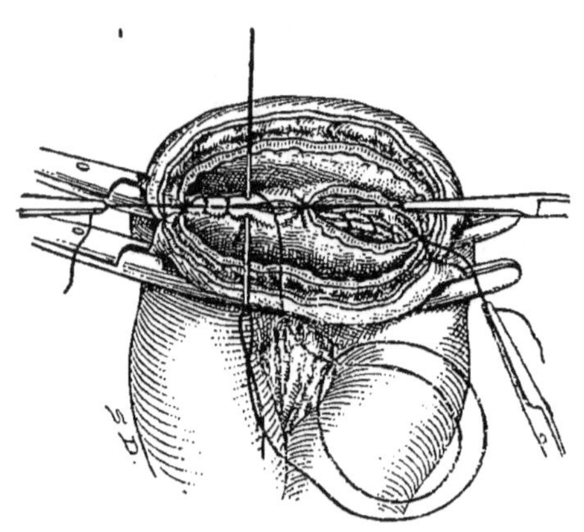

Fig. 69. — GASTRO-ENTÉROSTOMIE MARGINALE POUR ULCÈRE DUODÉNAL.

Points muco-muqueux. Après le surjet séro-musculaire, l'estomac et le jéjunum sont ouverts et l'opérateur passe un plan muco-muqueux : trois fils jalons séparés ont été posés ; dans l'intervalle, une suture en point de feston est menée avec une aiguille droite.

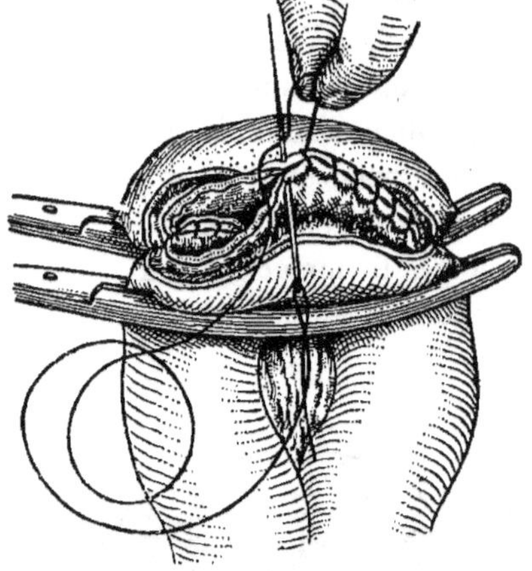

Fig. 70. — GASTRO-ENTÉROSTOMIE MARGINALE POUR ULCÈRE DUODÉNAL.

Suture muco-muqueuse antérieure. La muqueuse seule est rapprochée par une suture en point de feston. Celui-ci ne vaut pas le point de CONNEL (Voir fascicule V).

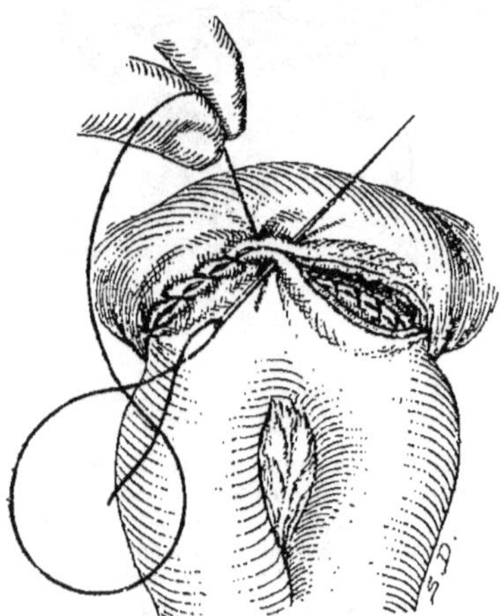

Fig. 71. — GASTRO-ENTÉROSTOMIE MARGINALE POUR ULCÈRE DUODÉNAL.

Surjet séro-musculaire antérieur, Ici, il n'a point été mis de jalon au milieu de la suture, mais la pose de ce dernier est préférable. Ce point ne vaut pas le point de CONNEL (voir fascicule V).

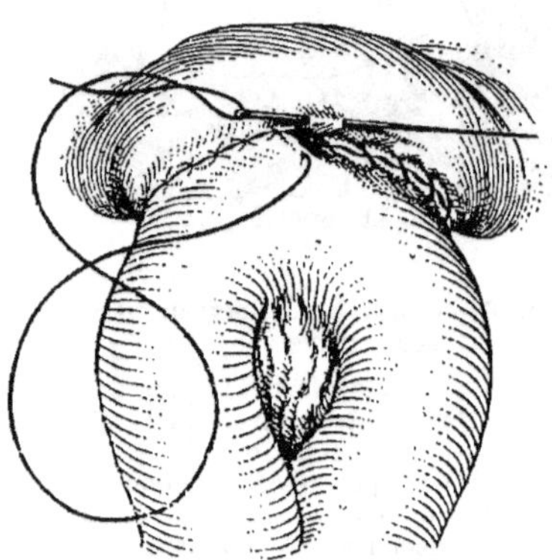

Fig. 72. — GASTRO-ENTÉROSTOMIE MARGINALE POUR ULCÈRE DUODÉNAL.

Points séro-séreux antérieurs. Point de CUSHING. L'aiguille plonge dans l'estomac, puis dans le jéjunum, parallèlement à la ligne de suture. Le catgut lent est utilisé.

N. B. — Nous employons généralement les aiguilles sans chas et du catgut lent 000.

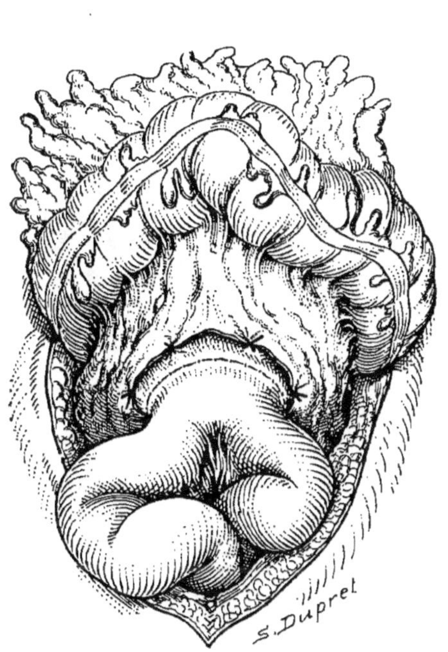

Fig. 73. — GASTRO-ENTÉROSTOMIE MARGINALE POUR ULCÈRE DUODÉNAL.

Suture de la brèche méso-colique. C'est à l'estomac que le méso-côlon est suturé par quatre points séparés. Remarquer que la brèche méso-colique est large et n'étrangle pas du tout l'anastomose gastro-jéjunale ; ce détail est indispensable, quitte à sectionner un vaisseau méso-colique pour l'agrandir.

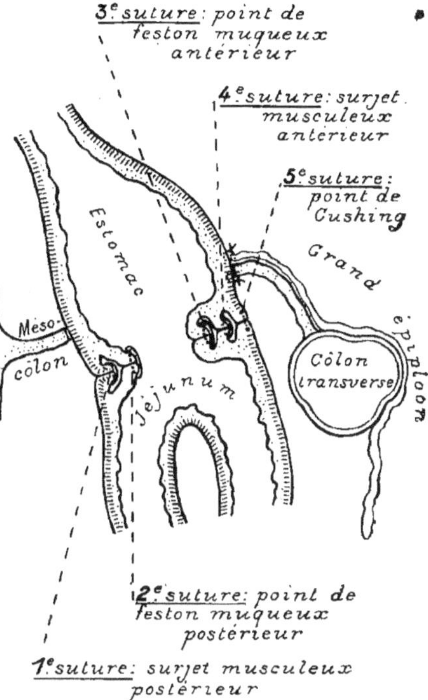

Fig. 74. — GASTRO-ENTÉROSTOMIE MARGINALE POUR ULCÈRE DUODÉNAL.

Schéma montrant la technique suivie pour exécuter la gastro-entérostomie marginale.

IV

CHIRURGIE DES VOIES BILIAIRES

CHOLÉCYSTITES

La cholécystite peut être calculeuse ou catarrhale. La cholécystite calculeuse est la plus fréquente.

A) **La cholécystite non calculeuse,** ou catarrhale, est plus fréquente que la calculeuse, elle revêt deux formes :

a) *Vésicule à parois normales*, c'est-à-dire bleuâtres, minces, souples, mais distendue et contenant une grande quantité (100 grammes par exemple) de bile, riche en coli-bacilles, exhalant une odeur fade ou fétide ; elle est parfois entourée d'*adhérences inflammatoires* qu'il ne faut pas confondre avec les adhérences congénitales par accolement embryonnaire ; parfois le *foie qui l'avoisine* est couvert d'un *réseau blanc de sclérose.*

b) *Vésicule épaissie*, adhérente, contenant une bile noirâtre, de la consistance du goudron. Dans les deux cas, les ganglions lymphatiques qui suivent le cholédoque sont augmentés de volume.

La cholécystite sans pierre s'accompagne d'une sensibilité permanente dans la région vésiculaire. Habituellement, il n'y a pas de crises douloureuses (coliques hépatiques ou « gastralgies »), mais le sujet éprouve des troubles généraux légers : état sub-fébrile (37,6, 37,8), malaise continu, fatigue générale, phénomènes qui sont explicables par une légère toxémie chronique ; la respiration est plus faible à la base du poumon droit. Une des variétés anatomiques les plus communes est celle que Mac Carty appelle « la vésicule en fraise » (strawberry gallbladder), dans laquelle la muqueuse congestionnée a l'aspect d'une fraise mûre et peut cacher de minuscules concrétions.

Un chirurgien découvre une vésicule paraissant correspondre à cette description ; il ne trouve pas de calculs ; il doit explorer avec soin le cholédoque, rechercher si de ce côté il n'y a pas une pierre enclavée. Il examinera ensuite le duodénum qui peut être atteint d'ulcus. Les radioscopies antérieures à l'opération lui auront fait connaître s'il existe ou non de la stase intestinale chronique et de la dilatation du duodénum. C'est là la cause habituelle de la cholécystite catarrhale. Mais les résultats fonctionnels ne sont pas aussi beaux qu'après l'ablation d'une vésicule calculeuse. Si l'intestin et l'estomac sont normaux, il faut enlever la vésicule. S'il y a de la stase intestinale, il faut concurremment opérer l'intestin : court-circuit, « pexie », « plicature », résection.

B) **Cholécystite calculeuse.** — La lithiase de la vésicule est plus fréquente chez la femme que chez l'homme (trois pour un); cette prédominance est plus nette encore si la femme a eu des enfants; 98 p. 100 des femmes atteintes de calculose biliaire ont été enceintes.

La cause de la lithiase vésiculaire est double : *l'infection* (celle-ci est le plus souvent d'origine intestinale) et la *cholestérinémie.*

Normalement, le foie exerce vis-à-vis des bacilles contenus dans le sang une action bactéricide. Si le sujet est atteint de stase intestinale chronique, les coli-bacilles sont absorbés par la veine porte, puis éliminés par les canaux biliaires. La bile alors charrie des coli-bacilles; cette bile bacillifère descend vers le duodénum par les voies biliaires; en passant dans la vésicule, elle y stagne et là provoque une inflammation légère; la pierre se forme par précipitation des sels biliaires. Quand les calculs se trouvent dans le cholédoque, c'est toujours dans la vésicule qu'ils ont pris naissance. Le lieu d'élection du calcul est le bassinet, renflement du col et de la vésicule.

Pourquoi la vésicule infectée et à contenu purulent ne détermine-t-elle pas plus souvent des accidents généraux graves? Pourquoi, au contraire, la lithiase infectée du chodéloque produit-elle des accidents septiques? Parce que la vésicule possède un système lymphatique pauvre et le cholédoque un système lymphatique riche. La paroi vésiculaire, pauvre en vaisseaux lymphatiques, résorbe peu de toxines et de microbes; de plus, constituées surtout par du tissu élastique, ses parois cèdent facilement à la distension par l'hypersécrétion septique, distension qui achève de « bloquer » les lymphatiques et de gêner la résorption. Au contraire, quand les pierres bouchent le cholédoque, elles bloquent le passage de la bile : ce liquide s'infecte, puis est résorbé par les lymphatiques abondants, et les accidents aigus surviennent. On observe une température élevée (39°, 40°), des frissons, de l'oligurie, des douleurs et souvent de l'ictère.

La calculose du cholédoque ne s'accompagne pas nécessairement d'ictère; la jaunisse fait défaut dans 30 p. 100 des cas de calculs du cholédoque.

Symptômes des cholécystites. — Peut-on vivre et se bien porter avec des calculs vésiculaires et ceux-ci peuvent-ils être ignorés?

La tolérance de certaines vésicules pour les calculs était jadis un dogme pathologique. Souvent, en effet, les pierres ne sont reconnues qu'à l'autopsie, ou au cours d'une laparotomie pour opération faite en dehors des voies biliaires. Mais, du fait que ces pierres vésiculaires n'ont pas été cliniquement diagnostiquées, il ne faut pas en conclure qu'elles ne causent pas de troubles et ne constituent pas un danger permanent pour l'organisme. De cette croyance à l'innocuité lithiasique et cette fausse sécurité, on conclurait volontiers à l'abstention thérapeutique. Les anciens cliniciens ne posaient le diagnostic de calcul vésiculaire que s'il survenait des complications : infection, ictère, douleurs, tuméfaction dans l'hypochondre droit, etc... Actuellement, les ténèbres qui entouraient les manifestations cliniques de la lithiase biliaire sont en partie dissipées, à la lueur des laparotomies fréquentes et des explorations sanglantes.

Les expériences de Crile permettent de diagnostiquer souvent les lésions vésiculaires par le tubage duodénal.

Dans un avenir prochain, j'espère que le tubage duodénal, et les rayons X, seront d'aussi fidèles révélateurs des calculs vésiculaires que des calculs rénaux.

Le jour où les médecins et les malades *verront* les calculs vésiculaires, ceux-ci seront opérés systématiquement.

Jadis, les anatomo-pathologistes avaient affirmé que les pierres biliaires existaient chez 10 p. 100 des êtres humains. Cette proportion est très exagérée. Les hommes au-dessus de cinquante ans en sont atteints dans la proportion de 2 p. 100 et les femmes de 5 p. 100.

La dénomination de « cholécystite latente », c'est-à-dire dépourvue de symptômes, est erronée ; elle signifie calcul vésiculaire non reconnu ; or, un diagnostic non posé signifie : erreur clinique, et non absence de symptômes. Le chirurgien qui constate des pierres dans la vésicule d'un malade opéré de fibrome, d'ulcère d'estomac ou d'appendicite, devra interroger avec soin le sujet pendant sa convalescence et, d'après son passé, rétablira le tableau pathologique qui correspond à la calculose.

La manifestation classique de la lithiase vésiculaire est la *colique hépatique*. La crise se manifeste par une douleur vive à l'épigastre, avec irradiation vers l'épaule droite, le dos, l'hypochondre droit, rarement l'hypochondre gauche ou l'ombilic. La crise cesse brusquement ; cette cessation s'accompagne habituellement d'éructations ou de vomissements bilieux ou alimentaires. Si, après la crise, la douleur ou une sensibilité persiste sous le palper abdominal, ce phénomène indique que les parois vésiculaires sont enflammées. Il s'en faut que toutes les lithiases vésiculaires s'accompagnent d'une colique hépatique nette et classique. Le plus souvent, le malade se plaint de troubles gastriques, « d'indigestions ». Ces malaises apparaissent deux ou trois heures après le repas; ils ne sont soulagés ni par la pression, ni par l'alimentation, et apparaissent d'un façon irrégulière. Les dyspepsies réflexes par cholécystite calculeuse, les cas de calculose sans colique hépatique, s'accompagnent le plus souvent de sensibilité, soit au palper vésiculaire, soit pendant les inspirations profondes.

A l'auscultation, la respiration est affaiblie à la base du poumon droit. A cause de ces malaises gastriques, la plupart des calculeux vésiculaires sont étiquetés : dyspeptiques, nerveux, gastralgiques, hyperacides, etc...; de calculose biliaire, il n'est généralement pas question.

L'épreuve de Crile consiste à faire absorber du sulfate de magnésie, puis à prélever trois échantillons de bile dans le tube duodénal. Le premier échantillon de bile est jaune clair et représente la bile du cholédoque; le deuxième échantillon est foncé, sirupeux, et provient de la vésicule; et le troisième redevient clair comme le premier, vient des voies biliaires supérieures.

La bile vésiculaire apparaît donc après la bile du cholédoque; si elle fait défaut, on conclut à l'oblitération du cystique; si elle contient du pus on conclut à cholécystite.

Complications des cholécystites. — a) *Pancréatite.* — Complication fréquente de la lithiase des voies biliaires. Elle nous oblige à parler du rôle physiologique de la vésicule. Est-ce un réservoir biliaire semblable à la vessie par rapport à l'urine? Non; l'homme sécrète autant de bile que d'urine, environ 130 grammes par jour; or, comparez le volume de la vessie au volume de la vésicule et vous vous rendrez compte que leurs rôles n'ont aucune ressemblance. La vésicule joue-t-elle un rôle par ses contractions; est-ce une pompe aspirante et refoulante qui règle le cours de la bile? Non. L'histologie montre sa pauvreté en fibres musculaires; il est donc impossible de lui attribuer un rôle contractile. La vésicule est faite surtout de tissu élastique comme le poumon; c'est son élasticité qui joue un rôle fonctionnel, et cette élasticité doit sauvegarder le pancréas en cas d'obstruction biliaire à siège duodénal.

Si on injecte, chez un animal, de la bile pure dans le canal pancréatique, il survient une pancréatite aiguë et mortelle. Or, supposez l'ampoule de Vater oblitérée par un calcul; sous l'influence du barrage duodénal, la bile aura tendance à filer dans le canal pancréatique. Il devrait en résulter des accidents nécrotiques aigus du côté de la glande; or, grâce à la présence de la vésicule, grâce à son élasticité, la tension dans les voies biliaires trouve, dans le réservoir, une soupape de sûreté. La bile sous pression reflue dans le cholécyste, au lieu d'envahir le canal pancréatique.

Indépendamment de ce rôle mécanique, la vésicule biliaire joue, par la sécrétion de son mucus, un rôle chimique qui concourt aussi à la défense du pancréas. En cas d'obstruction biliaire terminale, le rôle défensif du mucus est prouvé par cette expérience : si on injecte, chez un animal, de la bile pure dans le canal pancréatique, cette injection produit une pancréatite aiguë, mais si on injecte un mélange de bile et de mucus vésiculaire, l'inflammation aiguë est conjurée et remplacée par une irritation chronique et bénigne. William Mayo compare l'ampoule de Vater au carburateur d'un moteur à explosion ; si les gaz chauds refluent vers le carburateur, gare à l'incendie de l'auto !! ; si la sécrétion biliaire ne s'écoule pas librement vers le duodénum, si elle reflue vers les conduits biliaires et pancréatiques, elle risque de « brûler » le pancréas ou le foie. Le rôle défensif exercé par les parois élastiques de la vésicule est prouvé par ce fait : quand les chirurgiens réopèrent un malade pour des accidents gastriques succédant à l'ablation incomplète de la vésicule faite quelques années auparavant, ils constatent que cette vésicule biliaire est en partie régénérée aux dépens du moignon cystique. La ligature a été, par erreur, posée sur le bassinet et non sur le cystique. Sous l'influence de la pression intra-canaliculaire, cette vésicule microscopique que représente le moignon s'est distendue et a reproduit une vraie vésicule pour préserver le pancréas.

Courvoisier avait déjà observé que 84 p. 100 des calculs biliaires du cholédoque s'accompagnaient d'une vésicule rétractée, atrophiée.

La pancréatite est une affection fréquente au cours de la lithiase biliaire (7 p. 100 des malades sont atteints de calculs vésiculaires et 27 p. 100 de pierre du chodéloque; Mayo). Les complications pancréatiques sont donc quatre fois plus fréquentes dans les cas de lithiase du cholédoque que dans les cas de lithiase vésiculaire.

Étant donné le rôle fonctionnel de la vésicule vis-à-vis du pancréas, il est donc possible que le chirurgien doive la respecter dans les cas où elle est d'apparence saine.

b) *Accidents cardio-vasculaires.* — Les accidents biliaires causent souvent des troubles circulatoires *réflexes*, extra-systoles, phénomènes angineux, etc. ; chaque crise s'accompagne d'accroissement des symptômes cardiaques. L'*endocardite* se voit dans les cas d'infection ; elle peut aboutir à une lésion organique valvulaire. Le myocarde souvent affaibli, tolère mal la narcose. L'anesthésie régionale ou rachidienne (à la syncaïne) suffit[1]. Le plus souvent, les troubles diminuent après l'ablation de la vésicule biliaire ou le drainage de l'hépatique.

1. Anesthésie régionale. Pauchet, Sourdat et Labat. Chez Doin. 3e édition.

c) *Le cancer des voies biliaires* complique la calculose biliaire dans 2 p. 100 des cas; la vésicule est d'aspect quasi-normal mais renferme des végétations papillaires ou se montre épaissie, blanchâtre, d'aspect cartilagineux par place; le tissu hépatique est souvent envahi. Après les résections de cholécystite cancéreuse, le malade ne survit guère plus d'une année; toutefois, dans des cas de cancers vésiculaires enlevés au début, non perceptibles macroscopiquement et diagnostiqués à l'aide du microscope, on peut observer une survie prolongée.

d) *Perforation.* — La vésicule peut s'ouvrir en péritoine libre et produire la péritonite. Elle peut vider ses calculs dans le tube digestif : estomac, duodénum, côlon, accident fréquent. Les éliminations de calculs gros ou nombreux dans les selles, se font par perforation. La guérison peut survenir ainsi, mais souvent aussi la vésicule se vide incomplètement. Il persiste une fistule vésiculo-intestinale et de l'infection chronique. Cette perforation, même suivie d'élimination spontanée de pierres, fait courir des risques au malade, toutefois, pas plus que l'élimination par le cholédoque qui menace d'entraîner la rétention biliaire par enclavement du calcul dans le cholédoque.

Diagnostic. — Il n'est pas toujours possible de faire le diagnostic d'une lésion de vésicule biliaire; il nous arrive d'ouvrir des ventres pour une lésion d'estomac et de trouver une cholécystite; inversement, nous cherchons une vésicule calculeuse et nous trouvons une vésicule normale, bleutée, mince; à côté d'elle se montre un ulcus duodénal ignoré. La radiographie ne décèle guère jusqu'ici le calcul biliaire, mais le tubage duodénal peut fournir des renseignements utiles.

Tubage duodénal, avec la sonde d'Einhorn (Hirchberg).

Le *simple examen du liquide duodénal*, à jeun (bile cholédocienne) apporte les renseignements suivants : ce liquide normalement clair, limpide, jaune d'or, peut présenter une série de modifications qui attirent l'attention du côté de la vésicule biliaire.

Cette bile cholédocienne peut être normale au cours d'une cholécystite. C'est alors que l'épreuve de Meltzer-Lyon est utile. Cette épreuve (instillation duodénale de 30 à 50 centimètres cubes de sulfate de magnésie à 25 p. 100) permet l'examen direct de la bile vésiculaire, qui s'écoule de cinq à trente minutes environ après l'injection duodénale de la solution saline.

Voici ce que l'exploration révèle fréquemment : la bile vésiculaire devient foncée, verdâtre, trouble, riche en flocons muqueux, renfermant de petits caillots de sang et souvent des grains brunâtres qui tombent au fond du verre (calculins de Chiray et Blum, véritables petits calculs en formation). L'examen microscopique démontre la présence de microbes, de leucocytes et capsules épithéliales desquamées.

L'ensemble impose le *diagnostic de cholécystite*.

Le tubage duodénal renseigne sur l'occlusion calculeuse du cholédoque ou du cystique, ainsi que sur la sténose cancéreuse des voies biliaires.

La décoloration de la bile cholédocienne, la persistance de la sécrétion pancréatique (recherche de la lipase), l'épreuve de Meltzer-Lyon négative caractérisent une *occlusion calculeuse du cholédoque*.

Il faut penser à une *sténose du conduit par cancer*, en présence de liquides fortement hémorragiques.

Dans l'occlusion calculeuse du cystique, la bile cholédocienne, est colorée normalement, la sécrétion pancréatique peut être décelée; seule l'épreuve de Meltzer-Lyon reste négative.

Traitement des Cholécystites. — Faut-il enlever toutes les vésicules infectées comme les appendicites chroniques nettement diagnostiquées?

Faut-il opérer tous les cas de calculs vésiculaires reconnus ou soupçonnés comme les calculs urinaires?

Aux deux questions je réponds : Oui, si le malade n'est pas taré (obésité, diabète, azotémie, etc.). Pourquoi ne pas enlever systématiquement les calculs biliaires, puisque médecins et chirurgiens acceptent d'enlever les calculs du bassinet, du rein ou de la vessie? L'ablation d'une pierre biliaire, sans complications, donne très peu de mortalité (0,50 p. 100); on peut dire que le danger est sensiblement nul. L'opération précoce est moins grave que de laisser la maladie évoluer spontanément; l'élimination par les voies naturelles est un des accidents à craindre et non une évolution à chercher, car la pierre peut s'arrêter dans le cholédoque et produire de la rétention biliaire; l'opération devient plus grave : simplement *importante* si le malade est blanc, mais *grave* si le malade est jaune.

L'ancienne thérapeutique tâchait de provoquer l'élimination des pierres vésiculaires vers le cholédoque; *or, c'est la pire éventualité qui puisse se produire*. Certes, le traitement médical, la cure de Vichy et l'uraseptine sont *très utiles*, mais simplement pour désinfecter les voies biliaires, prévenir les poussées d'angio-cholécystite.

La calculose biliaire est une échéance et non un accident. Tout calculeux opéré est un hépatique en puissance, il doit donc suivre un régime aller tous les ans à Vittel, Évian, Châtel-Guyon ou Vichy, s'il en a les moyens. Il faut enlever les calculs d'abord et envoyer le malade aux « Eaux » ensuite.

La rétention biliaire est une complication fatalement mortelle, si elle persiste; or, tant qu'il y a des calculs dans la vésicule, l'obstruction du chodéloque est une éventualité possible.

Traitement médical de la Cholécystite. — Aucun thérapeute ne peut réaliser la dissolution des pierres, ni provoquer leur expulsion. D'ailleurs, ainsi que je viens de le dire, cette élimination provoquée est la pire des éventualités; que cette élimination se fasse par la voie du cholédoque ou par la perforation du cholécyste.

Le seul but du médecin sera d'*empêcher l'infection*, l'*angiocholite, les poussées inflammatoires* du côté de la vésicule. Il vise ce but en combattant la constipation, la dyspepsie, en excitant la sécrétion biliaire, en balayant les germes intra-canaliculaires, en combinant l'action de l'huile minérale ou végétale, l'uraseptine, la bile officinale, la cure de Vichy, Châtel-Guyon, etc... Cette évacuation régulière du côlon, cette désinfection des voies biliaires qui agit, comme Contrexéville, Évian et Vittel, dans les affections des voies urinaires, peut réduire au silence les pierres vésiculaires. Néanmoins il faut conseiller leur ablation, *avant toute complication* dès la deuxième crise de cholécystite, parce que l'opération est alors inoffensive; le sujet opéré devra continuer à surveiller son foie et son intestin, parce que les coli-bacilles sont peut-être encore aspirés par la veine porte; parce que l'angio-cholécystite et la cholestérinémie, qui étaient le point de départ de la formation des calculs existent encore; parce que le foie reste quelque temps insuffisant, comme peut-être le pancréas et le rein.

Mais, disent quelques médecins « ralentisseurs » puisque les malades sont encore à traiter médicalement une fois l'intervention faite, pourquoi les opérer...? Parce que la chirurgie n'agit que sur deux des accidents de la maladie : l'*infection* et le *calcul* qui menacent la vie ou la santé. Toute maladie est une échéance et non un accident. Le calcul est la conséquence de l'angiocholite, de la cholestérinémie, d'un trouble digestif chronique perceptible ou latent.

Le moindre danger pour le calculeux biliaire est l'opération précoce. Malgré l'opération précoce, malgré son extrême bénignité, je considère qu'il faut que l'opéré soit traité médicalement par la suite et surveillé comme tout gastro-entéropathe.

Cette thérapeutique préventive le mettra à l'abri d'autres complications digestive, hépatiques ou générales possibles.

Traitement chirurgical. — Si on me demandait quelle est la gravité opératoire chez les divers types de calculeux biliaires, je répondrais que je n'ai pas de statistique rigoureusement précise à ce sujet, mais si je fais la synthèse des données recueillies de la bouche des collègues, et par la lecture des travaux publiés sur ce sujet et *par mon expérience,* je dirai que la proportion suivante est celle qui me paraît la plus proche de la vérité :

Type A. Cholécystectomie ou cholécystotomie pour calculs de la vésicule seule, sans ictère : mortalité, 0,50 p. 100.

Type B. Cholédocotomie pour calculs du cholédoque, sans ictère : mortalité, 5 p. 100.

Type C. Cholédocotomie pour calculs du cholédoque avec ictère récent, foie non débordant, pouls 55-60 : mortalité 10 p. 100.

Type D. Cholédocotomie pour calculs du cholédoque avec ictère foncé, brunâtre ou olivâtre, foie débordant et ferme, *pouls rapide*, urines rares : mortalité, 50 p. 100

Jusqu'au jour où la menace d'un danger par la présence de la lithiaise dite *latente* ne sera pas reconnue par les malades et les confrères ; jusqu'au jour où la notion de l'innocuité des opérations précoces pratiquées pour les calculs tolérés ne sera pas acceptée ; jusqu'au jour où les rayons X ne montreront pas les calculs biliaires aussi nettement et aussi constamment que les pierres rénales, nos collègues se diviseront en deux camps :

Les *abstentionnistes* armés, qui diront :

« N'opérez les pierres vésiculaires que si elles produisent un ou plusieurs des accidents suivants : fièvre, douleurs, tumeur, troubles gastriques, poussées aiguës, etc... »

Les *interventionnistes* systématiques, qui diront :

« Opérez dès le début, dès que le diagnostic est posé, ou au moins après la deuxième crise de cholécystite, avant qu'il y ait ni complications, ni ictère, ni infection des conduits biliaires ou de la vésicule. »

Les premiers proposent une *grande intervention* et laissent courir au malade non opéré les risques d'un accident. Les seconds proposent une *intervention* sans risque pour prévenir toute complication.

Cholécystectomie ou Cholécystostomie? — *Il faut faire la cholécystectomie :*

a) S'il y a eu une crise aiguë de cholécystite ou péricholécystite ;

b) S'il y a une pierre dans le canal cystique ou le bassinet au moment de l'opération ;

c) Si le canal cystique est dur et épaissi ;

d) Si la paroi de la vésicule est blanche et épaissie.

Il faut faire la cholécystostomie si la vésicule est infectée ou suppurée, s'il y a un état fébrile, si le sujet est taré, s'il y a péricholécystite aiguë, etc...

Il faut faire la cholécystotomie :

Si le patient n'a jamais eu de crise aiguë de cholécystite et si la vésicule biliaire présente une apparence normale; on peut faire alors la taille idéale : ouvrir la vésicule, la vider, fixer la suture à la paroi abdominale, fermer sans drainer.

Mais pourquoi ne pas enlever la vésicule biliaire, normale d'aspect puisque sa suppression n'est pas incompatible avec une vie normale? Il faut supprimer la vésicule malade ou suspecte en un ou deux temps mais garder les bonnes vésicules. L'expérience a, en effet, démontré qu'après l'ablation de la vésicule biliaire, quand elle est fonctionnellement supprimée par une cholélithiase, le cholédoque est souvent dilaté et que cette dilatation compensatrice a pour but l'emmagasinage de la bile. Le cholédoque fait office de réservoir au lieu et place de la vésicule. Dès que la vésicule est supprimée, le cholédoque se dilate; cette dilatation est favorable à la production des nouveaux calculs. Or, il est plus difficile de réopérer un malade atteint de calcul du cholédoque quand la vésicule a déjà été enlevée, surtout quand il y a des adhérences. Donc, si la vésicule est saine d'aspect, elle est bonne à conserver.

Technique de la Cholécystectomie simple. — *Les Aides.* — Deux aides se placent en face de l'opérateur qui est à gauche. L'un assiste directement l'opérateur et l'autre, près de la tête, aura pour rôle de tenir le foie extériorisé. Chirurgien et aides sont gantés de caoutchouc recouvert de gants de fil (Villard) pour éviter le dérapage du foie.

Si l'aide a des gants de Chaput, il saisira le foie avec deux compresses pour qu'il ne dérape pas.

Anesthésie[1]. — Paravertébrale, à la syncaïne à 1 p. 100.

Désinfection de la peau. — Villard (de Lyon) frictionne à la benzine, puis à l'éther, puis à la teinture d'iode dont l'effet est plus actif sur une peau décatée.

Position du malade. — Celle de Mayo Robson. Placer la région dorsale inférieure sur la portion de la table de Guyot qui plie, de cette façon l'intestin tombe dans le bassin et libère la face inférieure du foie, les pieds plus bas que la tête.

Le champ opératoire est limité par quatre serviettes fixées par des pinces à peau et formant un quadrilatère limité en haut par le rebord costal droit, en bas par l'épine iliaque antéro-supérieure, et en dedans par la ligne médiane.

Position de l'opérateur. — A gauche du patient.

1. Anesthésie régionale, *loc. cit.*

Incision. — Je pratique l'incision oblique droite, paracostale, à un pouce au-dessus du rebord costal, et très longue. Villard emploie une section angulaire, comme pour la cholédocotomie; sa partie supérieure est oblique, parallèle au rebord costal droit; la seconde partie verticale, le long du bord externe du grand droit. Quand il s'agit de calculs purement vésiculaires, on peut se dispenser de la partie interne de la portion oblique, pour ne pas couper les vaisseaux mammaires internes; mais si le jour manque, il faut couper jusqu'à l'appendice xiphoïde.

Cette incision, qui commence à la xiphoïde et s'arrête au niveau de l'ombilic, paraît mutilante, mais l'examen éloigné des opérés fait constater qu'il n'y a pas d'éventration.

Section de l'aponévrose et des muscles. — En cas d'incision coudée, commencer par la partie oblique; couper le grand droit après l'avoir lié par un point en U avec l'aponévrose avec un catgut et une aiguille pour l'empêcher de saigner et de se rétracter; continuer par la portion verticale, au bord externe du grand droit.

Hémostase. — L'hémostase est faite immédiatement, complètement et définitivement, avec du catgut 0.

Ouverture du péritoine. — Le péritoine est ouvert dans la portion verticale de l'incision. Deux tenailles sont appliquées sur les bords de la section péritonéale et l'opérateur suit par transparence la marche des ciseaux pour couper le péritoine exactement à égale distance des bords de la section musculo-aponévrotique; de ce fait, il a une section bien régulière.

Section du ligament falciforme (Villard), entre deux pinces. La portion qui tient au foie sert de tracteur et est confiée à l'aide.

Extériorisation du foie. — Si c'est un sujet ptosique, l'opérateur saisit le lobe droit du foie, en arrière et à droite, puis il l'accouche doucement au dehors. L'aide, voisin de la tête, passant les mains par-dessus le thorax, saisit le foie, avec deux compresses ou des gants de fil, et le maintient renversé sur le rebord costal droit. La direction du foie est alors oblique, comme l'incision; sa face inférieure regarde la cuisse gauche du malade. Chez des sujets non ptosiques, cette éviscération du foie est impossible; l'opération est alors plus délicate et se fait dans la profondeur.

Protection de l'abdomen. — Des compresses abdominales sont introduites dans la partie inférieure du ventre, pour maintenir l'intestin. Deux compresses sont placées dans la fosse lombaire, au-dessous du bord postérieur du foie, de façon à caler cette glande en bas et en arrière, et diminuer la tâche de l'aide qui tire sur l'organe.

L'écarteur de Gosset ou de Dartigues ouvre la plaie. — Le jour est considérable; toute la loge sous-hépatique, le cholédoque, le duodénum et la loge rénale sont visibles, comme sur le cadavre. Le cas le plus favorable est celui d'une femme maigre et ptosique, au ventre souple.

Libération des conduits biliaires. — Si des adhérences soudent le foie et les voies biliaires à l'estomac, au duodénum et au côlon, il faut les libérer pour identifier la vésicule et les organes voisins. Si la vésicule n'est pas adhérente, point n'est nécessaire de la libérer, car elle ne contracte aucune adhérence avec l'intestin. Le cas le plus favorable est une vésicule énorme, épaissie, bourrée de calculs, pour laquelle on pratique la cholécystectomie simple.

Extirpation rétrograde ou directe. — Faut-il faire la cholécystectomie rétrograde (Mayo-Gosset), qui consiste à couper le canal cystique d'abord, à séparer le cholécyste d'avec le foie, de la profondeur vers l'extérieur... ou la cholécystectomie directe, en disséquant la vésicule depuis le fond jusque vers le col?

Si l'extirpation rétrograde est possible, il faut lui donner la préférence, car elle ne risque pas de tirer et de couder le cholédoque, cette déformation angulaire du conduit, par la traction, risque de faire poser la ligature sur la paroi même du conduit, d'où oblitération du cholédoque ou fistule biliaire, par suppression d'une partie de sa paroi.

Donc, s'il y a des adhérences serrées, il est mieux de faire l'exérèse vésiculaire par voie directe, mais s'il y a des adhérences molles ou nulles, faire la cholécystectomie par voie rétrograde.

Dénudation du carrefour biliaire et libération rétrograde du cholécyste. — Avec les ciseaux, l'opérateur fait une boutonnière sur le péritoine qui recouvre le carrefour biliaire. Avec les ciseaux, tantôt fermés, tantôt ouverts, et un tampon, il découvre le cystique, l'hépatique, et le cholédoque; il examine ce dernier et constate s'il est dilaté ou non; dans la négative, il peut conclure à l'absence de calculs cholédociens. Le canal cystique est saisi entre deux pinces de J.-L. Faure; la traction du bassinet tend l'artère cystique qui est coupée. Artère et canal cystiques sont liés au catgut 0 (cholécystectomie rétrograde). *Lier le pédicule vésiculaire non pas au ras du cholédoque*, ni au ras de la vésicule, mais au milieu du canal cystique. Trop près du cholédoque, la ligature risque de l'étrangler, d'en pincer une partie, d'où fistule ou rétrécissement. Trop près de la vésicule, la ligature risque de laisser le bassinet qui se dilate, s'infecte et peut donner des poussées inflammatoires.

Le petit lambeau séreux péricholécystique reste adhérent au tissu hépatique. Quelques artérioles donnent dans le lit vésiculaire; elles sont pincées et liées. Le sang peut venir encore du lit vésiculaire dans le voisinage du bord antérieur du foie. Quelques points en X, au catgut 0, sont passés avec une aiguille courbe de Lane. Les lambeaux péritonéaux qui entourent les moignons de l'artère cystique et du canal cystique sont suturés. Si une surface hépatique de quelques centimètres carrés reste, suintant légèrement, tamponner avec des compresses salées chaudes.

Que faire en présence d'un cholécyste soudé à l'intestin, au foie, au duodénum?

Normalement, la vésicule est unie à la face inférieure du foie par une lame de tissu cellulaire qui doit être, si possible, respectée.

Au cours de la cholécystectomie, il est bon, surtout si le sujet est *ictérique* et même quand il ne l'est pas, que la vésicule, une fois enlevée, il persiste : *a*) la lame celluleuse qui tapisse la fossette cystique ; *b*) deux lambeaux de séreuse. De cette façon, la surface inférieure du foie ne saigne pas et reste séparée de la cavité abdominale par cette lame cellulaire et par deux lambeaux séreux; ceux-ci sont réunis par quelques ligatures. Avant d'enlever le cholécyste, il est bon de le vider de ses calculs ou de sa bile.

Quand la vésicule vidée est, sinon normale, du moins peu altérée, elle se laisse mobiliser facilement; et l'opérateur, agissant avec précaution, l'amène peu à peu sous la pression d'un tampon de gaze; de cette façon, il ne déchire pas la lame de la fossette cystique; cette lame persiste une fois le cholécyste enlevé.

Mais, quand la vésicule est rétractée, épaissie, enflammée, il est moins facile de respecter cette couche cellulaire et ne pas dénuder le foie. Que faire alors? De deux choses, l'une :

a) La vésicule rétractée adhère au foie seul ;

b) Elle adhère à la fois au foie, à l'angle hépatique du côlon et au duodénum. Dans ce cas, il est plus difficile de la découvrir et de la libérer. L'opérateur risque d'ouvrir le côlon, le duodénum, ou de déchirer la face inférieure du foie.

Que fera-t-il dans le premier cas?

a) La *vésicule rétractée*, enflammée chroniquement, contenant des calculs ou du pus, reste adhérente à la face inférieure du foie et risque de ne pouvoir être enlevée sans provoquer la déchirure et le suintement de ce dernier. Alors, il faut fendre la vésicule d'un bout à l'autre, la curetter, enlever les calculs, *supprimer toute la muqueuse*. Rogner ensuite les bords de la vésicule, faire l'hémostase de ceux-ci par quelques ligatures, puis abandonner à la face antérieure du foie la « valve » supérieure de la vésicule, qui ne peut causer aucun inconvénient.

Si la vésicule est vide, atrophiée, la laisser.

b) La *vésicule adhère au côlon ou au duodénum seuls*. L'opérateur dénudera la vésicule au niveau du foie seulement, même si le tissu de ce dernier doit saigner; il est préférable alors de libérer la vésicule par sa face supérieure et de dénuder le tissu hépatique que de risquer d'ouvrir le côlon. Par conséquent, dénuder la vésicule en commençant par en haut, du côté du foie, puis quand cette dénudation sera terminée, fendre la vésicule sur la face supérieure, ou paroi hépatique, la vider et abandonner la lame du cholécyste accolée au côlon. Pratiquer cette manœuvre opératoire dans les cas où la vésicule déjà ouverte dans le duodénum ou le côlon, risque de créer une fistule de ce côté.

Quand la vésicule est à la fois très adhérente au foie et au côlon, l'opérateur, prudemment, ouvrira le fond de cette vésicule, fendra le cholécyste en deux valves, une supérieure, hépatique, une inférieure, colique, puis la videra et la désinfectera ; il curettera la muqueuse, la touchera à la teinture d'iode et abandonnera les fragments du cholécyste ; ceux-ci, une fois débarrassés de leur muqueuse, ne présentent aucun inconvénient.

TOUTE VÉSICULE VIDE ET ATROPHIÉE SERA LAISSÉE INTACTE. TOUTE CHOLÉCYSTECTOMIE SERA SUIVIE DE L'EXPLORATION DU CHOLÉDOQUE.

Drainage sous-hépatique. — Avant de fermer l'abdomen, l'opérateur place deux longues mèches sous-hépatiques *vaselinées* ou deux lames de caoutchouc. En cas de suintement, mettre des mèches de gaze humides, salées, non graissées, mettre près d'elles un drain de caoutchouc non perforé.

Il semblerait qu'on dût fermer le ventre complètement, mais on a observé des « lâchages » de la ligature du cystique. Il est prudent de drainer ; le drainage reste huit jours en place. Toutefois, dans les vésicules peu malades, de volume normal, qui laissent une étoffe péritonéale large, permettant une péritonisation absolue, *le drainage est inutile.* En tout cas, un petit drain de caoutchouc ou une botte de crins suffisent.

Ramener le patient à l'horizontale avant de suturer la paroi abdominale.

Fermeture de l'abdomen. — En cas d'incision coudée, le drainage passera dans l'angle qui unit la portion oblique et la partie descendante de l'incision (Villard). La fermeture se fera en trois plans :

a) Profond surjet, sur la portion verticale de l'incision, de haut en bas ; puis surjet sur la partie oblique de l'incision.

Cette suture comprend le péritoine et le feuillet profond de la paroi musculo-aponévrotique.

b) Deuxième plan (catgut 1) par points séparés qui rapprochent les muscles et les aponévroses superficielles.

c) La peau est fermée par deux crins et des agrafes.

Les deux crins sont placés en deçà et au delà du drainage (Villard). Ils prennent la peau et le plan aponévrotique profond, de façon à isoler la suture d'avec le canal de drainage. Le reste de la peau est rapproché avec des agrafes.

Pansement. — Pas de bandage de corps. Quelques lames de gaze fixées par des lanières de sparadrap (colo-plaste).

Technique de la Cholédocotomie sus-duodénale pour calcul. — Plusieurs conditions sont défavorables et donnent une mortalité opératoire élevée.

a) Tachycardie : 90 pour un ictère, c'est un pouls rapide;

b) Foie dur, bosselé, ce qui indique la cirrhose biliaire;

c) Ictère foncé, datant de plusieurs mois;

d) Oligurie. Aspect asthénique.

Il est rare que le médecin amène aujourd'hui les malades dans ces conditions.

Deux *aides*, en face de l'opérateur. Gants de caoutchouc recouverts de gants de fil.

Désinfection de la peau, à la benzine, puis à l'éther et enfin à la teinture d'iode.

Position proclive de Mayo Robson. — Pieds plus bas que la tête.

Quatre serviettes limitent le champ opératoire.

Incision. — Oblique droite, paracostale, à un pouce au-dessous du rebord costal. Très longue.

Section de l'aponévrose et des muscles.

Hémostase. — Au catgut 0; très soignée.

Ouverture du péritoine. — Le péritoine est ouvert dans la portion verticale de l'incision. Deux tenailles sont appliquées sur les bords de la section péritonéale, et l'opérateur suit par transparence la marche des ciseaux pour couper le péritoine exactement à égale distance des bords de la section musculo-aponévrotique.

Tentative d'éviscération hépatique. — L'aide tire sur le ligament rond sectionné; l'opérateur saisit le lobe droit du foie en arrière et à droite, de façon à l'accoucher. C'est parfois impossible, par suite des adhérences ou de la rétraction du pédicule sous-hépatique, ou de la conformation thoracique et abdominale du sujet. Dans les anciennes angiocholites, la vésicule est petite, rétractée, englobée dans l'épiploon.

Si le cas est favorable (ptose, ligaments et paroi abdominale souples), l'opérateur, grâce à ses gants de fil ou à deux compresses, saisit fortement le lobe droit du foie à droite et en arrière; il l'amène dans la plaie et arrive à l'accoucher au dehors. L'exposition est parfaite. Le foie est confié, pour toute la durée de l'opération, à l'aide de la tête, muni de gants de fil ou de compresses. Le foie est renversé sur la paroi thoracique.

Libération des voies biliaires. — La vésicule est souvent petite, rétractée, adhérente au duodénum, à l'épiploon, à l'estomac. L'opérateur dissèque la vésicule, surtout au niveau du duodénum; cette dissection entre le duodénum et la vésicule doit être faite avec le plus grand soin, car la lésion du duodénum est un accident grave; elle peut nécessiter soit la suture immédiate, ce qui complique l'opération, soit la section du duodénum complétée par une gastro-entérostomie.

Si le sujet est ictérique et la vésicule adhérente, ne pas l'enlever, se contenter de la fendre, la vider, la cureter, l'ioder, l'hémostasier et l'abandonner à la face inférieure du foie; il ne faut pas que celui-ci saigne.

Si la vésicule est vide et atrophiée la laisser intacte.

Aspiration du liquide vésiculaire (bile, pus, sérosité) qui s'écoule sur les compresses. Employer un aspirateur électrique, une aiguille et un tube; l'aiguille sera d'un diamètre de 5 millimètres et le tube d'un diamètre de 8 millimètres environ. Se servir simplement du tube, si la vésicule s'est ouverte spontanément. La libération de la vésicule est souvent assez pénible : peu à peu l'opérateur atteint le carrefour où il est presque toujours possible d'identifier chaque organe du pédicule hépatique. L'opérateur reconnaît souvent un calcul dans la masse du pédicule sous-hépatique.

Section du cholédoque dans l'axe du canal. — Le cholédoque est ouvert bien verticalement; le ou les calculs sont cherchés et enlevés avec une curette, une pince. Pour compléter l'exploration, l'opérateur introduit l'auriculaire en crochet dans le cholédoque et dans l'hépatique, pour chercher s'il n'y a point un autre calcul; il n'en trouve pas; un béniqué est envoyé vers l'hépatique et dans le duodénum. S'il n'y a pas de nouveau calcul, l'explorateur s'arrête là. Pendant toute l'opération, l'aspirateur assèche la lumière du cholédoque et de l'hépatique.

Cholécystectomie complémentaire. — S'il reste une vésicule atrophiée, noyée dans un péritoine adipeux, elle est ouverte et vidée du pus et des calculs s'il y en a. Si elle est vide ne pas y toucher. L'ablation pourrait faire saigner la face inférieure du foie; ces malades sont fragiles, et il faut réduire les surfaces saignantes et les manœuvres au minimum.

Drainage du cholédoque. — Introduction du tube de Kehr. Peu volumineux, comme un crayon. Parfois il est utile ou de le fendre ou de le couper. Introduire d'abord sa partie inférieure dans le cholédoque, puis sa partie supérieure dans l'hépatique; pour cette introduction, se servir d'une pince à disséquer.

L'ouverture du cholédoque étant plus grande que le diamètre du tube, il faut rétrécir l'ouverture du cholédoque par un petit surjet au catgut 0, mené avec une aiguille courbe. Le tube doit sortir à frottement, de sorte que la bile ne s'écoule pas entre le tube et le cholédoque.

Peut-on se passer du tube de Kehr? — Nous avons essayé : *a*) de mettre un simple tube dans l'hépatique seul; *b*) de placer un tube à demeure et perdu (Pierre Duval) dans le cholédoque et l'ampoule de Vater, le cholédoque étant suturé complètement; *c*) d'introduire un tube dans l'hépatique et de l'amener hors des pansements après avoir passé successivement dans l'hépatique, le cholédoque suturé, l'ampoule de Vater, le duodénum, un trou du duodénum, la plaie suturée et le pansement (Ceballos). Tous ces moyens sont bons et ont leurs indications propres.

Drainage sous-hépatique. — Trois compresses de gaze ou des lames de caoutchouc. Ces trois compresses ou lames sont placées côte à côte, entre la masse intestinale et la face inférieure du foie.

En plus du tube de Kehr, l'opérateur, s'il a mis des compresses de gaze, place un drain ordinaire non troué, entre la face inférieure du foie et les compresse (Villard); par conséquent, il sortira par le ventre trois compresses sous-hépatiques, une compresse intra-vésiculaire, un tube de Kehr, un tube sous-hépatique.

Fermeture du ventre. — La fermeture se fera en trois plans : profond, par points de feston; un deuxième plan au catgut 1; agrafes et crins sur la peau.

Pansement. — Le tube de Kehr est collé au corps par quelques petites lanières de sparadrap ; des lames de gaze épaisses sont placées sur la plaie et fixées par quelques bandes de leucoplaste. Pas de bandage de corps. Le tube de Kehr restera quinze jours. Le tube ordinaire, les compresses resteront huit jours; quelquefois, il faut deux ou trois jours pour les retirer.

Regarder si la bile coule par le tube de Kehr. S'il ne sort pas de bile, le pronostic est moins favorable ; la bile doit sortir à la fin de l'opération.

Le tube de Kehr n'est long que de 35 centimètres. Il est raccordé avec un tube plus long qui tombe dans un bocal. Entre les deux, un index permet de voir la bile couler. Cet index montre aussi si la bile est incrustante ; en ce cas, il faut supprimer le tube avant quinze jours (Villard).

Ne pas retirer le tube si le malade a encore un peu de fièvre, sinon l'écoulement ne se fera pas dans l'intestin d'une façon définitive à cause de la *pancréatite*.

Dangers de l'opération chez les ictériques : le shock hépatique et l'hémorragie. — Une opération sur les voies biliaires s'est faite régulière, sans incident. Le soir de l'intervention, l'aspect du patient est normal, mais sa nuit est moins bonne. Le surlendemain, il est agité, accuse quelques nausées, cesse de s'intéresser à ce qui l'entoure, refuse de boire ; la langue devient sèche, la dépression survient; puis il meurt vers le quatrième jour; l'autopsie ne révèle rien.

Les recherches de Crile ont montré que le shock s'accompagnait d'altérations cellulaires du cerveau, du foie et des capsules surrénales. Ces trois ordres de lésions sont associés lorsqu'il y a collapsus. Si on enlève le foie d'un animal, les cellules du cerveau se désagrègent très rapidement, en moins d'une heure. Le cerveau ne peut vivre sans le foie. Après certaines opérations, notamment les interventions tardives sur le cholédoque et surtout s'il y a ictère, le foie déjà altéré ne peut supporter l'intervention, notamment la narcose par l'éther ou le chloroforme. Que se produit-il dans le foie ? Les cellules cessent de respirer ; elles cessent de fixer l'oxygène ; or, cette sorte d'asphyxie des cellules hépatiques est surtout fonction de la narcose par l'éther et le chloroforme ; en se servant d'anesthésie régionale, combinée ou non au protoxyde d'azote, cette asphyxie cellulaire n'existe pas. D'ailleurs, la narcose au *protoxyde d'azote* sera donnée lentement, et associée à *l'anesthésie locale ;* ce « blocage des nerfs » empêche que le cerveau subisse un traumatisme ; il faut, de plus, faire une *très grande incision* pour réduire les manœuvres intra-abdominales ; il faut entourer le corps de l'opéré de *coussins chauds*, car le foie est sensible au froid. Les manœuvres hépatiques seront *douces :* pendant la fermeture de la plaie, ne pas serrer trop les fils, de façon à ne pas produire la douleur post-opératoire. *Réchauffer l'estomac, le foie* pendant l'opération avec des coussins imbibés de sérum à 40°, et après l'opération à l'aide du cataplasme électrique ou des sacs d'eau à 45°. Faire *boire* de l'eau chaude. Il faut que l'apport du sang au cerveau soit constamment maintenu. La circulation cérébrale favorise « la respiration » des cellules du foie ; si donc la pression sanguine est abaissée ou si le patient est anémié par une longue maladie, LA TRANSFUSION DU SANG est indiquée avant et après l'opération[1].

La « respiration interne » des cellules du foie est très ralentie si le sujet n'est pas hydraté ; c'est pourquoi il est indispensable de faire absorber une quantité considérable de liquide par la bouche, le rectum et le tissu cellulaire. L'opéré recevra de trois à quatre litres de liquide sucré par jour.

« Il faut prévenir le shock plutôt que le combattre s'il existe ; c'est en « connaissant et en craignant la crise qu'on peut la prévenir et sauver le « malade. Vis-à-vis du mal, le chirurgien ne doit pas se contenter de « faire une contre-offensive, mais prendre l'habitude de l'attaque brus- « quée. L'ennemi sera en fuite avant d'avoir pu attaquer. Il vaut mieux « entourer le malade des moyens qui élèvent sa vitalité plutôt que d'at- « tendre le moment où cette vitalité sera diminuée au point de ne plus « réagir. Mieux vaut prévenir que guérir ; mieux vaut éviter l'incendie

1. Transfusion du sang. Techniques, indications, par VICTOR PAUCHET et AUG. BÉCART. Chez Doin, éditeur, 1924.

« que l'éteindre. Il est mieux de faire, pour un opéré, le maximum « d'efforts thérapeutiques avant que les complications ne soient sur- « venues. » (Crile.)

En résumé, pour éviter le shock hépatique, éviter tout ce qui peut diminuer le potentiel vital du sujet ; calmer l'anxiété pré-opératoire par le *réconfort moral* et la *morphine ;* couper la route à la douleur par l'anesthésie locale (syncaïne) ; si possible, *analgésie* prolongée. La compléter par la narcose au protoxyde d'azote qui ne produit pas l'asphyxie des cellules hépatiques.

Opérer non avec des instruments mousses, mais avec *des instruments tranchants* qui ne tiraillent pas les nerfs.

Ne pas laisser de surface sanglante sans la couvrir de compresses salées chaudes. Faire une transfusion sanguine avant et après l'opération.

Réduire au minimum tout *écoulement de sang.*

Éviter toute déperdition de *chaleur.*

S'il y a du sang dans le ventre par suite du traumatisme ou de l'opération, ne pas l'enlever avant la fin de l'opération, car il protège l'intestin.

Ne pas remuer le malade inutilement.

Ne pas manipuler les viscères inutilement, par conséquent faire une grande incision.

Faire des injections de sérum artificiel pendant toute l'opération.

Si la tension est basse, si le sujet est anémié ou ictérique, *faire une transfusion de sang.*

Dans les cas où la faiblesse est très marquée, faire l'opération *en deux temps* (anus biliaire).

Se souvenir que le siège principal du métabolisme est le foie, par conséquent, réchauffer la région hépatique avant, pendant et après l'opération : faire absorber des lavements chauds et des boissons chaudes.

Éviter la déshydratation et si le sujet est déshydraté, appliquer le goutte à goutte rectal à la dose de trois ou quatre litres d'eau sucrée par jour avant et après l'opération.

A quoi tiennent les accidents éloignés de cholécystectomie... ? — Il arrive que les cholécystectomisés présentent une fistule biliaire durable ou des poussées d'angiocholite et péri-angiocholite avec formation d'abcès et élimination de bile. A quoi tiennent ces accidents ? A plusieurs causes :

a) Le chirurgien a laissé un calcul cholédocien ; il a omis d'explorer la totalité des voies biliaires.

b) La vésicule a été ligaturée trop loin ou trop près du cholédoque ; au lieu que la ligature ait porté sur le canal cystique, à l'union du col et du cystique, elle a été faite soit directement sur le bassinet, soit au ras du cholédoque, pinçant même une partie de la paroi de ce canal; dans le fragment d'une vésicule infectée, la bile peut s'accumuler de nouveau et des poussées inflammatoires peuvent se produire; si la ligature est faite trop près du cholédoque, elle peut rétrécir son calibre ou provoquer une fistule biliaire définitive. Dans les deux cas, c'est une faute de technique. Le chirurgien doit mettre la ligature exactement là où il faut. Il faut qu'il voie le cholédoque nettement, qu'il identifie le canal cystique, le col de la vésicule, le bassinet, etc..., avant de poser sa ligature.

Quand il n'y a pas d'adhérence, l'ablation rétrograde du cholécyste, suivant la technique de Gosset, est le procédé de choix : l'opérateur découvre le cholédoque, puis le canal et l'artère cystiques ; il pose ensuite les deux ligatures au point d'élection. Quand il y a des adhérences, la libération vésiculaire doit se faire suivant la méthode classique; on dissèque la vésicule du fond vers le col; c'est alors qu'il faut faire attention de bien poser cette ligature au lieu d'élection.

c) Le drainage hépatique a été supprimé trop tôt. Ne pas enlever le tube de Kehr tant qu'il y a un état subfébrile (37°8) — le drainage supprimé, la bile coulera par la plaie à l'exclusion de l'intestin; si l'écoulement externe cesse, la fièvre atteint 38°5 et tombe quand, spontanément, la fistule se reproduit. Ces troubles tiennent à la pancréatite concomitante. Il faut dans ces cas que le drainage dure trois, quatre, cinq semaines. L'infirmière pince le tube de Kehr de temps en temps pour que la bile coule dans l'intestin.

Opération minima en deux temps. — *Premier temps :* anus biliaire. *Deuxième temps :* extraction des pierres.

Le ventre est ouvert; de deux choses, l'une : la vésicule est distendue ou atrophiée, rétractée.

a) *Si la vésicule est distendue :* la ponctionner, l'ouvrir, la vider des pierres qui « s'offrent », pour ne pas faire saigner; introduire un tube et drainer.

b) *Si la vésicule est rétractée :* rechercher le cholédoque, au point le plus accessible, le plus dilaté (cholédoque ou hépatique); le ponctionner, le vider et aspirer la bile avec une seringue ou un aspirateur; inciser le canal dilaté au point le plus accessible; mettre un tube qui amène la bile dehors, enlever la pierre qui s'offre. Pas de manœuvres délicates d'extraction de pierres. Tamponner la loge sous-hépatique, pour éviter que la bile infectée ne coule dans le péritoine.

La grande incision oblique, sous-costale, nous a paru la meilleure pour drainer le cholédoque.

QUELQUES DÉTAILS

SUR LA CHOLÉDOCOTOMIE POUR LITHIASE

(D'après A. GOSSET[1])

Au cours d'une opération pour lithiase vésiculaire, le chirurgien devra toujours explorer le cholédoque.

Si, parfois, les résultats éloignés des opérations pour lithiase de la vésicule sont mauvais, cela tient à ce qu'un calcul du cholédoque a passé inaperçu et n'a pas été enlevé; le ou les calculs n'ont pas été reconnus; ils n'ont pas été reconnus parce que :

1° L'histoire clinique du malade ne faisait pas penser à un calcul du cholédoque, qui pourtant existait;

2° Au cours de l'intervention, ce canal a été incomplètement exploré et les calculs ont passé inaperçus.

Il faut penser à la lithiase du cholédoque quand il y a eu des accidents fébriles, accidents rarement continus; après quelques jours d'ascension dans la courbe de la température vespérale, il se produit une période de rémission pendant laquelle le malade reste apyrétique, ou à peu près. Il faut profiter de cette rémission pour pratiquer la cholédocotomie.

Ces accès fébriles se montrent surtout dans la lithiase du cholédoque avec ictère ; mais *alors même qu'il n'y a pas d'ictère,* il faut penser à la possibilité de calculs du cholédoque.

Il faut y penser surtout s'il y a des démangeaisons ou des pigments biliaires dans les urines.

Soins pré-opératoires. — Rechercher l'azotémie, la durée du temps de saignement, la coagulabilité sanguine; faire la radiographie. Normalement, le temps de coagulation est de huit minutes; si il atteint un chiffre notablement plus élevé (quinze, dix-huit minutes par exemple), pratiquer la transfusion du sang. De plus, le sujet sera soumis aux injections intra-rectales de sérum glucosé, additionné d'adrénaline, ou aux lavements de bi-carbonate de soude.

1. Au moment de mettre sous presse, nous lisons l'excellent article du professeur GOSSET (*Presse Médicale,* 18 avril 1925). Le lecteur qui connaît la grande expérience de notre collègue en cette matière sera satisfait d'en lire ce résumé.

Anesthésie. — A. GOSSET emploie la narcose à l'éther, dans les cas ordinaires et la rachi-anesthésie haute chez les sujets déprimés ou azotémiques.

Instrumentation et aides. — Aucun instrument spécial. L'intérieur du cholédoque est exploré avec une sonde cannelée, un stylet, ou une bougie urétrale en gomme. Employer deux aides : le chirurgien se met à droite de l'opéré; l'aide principal est en face; le troisième est à gauche. Billot dorsal, au niveau de la pointe de l'omoplate. Les pieds de l'opéré seront plus hauts que la tête.

Incision de la paroi abdominale. — Incision transversale, au niveau du bord inférieur du foie qui devra être repéré; chez l'homme à thorax développé, quand le foie est haut, se donner du jour en prolongeant l'incision transversale vers la gauche, ou en branchant sur elle une incision verticale médiane.

Extériorisation du foie. — Celle-ci est confiée à un des aides. Garnir avec soin : une compresse refoule l'estomac à gauche, une autre refoule, en bas, l'angle droit du transverse et la masse intestinale. Un aide appuie sur les compresses avec sa main gauche, ce qui permet d'avoir un jour large sur la région sous-hépatique et le cholédoque. Rechercher le cholédoque. Souvent la vésicule est masquée par des adhérences épiploïques. Il faut les libérer; ce qui est plus délicat dans les cas anciens, c'est la libération du duodénum. L'adhérence habituelle est à la jonction de la première et de la deuxième portions; là le duodénum adhère à la vésicule près de l'origine du cystique, quand il est attiré vers le haut il se forme un petit pédicule aux dépens de la paroi duodénale; dans ce pédicule, se prolonge la lumière intestinale; aussi ne faut-il pas couper ce pédicule par le travers, car le duodénum serait ouvert. Pour libérer cette adhérence du duodénum à la vésicule, il faut mordre, avec des ciseaux courbes, sur la paroi propre de la vésicule; ainsi on évite d'entamer le duodénum. L'opérateur aperçoit souvent la vésicule, réduite à l'état d'un simple moignon et se continuant par un canal cystique, plus ou moins déformé, qui, conduit sur le cholédoque. Ne rien faire sur la vésicule, c'est trop tôt; réserver cette manœuvre pour la fin de l'opération, comme complément de la cholédocotomie. L'opérateur aura alors le choix entre : *a*) une cholécystectomie; *b*) une cholécystotomie; *c*) la conservation pure et simple d'un moignon vésiculaire déshabité, qu'il n'y a aucun avantage à supprimer.

Ouverture du cholédoque. — Il se voit généralement à peine; le plus souvent, il faut abaisser d'un coup de compresse la première portion du duodénum. Alors le cholédoque se présente sous la forme d'un tube blanc rosé, chez les malades non ictériques, jaunâtre chez les sujets atteints de jaunisse. C'est un canal presque vertical, légèrement oblique à gauche, reconnaissable à sa blancheur relative et aux vaisseaux ascendants qui émergent derrière le duodénum; ce canal monte le long du bord droit du duodénum.

Dans les cas où le cholédoque n'est pas évident, il faut le repérer avec l'abouchement du cystique, sa couleur et l'existence des vaisseaux ascendants. Dans certains cas, où il y a fusion intime entre les éléments du pédicule, il est prudent de pratiquer, dans le conduit qui paraît être le cholédoque, une ponction avec une seringue de Pravaz; l'opérateur retire quelques gouttes de bile.

Dans les cas où il y a lithiase du cholédoque, le canal est dilaté et reconnaissable. Il est parfois épaissi, avec des parois rigides, presqu'en tuyau de pipe.

Exploration extérieure et ouverture du cholédoque. — Les doigts perçoivent, le plus souvent, l'état du pancréas et les calculs. Un calcul petit occupe la portion pancréatique ou l'ampoule. Les doigts refoulent ce calcul vers le haut, au lieu d'élection de la taille; le canal sera incisé sur la saillie de la pierre.

En quel point faut-il ouvrir le cholédoque? — Le plus près possible du duodénum, en se tenant éloigné de l'éperon intra-canaliculaire qui sépare les deux branches du canal hépatique. Il faut laisser, au-dessus de l'incision, assez de longueur de canal pour qu'un drain puisse être introduit sur une étendue suffisante, sans buter contre cet éperon et rester facilement sur place.

Inciser soit sur la saillie d'un calcul, soit sur un pli de la paroi du canal maintenue par deux pinces de Chaput. Dès que le cholédoque est incisé, un flot de bile s'échappera, la plaie aura été garnie; un aspirateur absorbe le liquide. L'incision du cholédoque présentera une longueur de $1^{cm},5$ à 2 centimètres; les calculs seront enlevés.

Exploration intérieure. — Se servir de la sonde cannelée, du stylet ou de l'explorateur de Desjardins. L'exploration doit se faire dans deux sens, de bas en haut, vers le hile du foie, de haut en bas, vers le duodénum. Au moindre contact, immobiliser l'explorateur et, avec la main gauche, entre le pouce et l'index, explorer les voies biliaires; suivre l'instrument métallique jusqu'à son extrémité et constater la nature de l'obstacle rencontré par la boule olivaire. Il faut combiner la palpation extérieure, avec l'exploration métallique.

L'exploration intra-canaliculaire des segments pancréatique et duodénal du cholédoque se fera de la même manière que pour le canal hépatique et ses deux branches de bifurcation; franchir l'ampoule de Vater avec le stylet, que le doigt sent, à travers le duodénum. Il est parfois nécessaire de faire le décollement duodéno-pancréatique, que le cholédoque contienne plusieurs calculs ou une simple boue biliaire, ou des calculs mous. Son nettoyage se fera lentement, complètement, minutieusement et prudemment; *c'est l'acte opératoire dont dépend la qualité de la guérison.*

Au moment de l'exploration du canal hépatique, se souvenir qu'il peut y avoir, dans les branches droite et gauche, un petit calcul. Alors, recourir à cette manœuvre : introduire, dans le bout supérieur de la voie biliaire principale, le drain qui servira à drainer; adapter ce drain à une seringue en verre, de 10 centimètres cubes. Aspirer; alors au bout du drain, ou dans sa lumière, se montrent un ou des petits calculs.

Drainage du cholédoque. — Si le cas est favorable, si le cholédoque est perméable, s'il n'y a pas de phénomènes d'angio-cholite, si le calcul est unique, faire le drainage idéal à la manière de Pierre Duval; mettre un drain perdu dans le cholédoque qui sera suturé. Laisser un drain ordinaire au contact de l'ouverture, en cas de désunion.

Lorsque le cas est compliqué — calculs multiples, boue biliaire, phénomènes d'angio-cholite — alors le drainage du cholédoque est indispensable; placer un drain dans l'hépatique, le fixer avec un point de catgut au cholédoque et à la peau, avec un crin. Ce drain restera trois ou quatre semaines dans les cas d'angio-cholite, ou quand il y a eu plusieurs calculs. Installer l'aspiration continue qui amènera de la bile, de la boue et quelquefois des concrétions. Autour du drain, tamponner, placer 3 mèches qui resteront dix à douze jours. Les humecter à l'eau oxygénée, avant de les enlever.

Traitement de la vésicule. — La vésicule « passe au second plan »; si elle ne contient pas de calculs, inutile de l'enlever et de faire saigner le foie. Si elle est volumineuse, terminer par une cholécystectomie d'arrière en avant. S'il y a de l'infection, faire une cholécystostomie.

Soins post-opératoires. — Installer un appareil à aspiration sur le drain qui fonctionnera nuit et jour. Faire l'instillation rectale, de sérum glucosé, avec adrénaline.

Le pronostic est favorable quand la bile s'écoule de suite et quand l'opérateur constate, par la suite, un écoulement de 200 grammes, 500 grammes, 800 grammes de bile par jour.

Résultats. — La lithiase biliaire est trois fois et demie plus fréquente chez la femme que chez l'homme. Chez les sujets apyrétiques, où l'ictère est nul ou faible, où la cellule hépatique n'est pas touchée, la mortalité opératoire est de 5 p. 100. Chez les malades opérés en pleine pyrexie, ou avec ictère ancien, la mortalité atteint 15 p. 100.

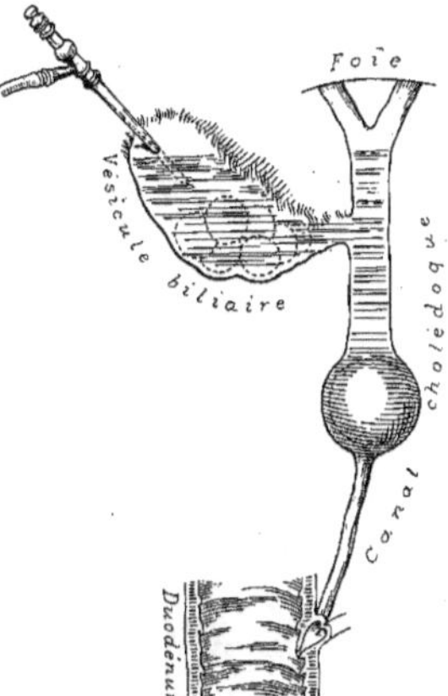

Fig. 75. — Rétention biliaire par lithiase du cholédoque chez un sujet intoxiqué :

Pouls 100, oligurie, teint vert bronzé, foie gros, facies asthénique.

Création d'une stomie. Calcul du cholédoque : vésicule distendue et communiquant avec la partie distendue du canal excréteur. Ponction des voies biliaires par la vésicule.

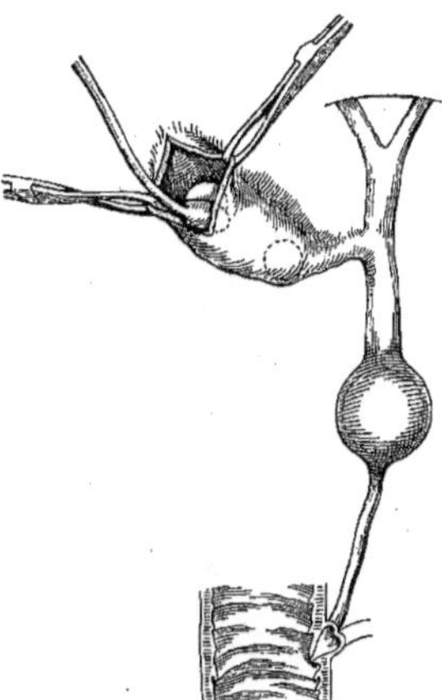

Fig. 76. — Rétention biliaire par lithiase du cholédoque chez un sujet intoxiqué :

Pouls 100, oligurie, teint vert bronzé, foie gros, facies asthénique.

Création d'une stomie. L'opérateur enlève les calculs qui se présentent. Il évite de faire saigner la muqueuse et s'abstient de toute manœuvre étendue d'exploration.

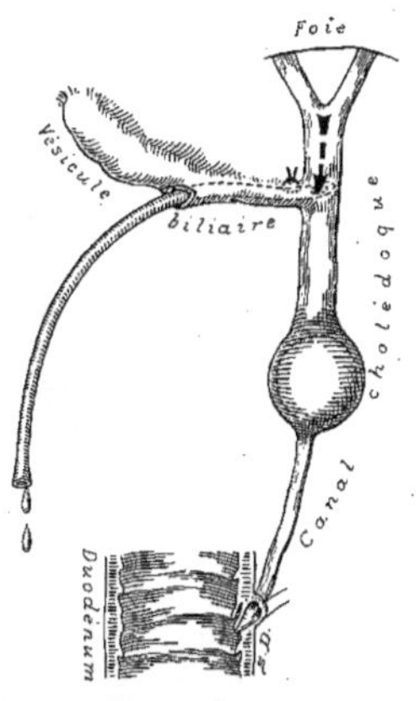

Fig. 77. — Rétention biliaire par lithiase du cholédoque chez un sujet intoxiqué :

Pouls 100, oligurie, teint vert bronzé, foie gros, facies asthénique.

Création d'une stomie. Les calculs vésiculaires ont été enlevés. La bile s'écoule, car le canal cystique est libre. Drainage vésiculaire. L'opérateur s'abstient d'explorer les voies biliaires pour reconnaître la présence d'un calcul du cholédoque.

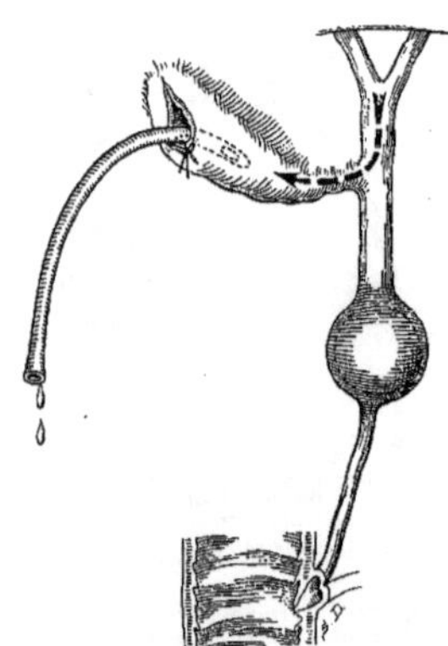

Fig. 78. — Rétention biliaire par lithiase du cholédoque chez un sujet intoxiqué :

Pouls 100, oligurie, teint vert bronzé. foie gros, facies asthénique.

Création d'une stomie. La vésicule rétractée est vide. L'opérateur, en la saisissant, l'a rompue. Ecoulement de bile prouvant que le canal cystique est perméable. Une sonde de Nélaton a été introduite dans les voies biliaires. S'abstenir d'explorer celles-ci.

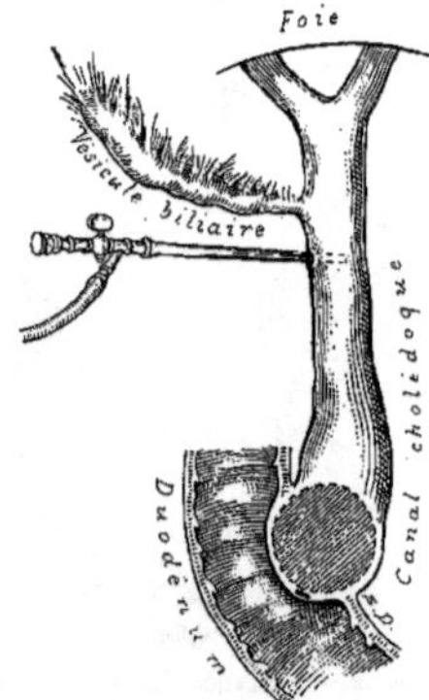

Fig. 79. — Rétention biliaire par lithiase du cholédoque chez un sujet intoxiqué :

Pouls 100, oligurie, teint vert bronzé, foie gros, facies asthénique.

Création d'une stomie. La vésicule est rétractée. L'opérateur recherche sur le cholédoque le point où celui-ci est distendu. Il ponctionne le canal et le vide.

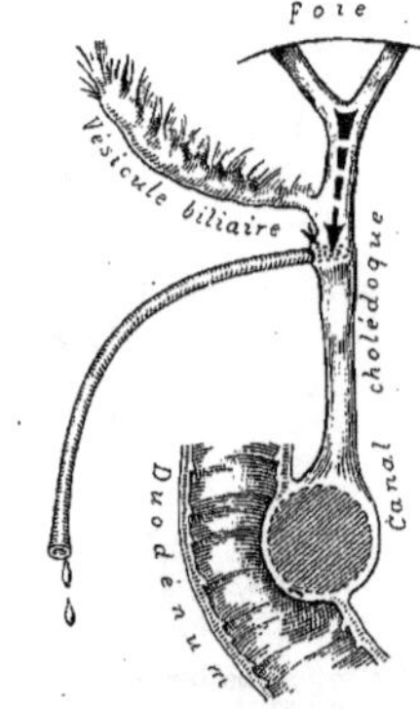

Fig. 80. — — Rétention biliaire par lithiase du cholédoque chez un sujet intoxiqué :

Pouls 100, oligurie, teint vert bronzé, foie gros, facies asthénique.

Création d'une stomie. Au niveau du trou de ponction légèrement agrandi, une sonde de Nélaton est introduite.

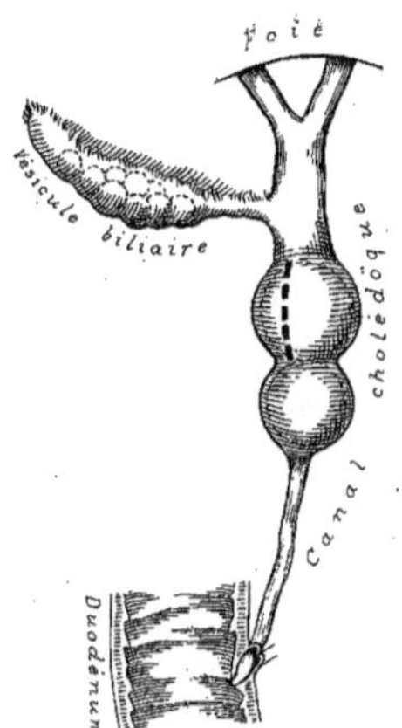

Fig. 81. — Rétention biliaire par lithiase du cholédoque chez un sujet intoxiqué :

Pouls 100, oligurie, teint vert bronzé, foie gros, facies asthénique.

Création d'une stomie. La vésicule rétractée contient quelques calculs ; le cholédoque est distendu exactement au niveau du carrefour. Pour ponctionner et drainer le cholédoque, un calcul gêne. L'opérateur incise le canal sur la saillie du calcul.

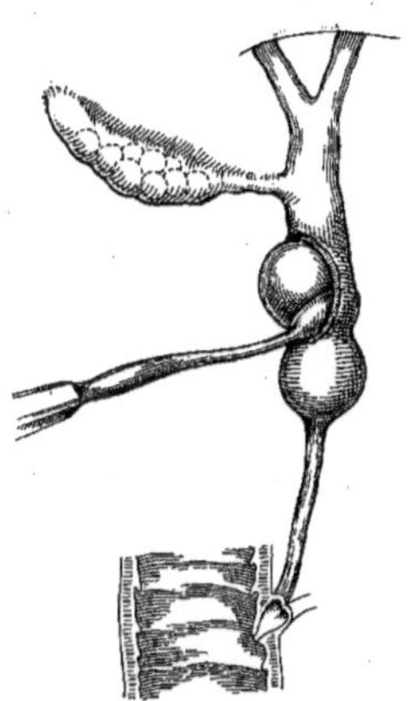

Fig. 82. — Rétention biliaire par lithiase du cholédoque chez un sujet intoxiqué :

Pouls 100, oligurie, teint vert bronzé, foie gros, facies asthénique.

Création d'une stomie. Le calcul qui « se présente » est enlevé à la curette. Le drainage sera, de cette façon, rendu facile. Les autres calculs sont laissés en place, sans exploration.

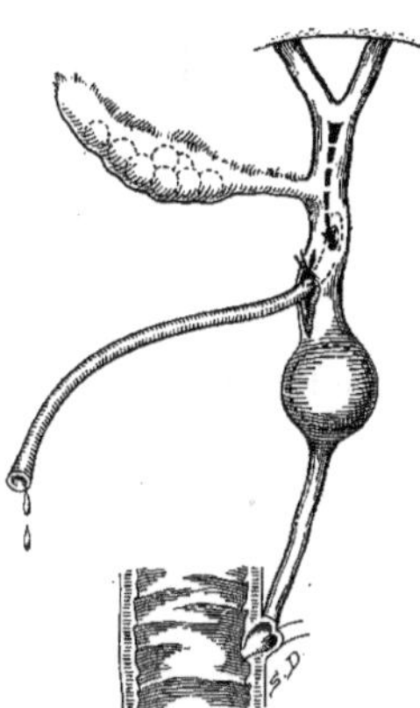

Fig. 83. — Rétention biliaire par lithiase du cholédoque chez un sujet intoxiqué :

Pouls 100, oligurie, teint vert bronzé, foie gros, facies asthénique.

Création d'une stomie. Par l'orifice qui a servi à l'ablation du calcul, une sonde de Nélaton est introduite.

N. B. — Après les opérations précédentes, l'extirpation du calcul cholédocien laissé en place ne sera faite qu'après disparition de l'ictère et amélioration de l'état général.

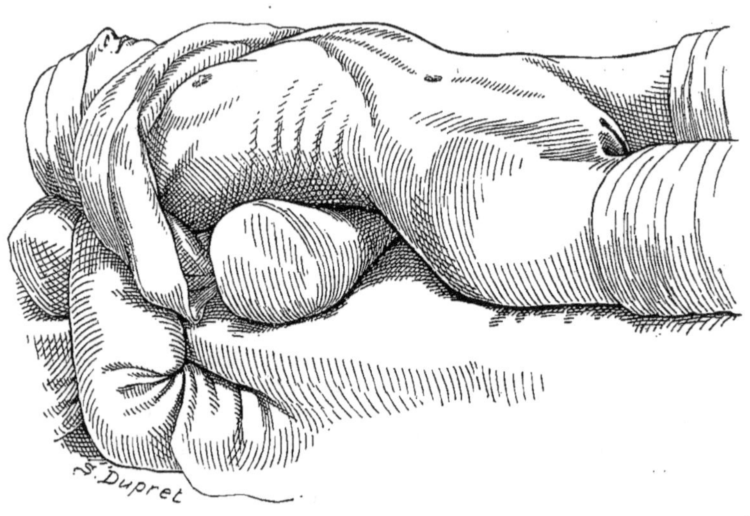

Fig. 84. — Cholécystectomie par voie directe.

Position de la malade. Billot bourré de crin placé sous l'angle inférieur de l'omoplate. Celui de Pillet (Rouen) est mieux. La table pliante de Guyot remplace plus simplement le coussin. La malade a les yeux bandés et les oreilles bouchées, comme après toute anesthésie régionale; la tête est soulevée. Les pieds sont plus bas que la tête.

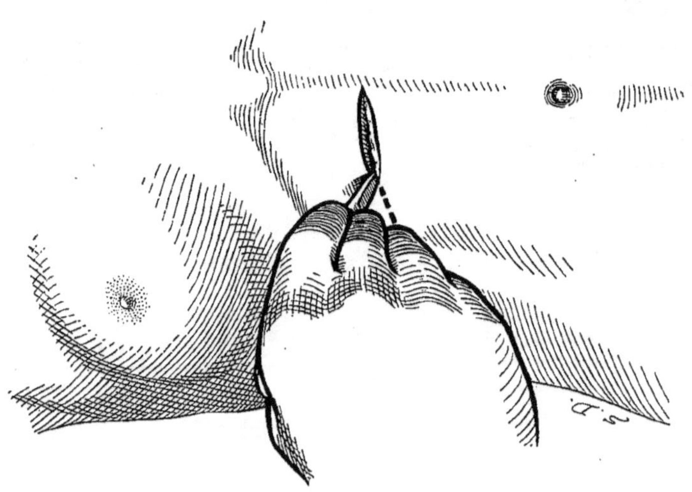

Fig. 85. — Cholécystectomie par voie directe.

Incision para-costale; très souvent l'incision commence au niveau de l'appendice xiphoïde et suit le rebord costal à un centimètre de lui. Ici, l'incision commence plus bas, car le foie était abaissé.

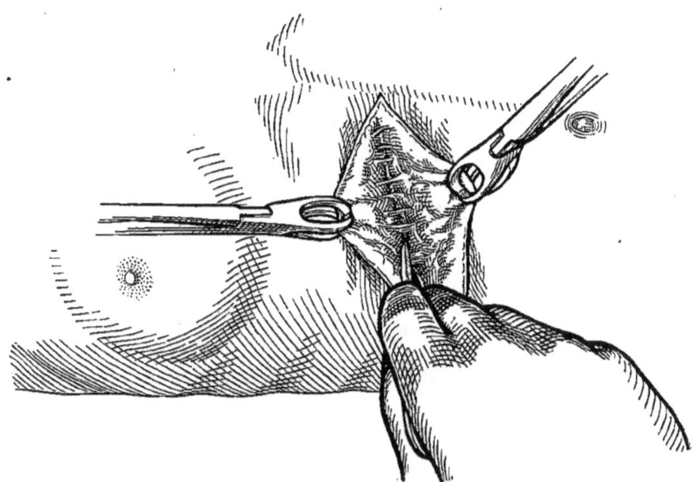

Fig. 86. — Cholécystectomie par voie directe.
Incision de la peau et du tissu cellulaire sous-cutané.

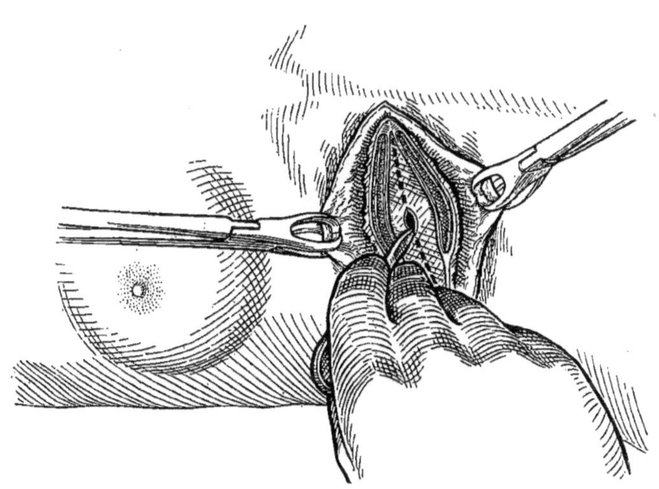

Fig. 87. — Cholécystectomie par voie directe.
Incision du plan musculo-aponévrotique de l'abdomen.

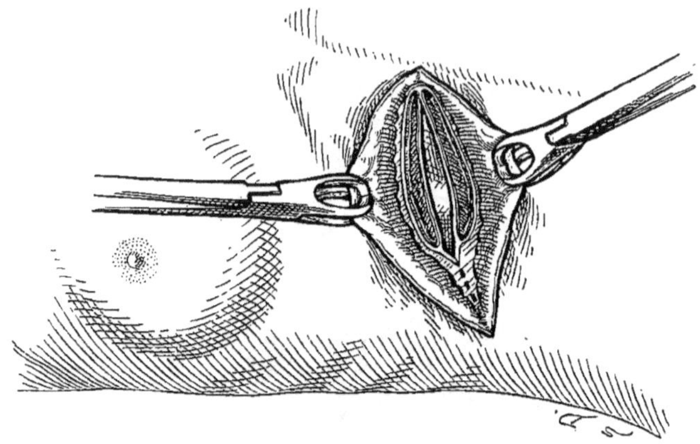

Fig. 88. — CHOLÉCYSTECTOMIE PAR VOIE DIRECTE.

Section du feuillet postérieur de la gaine du grand droit et du péritoine. Ici, l'incision est courte, car l'abdomen est souple : il faut en général faire une incision plus longue, de façon à simplifier les manœuvres.

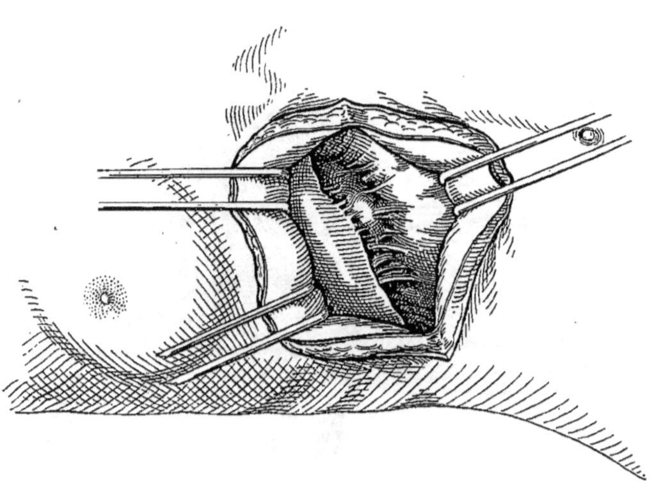

Fig. 89. — CHOLÉCYSTECTOMIE PAR VOIE DIRECTE.

Le fond de la vésicule apparaît entouré d'adhérences qui unissent le côlon au foie.

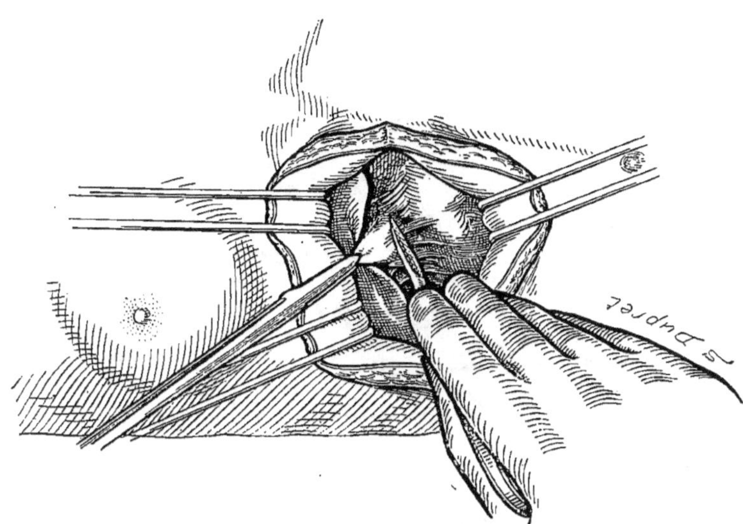

Fig. 90. — Cholécystectomie par voie directe.
La dissection de la vésicule biliaire est amorcée au bistouri. Couper *sur la vésicule et non sur l'intestin.*

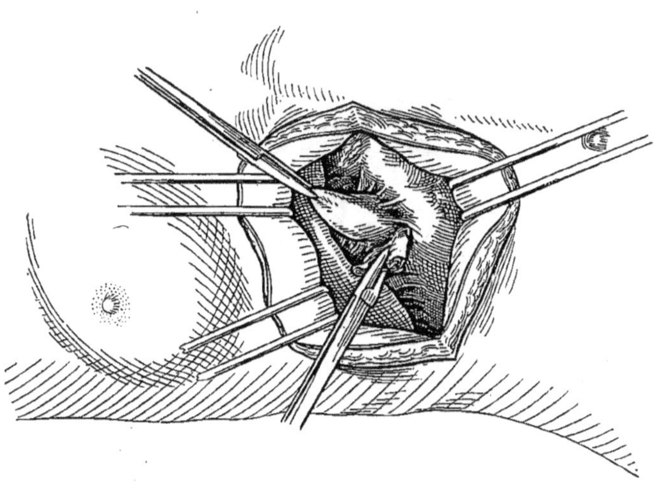

Fig. 91 — Cholécystectomie par voie directe.
La libération de la vésicule et du duodénum se continue à la compresse montée ; de temps en temps, il faudra reprendre le bistouri et couper sur la vésicule et non sur le duodénum.

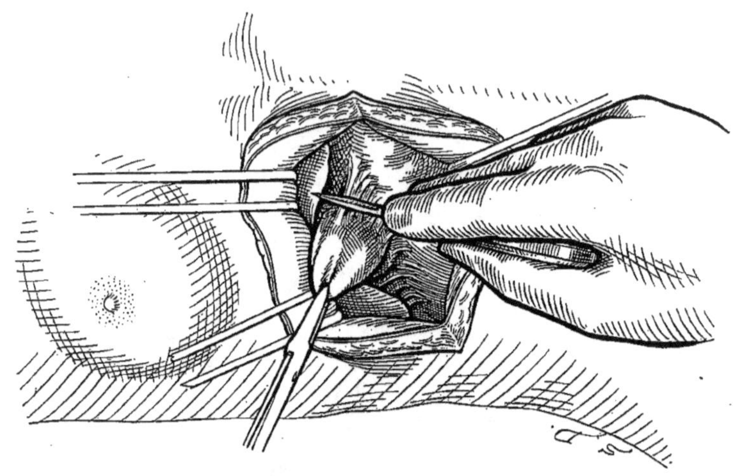

Fig. 92. — Cholécystectomie par voie directe.

Libération de la vésicule ; dès que le plan de clivage disparaît, le bistouri coupe *sur la vésicule* une adhérence solide entre le *duodénum* et la vésicule.

Si c'était le côlon, l'opérateur abandonnerait la paroi inférieure du cholécystite qui resterait soudée au côlon qu'il ne faut pas ouvrir (septique).

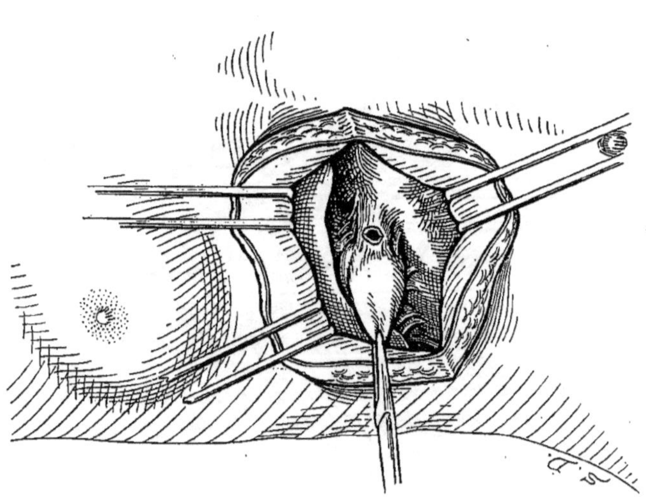

Fig. 93. — Cholécystectomie par voie directe.

Communication entre le duodénum et la vésicule. Elle est expliquée par une débâcle de calculs accusés par la malade l'année précédente. Le duodénum est suturé.

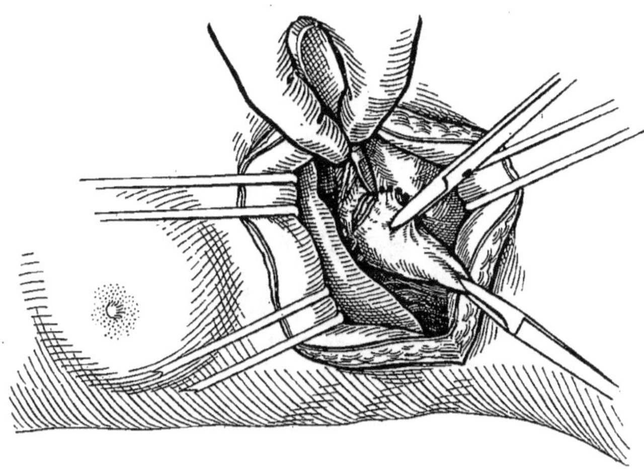

Fig. 94. — Cholécystectomie par voie directe.
La perforation vésiculo-duodénale est momentanément bouchée par une pince. Le duodénum a été suturé. Le bistouri amorce la dissection sous-séreuse de la vésicule.

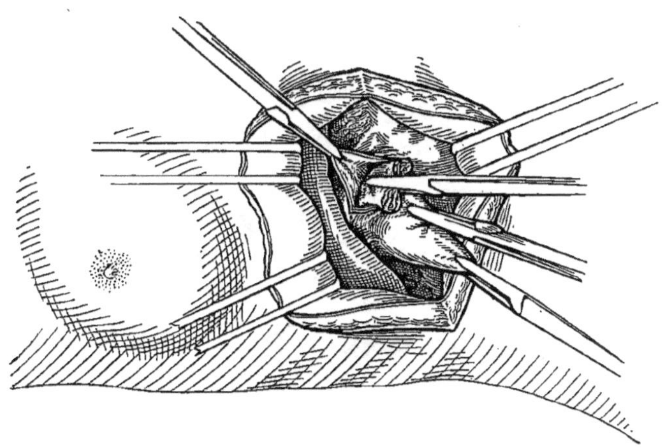

Fig. 95. — Cholécystectomie par voie directe.
Le décollement sous-séreux est continué à la compresse.

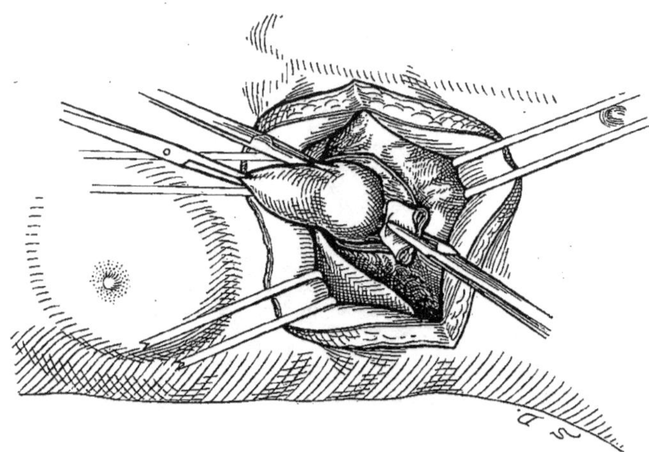

Fig. 96. — CHOLÉCYSTECTOMIE PAR VOIE DIRECTE.
Le décollement sous-séreux atteint le bassinet qui renferme deux calculs.

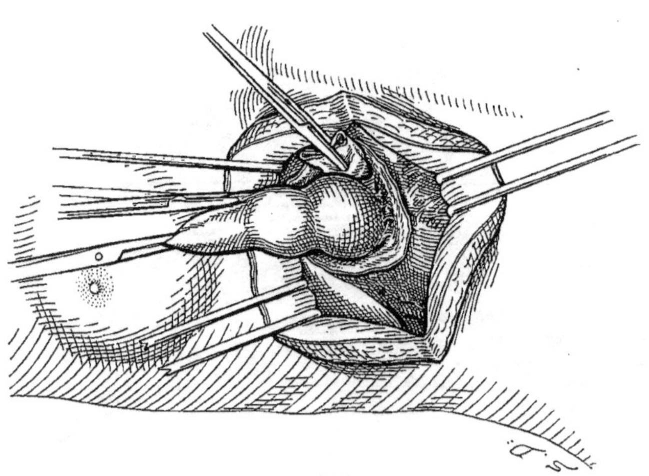

Fig. 97. — CHOLÉCYSTECTOMIE PAR VOIE DIRECTE.
Le rôle de la compresse continue.

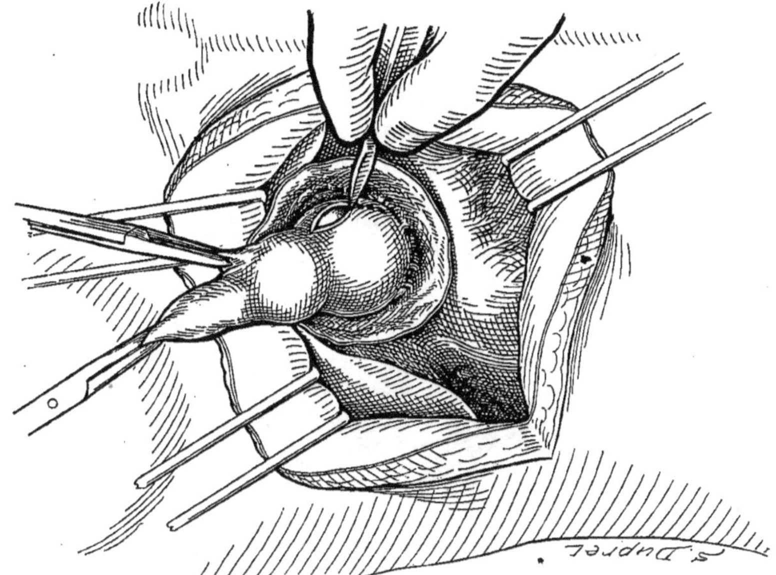

Fig. 98. — Cholécystectomie par voie directe.
La compresse ne peut poursuivre plus loin la libération du cholécyste, à cause de la solidité des adhérences ; l'opérateur enlève les calculs.

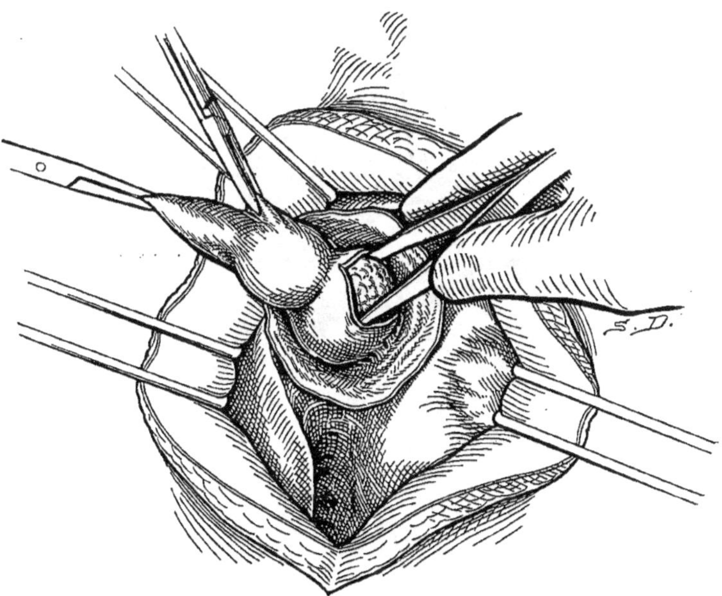

Fig. 99. — Cholécystectomie par voie directe.
Extirpation d'un premier gros calcul.

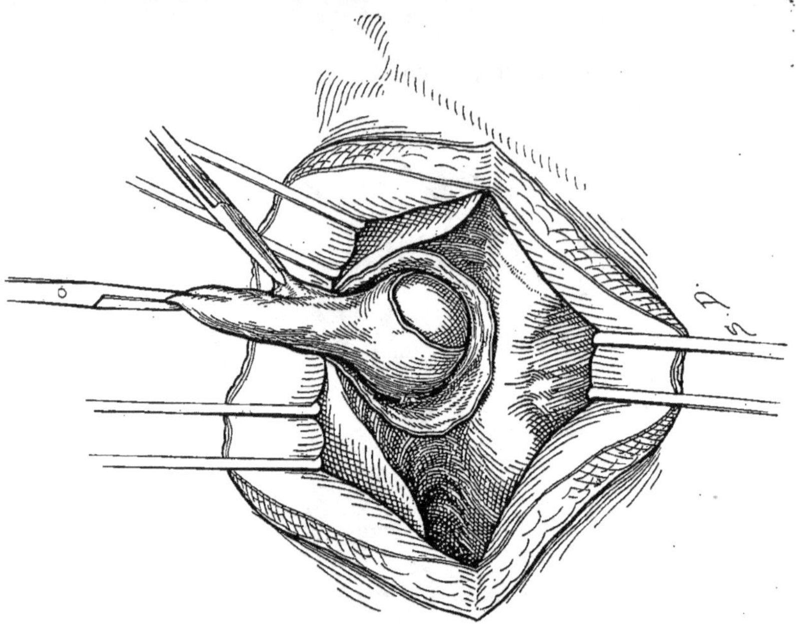

Fig. 100. — Cholécystectomie par voie directe.

Ablation du second calcul.

En principe vider toujours la vésicule de son contenu liquide ou solide avant de la disséquer.

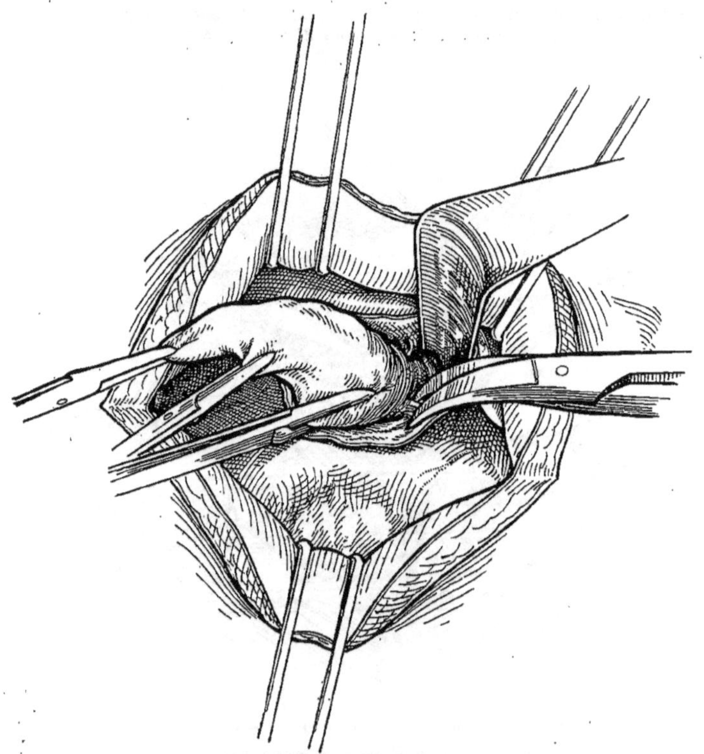

Fig. 101. — Cholécystectomie par voie directe.

La vésicule « débourrée » se laisse facilement disséquer au niveau du col. Rôle de la valve vaginale et des ciseaux. Une pince oblitère momentanément l'orifice de sortie des calculs.

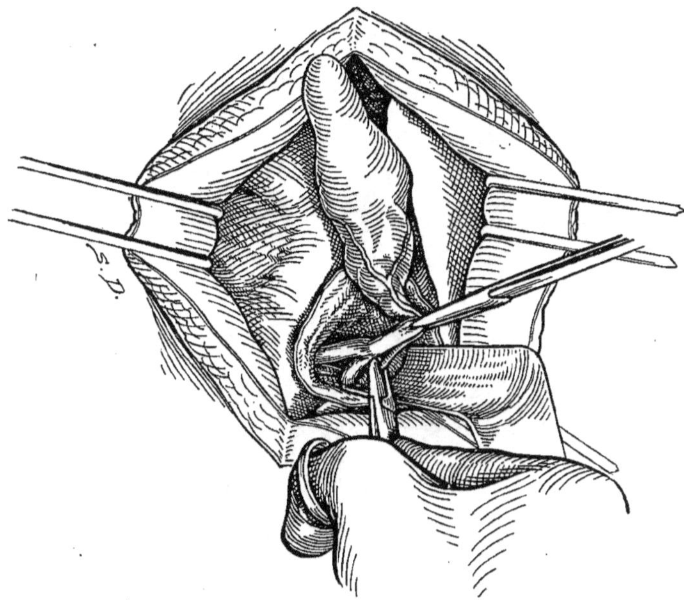

Fig. 102. — Cholécystectomie par voie directe.

L'opérateur a libéré, dénudé et identifié le cholédoque, l'hépatique, le cystique et l artère cystique. Ligature de l'artère cystique.

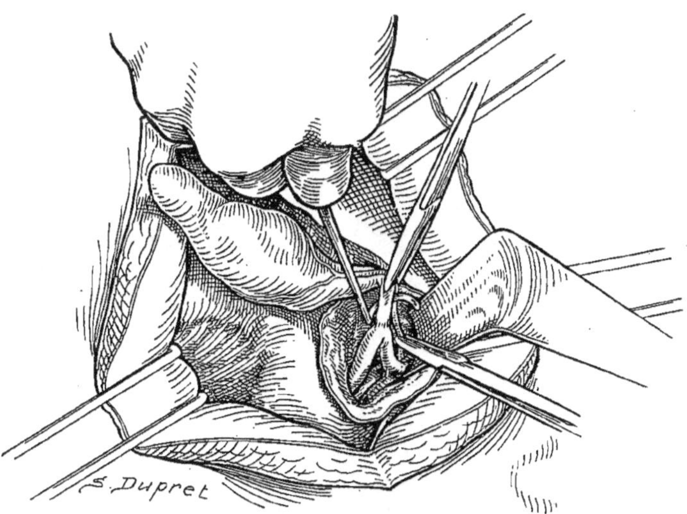

Fig. 103. — Cholécystectomie par voie directe.

Le danger de la cholécystectomie « directe » : comment on risque de couder et de lier le cholédoque.

Ligature du canal cystique ; c'est en ce point que portera la ligature, non pas au ras du cholédoque, ce qui peut le rétrécir, ni sur le col de la vésicule, ce qui risque de laisser un débris du cholédoque infecté.

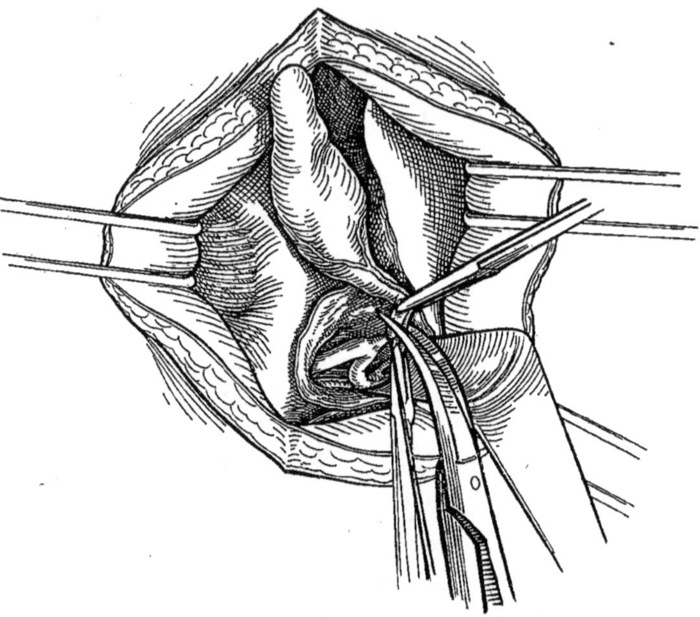

Fig. 104. — Cholécystectomie par voie directe.
Section du canal cystique, à mi-distance du col vésiculaire et du cholédoque.

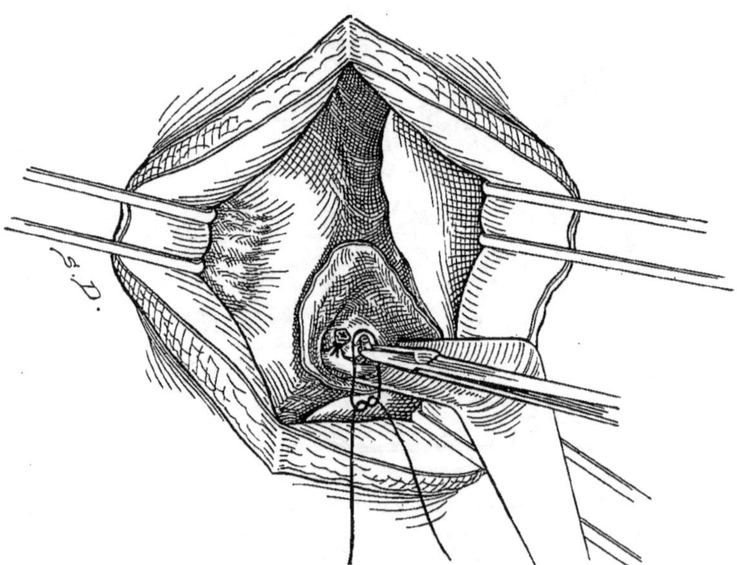

Fig. 105. — Cholécystectomie par voie directe.
Ligature de l'artère cystique. Remarquer la loge péri-vésiculaire constituée par la séreuse qui entoure cet organe.

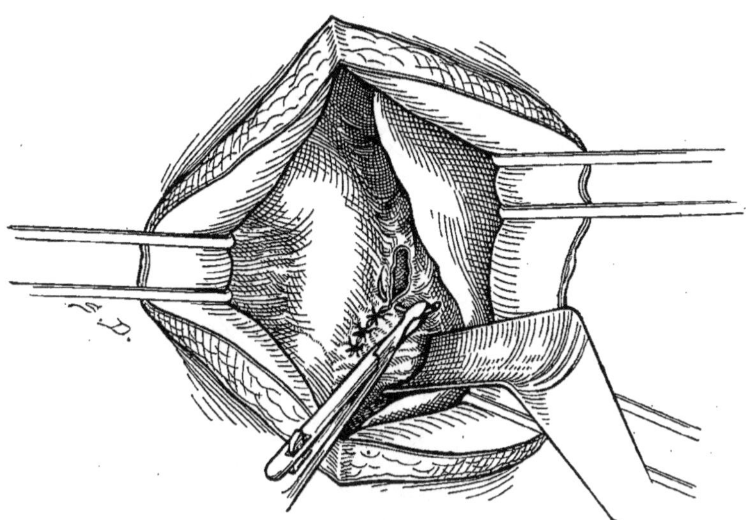

Fig. 106. — Cholécystectomie par voie directe.
Le péritoine est refermé au catgut par points séparés.

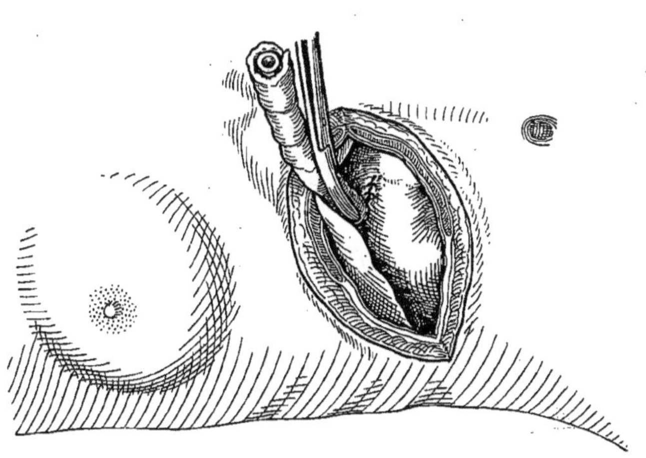

Fig. 107. — Cholécystectomie par voie directe.
Malgré la fermeture séreuse, un drain entouré d'une mèche grasse est placé généralement pendant 48 heures.

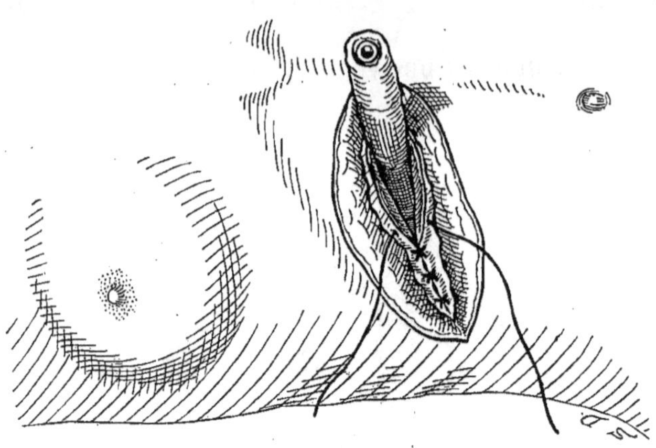

Fig. 108. — Cholécystectomie par voie directe.
Fermeture de la paroi au catgut lent.

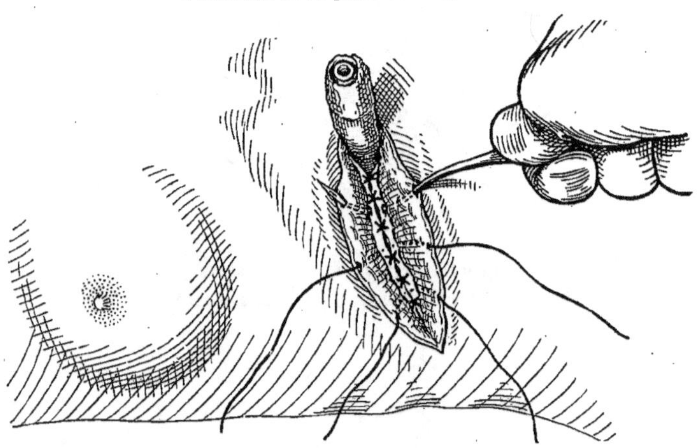

Fig. 109. — Cholécystectomie par voie directe.
Suture de l'aponévrose et du tissu cellulaire sous-cutané avec du catgut simple.

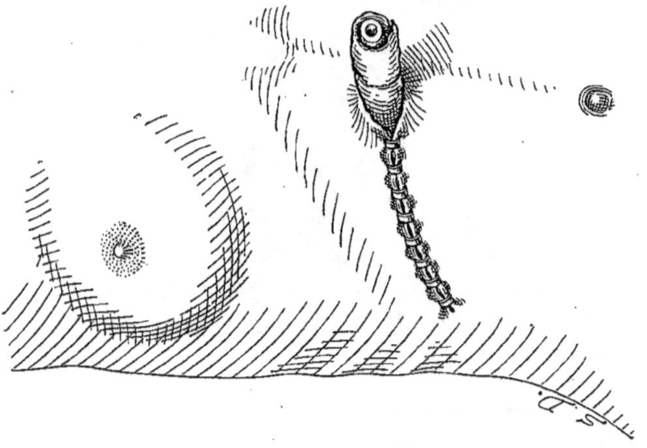

Fig. 110. — Cholécystectomie par voie directe.
Suture de la peau aux agrafes. En haut, le drain et sa mèche vaselinée.

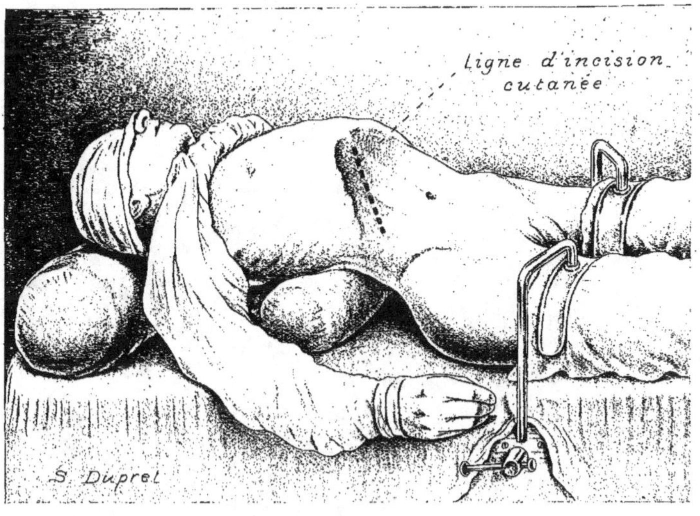

Fig. 111. — Cholécystectomie par voie rétrograde.

Position du malade ; le coussin de Mayo-Robson ne vaut pas celui de Pillet (Rouen) ; ce dernier doit atteindre l'angle inférieur des omoplates, de façon que les intestins tombent du côté du bassin. La table pliante de Guyot dispense du coussin. Le cas présent est très favorable car le sujet est très maigre. Cette incision oblique peut être remplacée par l'incision transversale qui donne un peu moins de jour mais suffit dans un grand nombre de cas.

Cette opération a été, comme toutes les autres, reproduite d'après nature avec prise de croquis et de photographies. La position est la même que sur la figure 84.

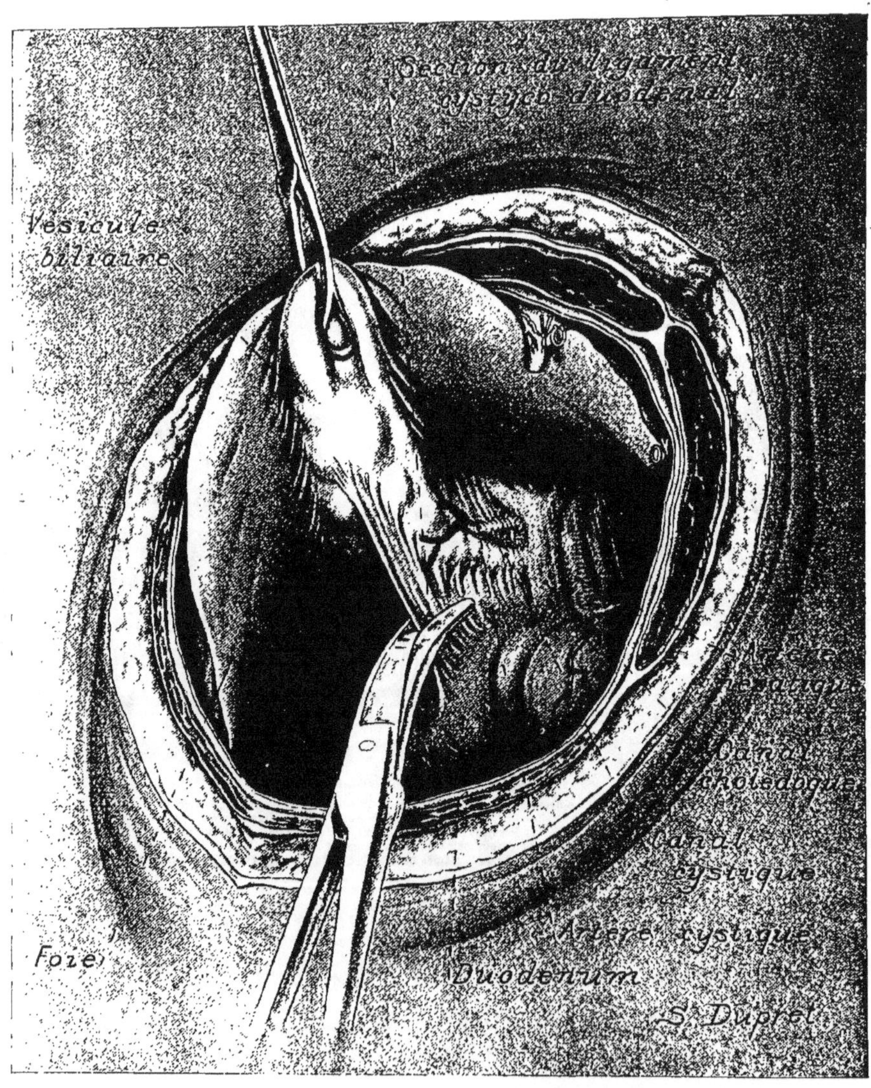

Fig. 112. — Cholécystectomie par voie rétrograde.

La vésicule, préalablement vidée de son contenu liquide, sera séparée du duodénum et du côlon. Les ciseaux sectionnent les adhérences non pas près du duodénum comme ici mais sur la paroi vésiculaire. Remarquer l'anatomie de la région. Le ligament suspenseur du foie a été sectionné pour permettre l'extériorisation parfaite du foie.

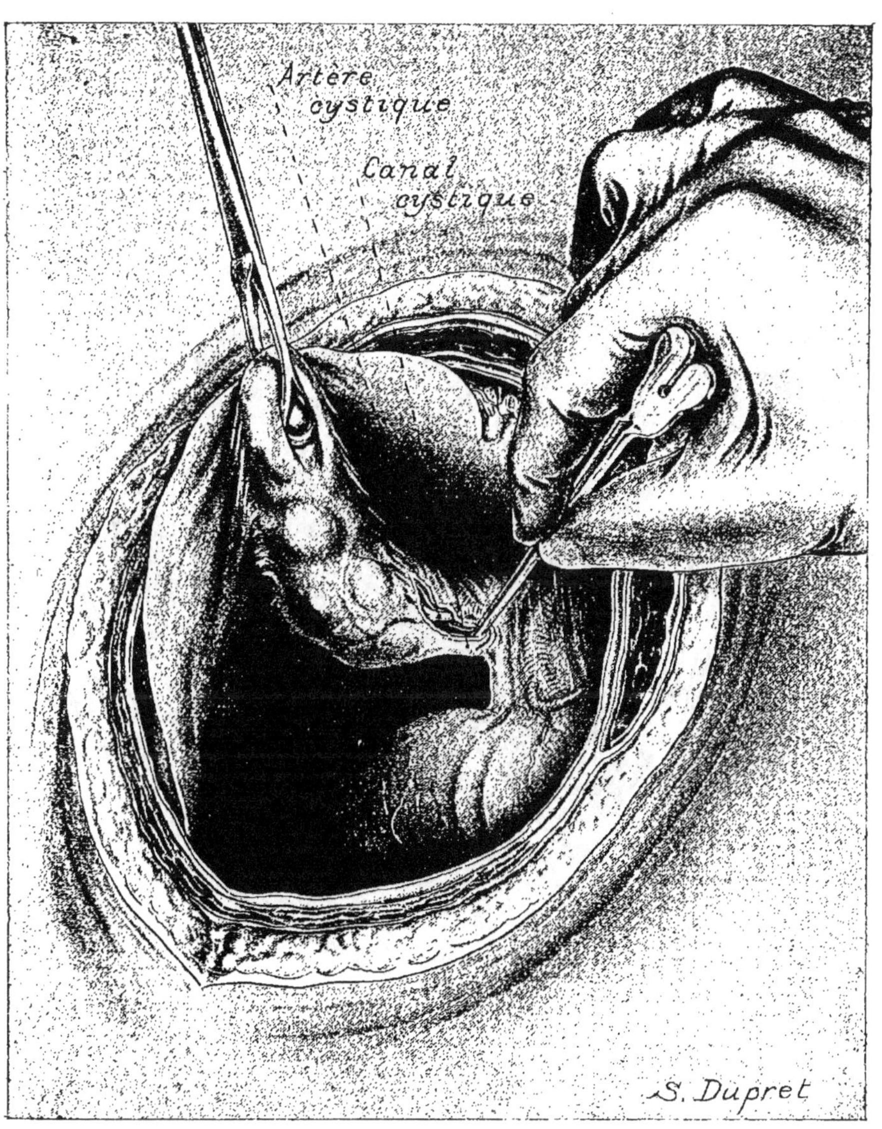

Fig. 113. — Cholécystectomie par voie rétrograde.

L'opérateur s'attaque directement au canal cystique, après avoir ouvert le péritoine qui recouvre le cholédoque. Il est nécessaire de dénuder le canal cystique comme une artère, de façon à le sectionner et le lier au milieu de son trajet.

Il faut dès le début voir le « trépied biliaire » : hépatique, cholédoque, cystique.

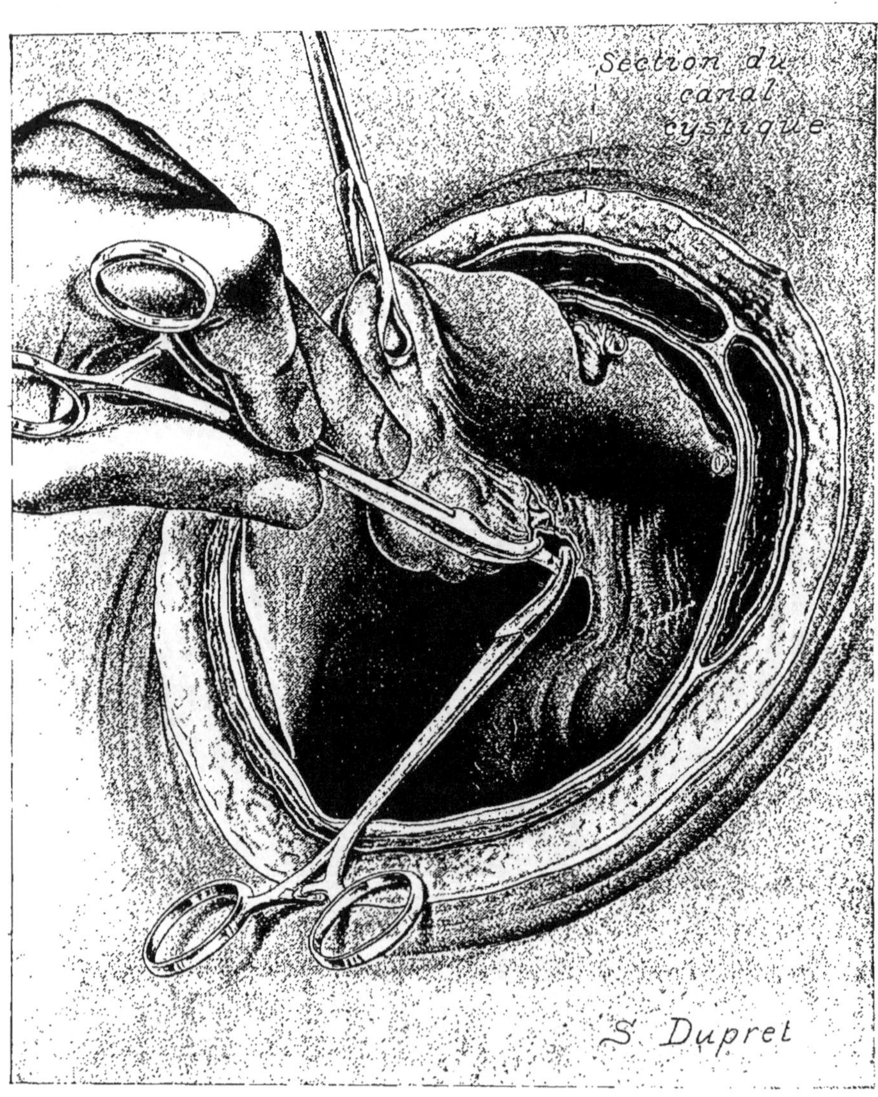

Fig. 114. — Cholécystectomie par voie rétrograde.

Le cystique est saisi entre deux pinces utérines de J.-L. Faure. Remarquer la situation de l'artère cystique qui doit être liée ensuite.

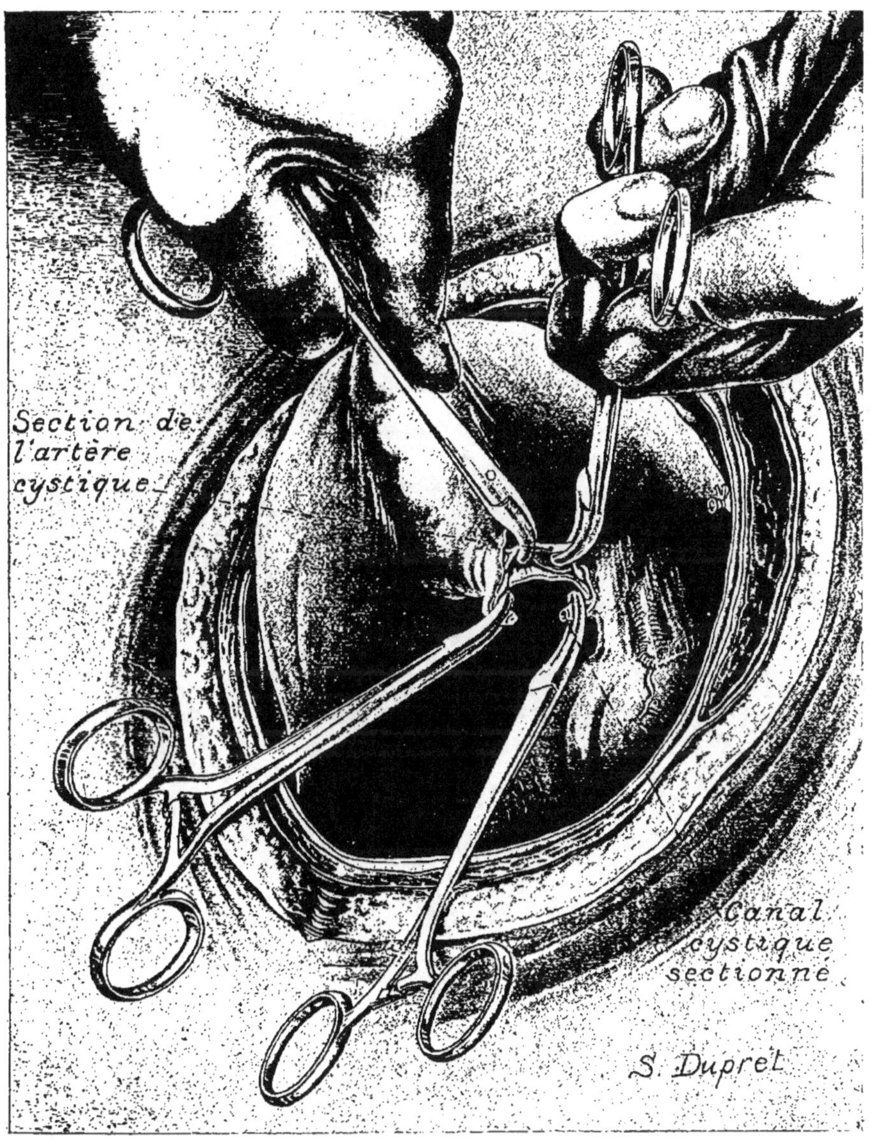

Fig. 115. — Cholécystectomie par voie rétrograde.
Section de l'artère cystique entre deux pinces de J.-L. Faure.

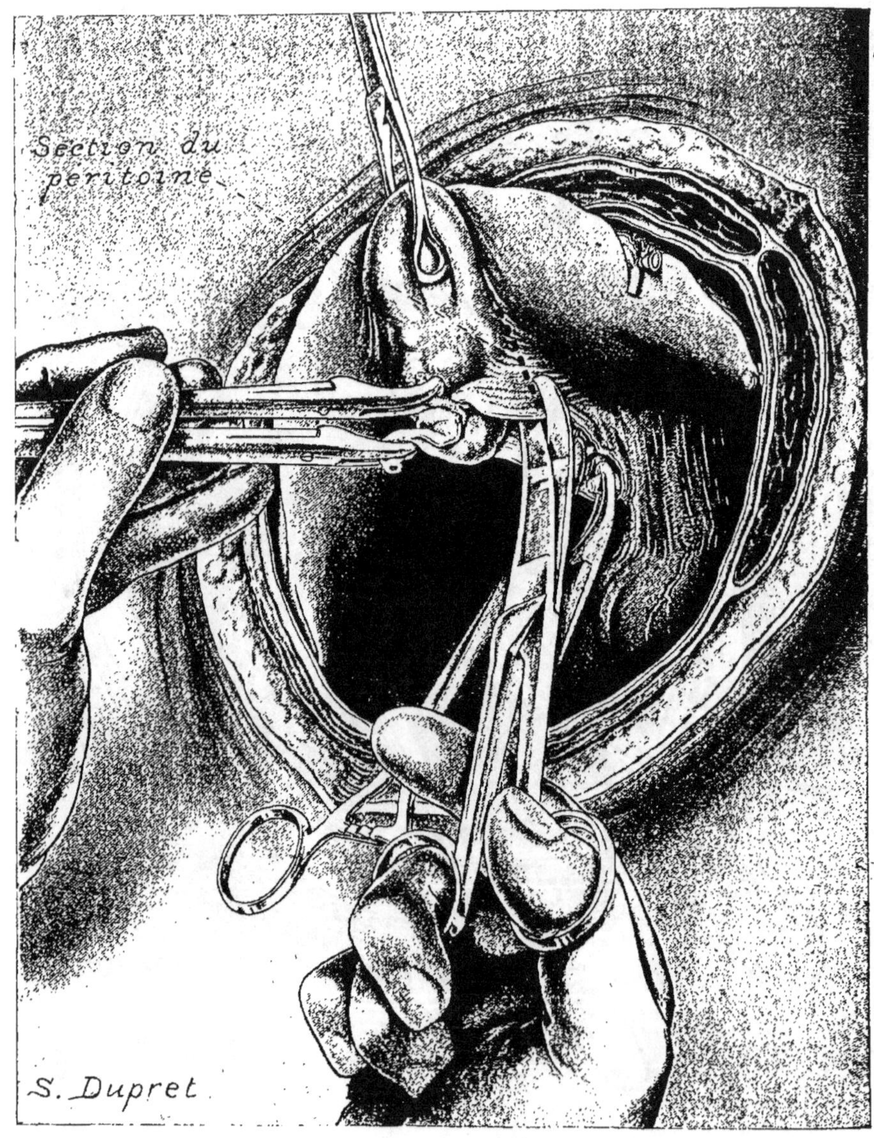

Fig. 116. — Cholécystectomie par voie rétrograde.
Section du péritoine péri-vésiculaire. Laisser le plus possible de péritoine adhérent au foie de façon à couvrir la surface cruentée de la loge vésiculaire.

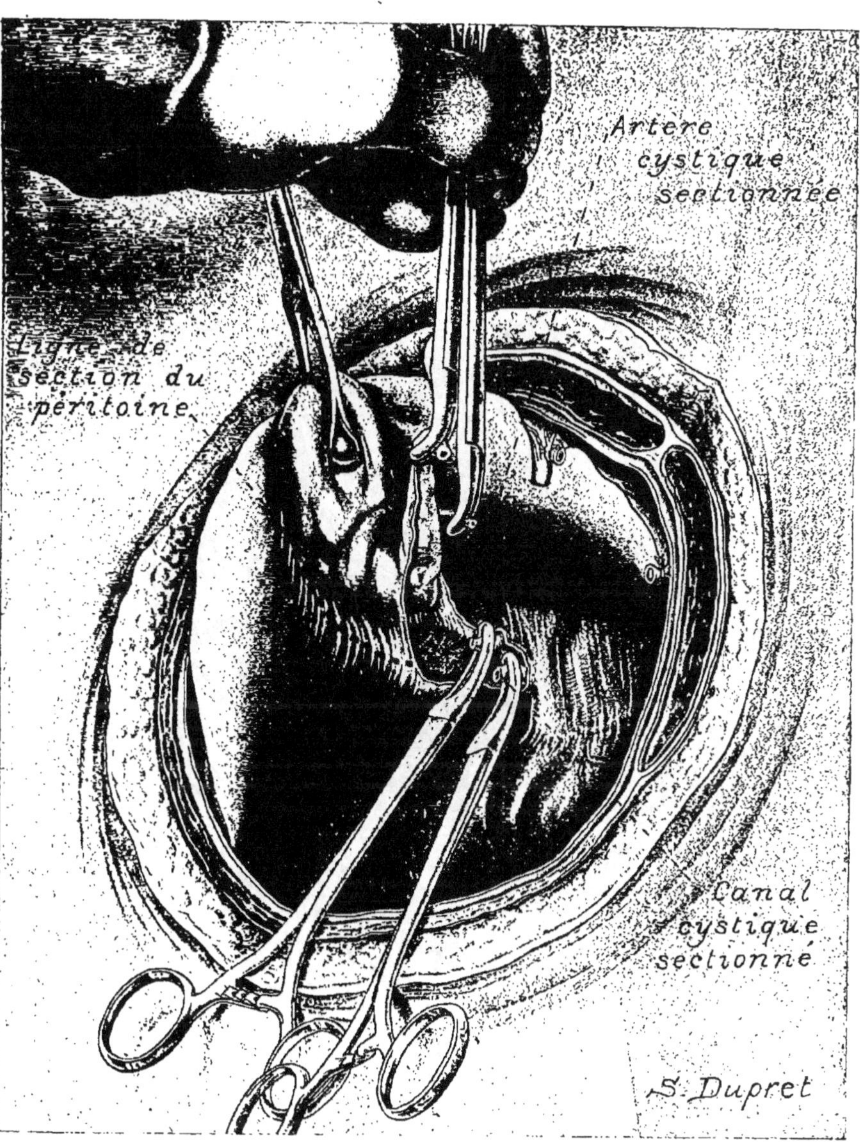

Fig. 117. — Cholécystectomie par voie rétrograde.

L'opérateur décolle la vésicule et la sépare du foie par une simple traction. Le pointillé montre où sera sectionné le péritoine. Le lambeau séreux sera suffisant pour recouvrir la surface dénudée du foie.

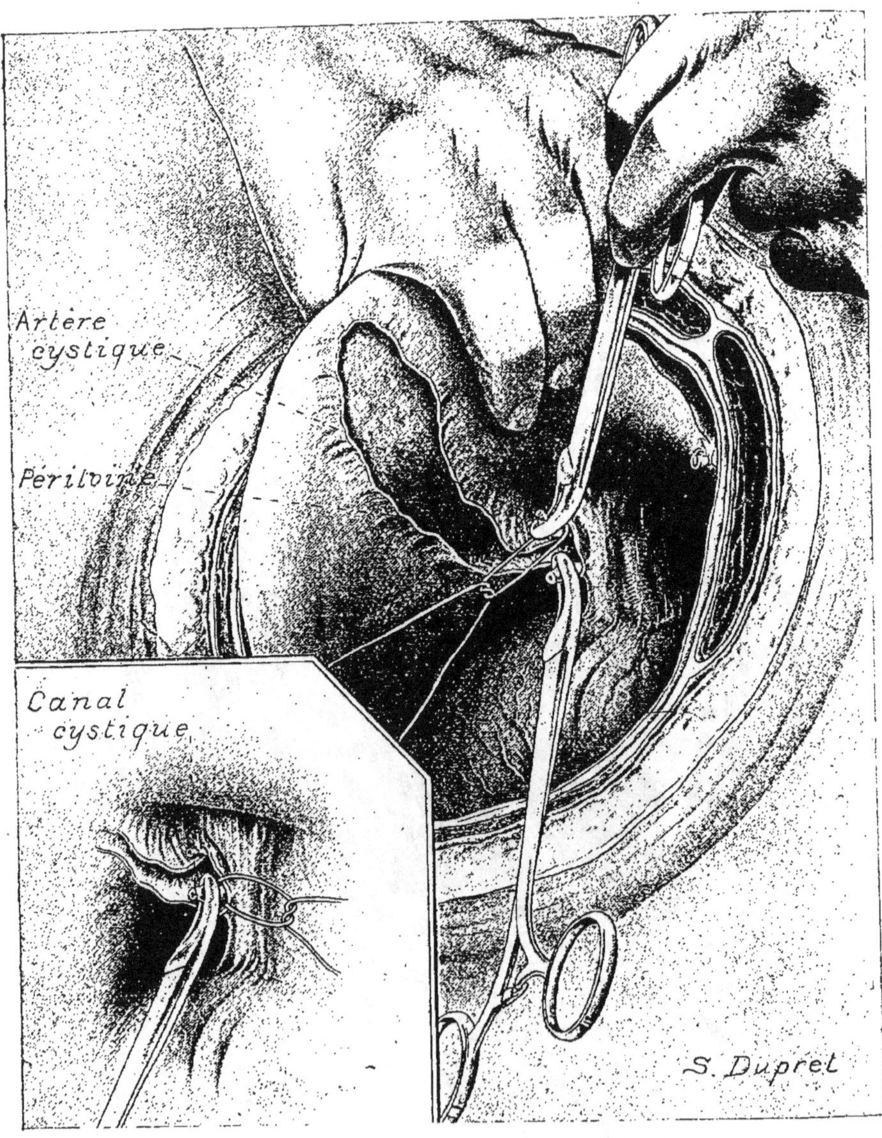

Fig. 118. — CHOLÉCYSTECTOMIE PAR VOIE RÉTROGRADE.

Ligature du canal et de l'artère cystiques.

La face inférieure du foie n'est *pas cruentée,* car l'opérateur a ménagé la lame celluleuse qui tapisse la « fossette cystique ». S'il n'avait pas pu ménager cette lame celluleuse; il aurait laissé une partie de la paroi vésiculaire car cette malade était ictérique. Il ne faut pas faire saigner le foie des ictériques.

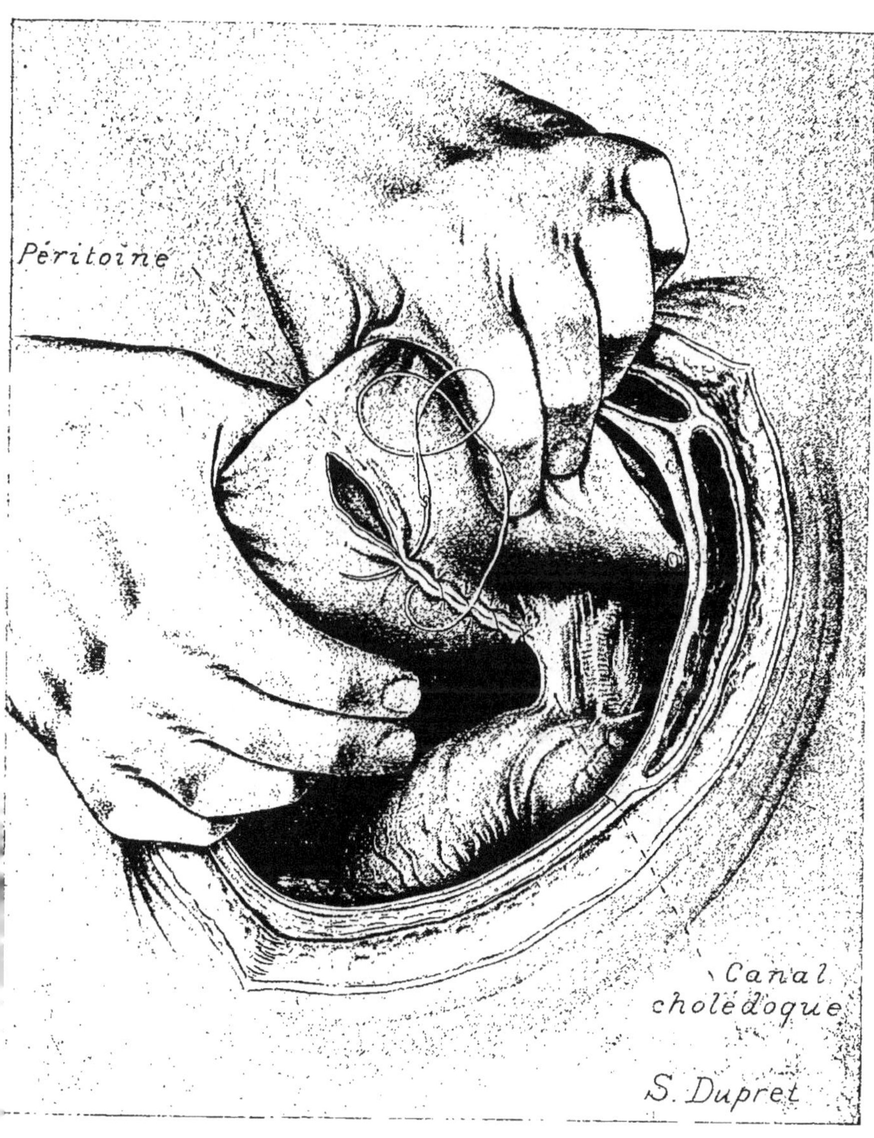

Fig. 119. — Cholécystectomie par voie rétrograde.
La surface cruentée du foie est recouverte par un surjet au catgut lent 00.

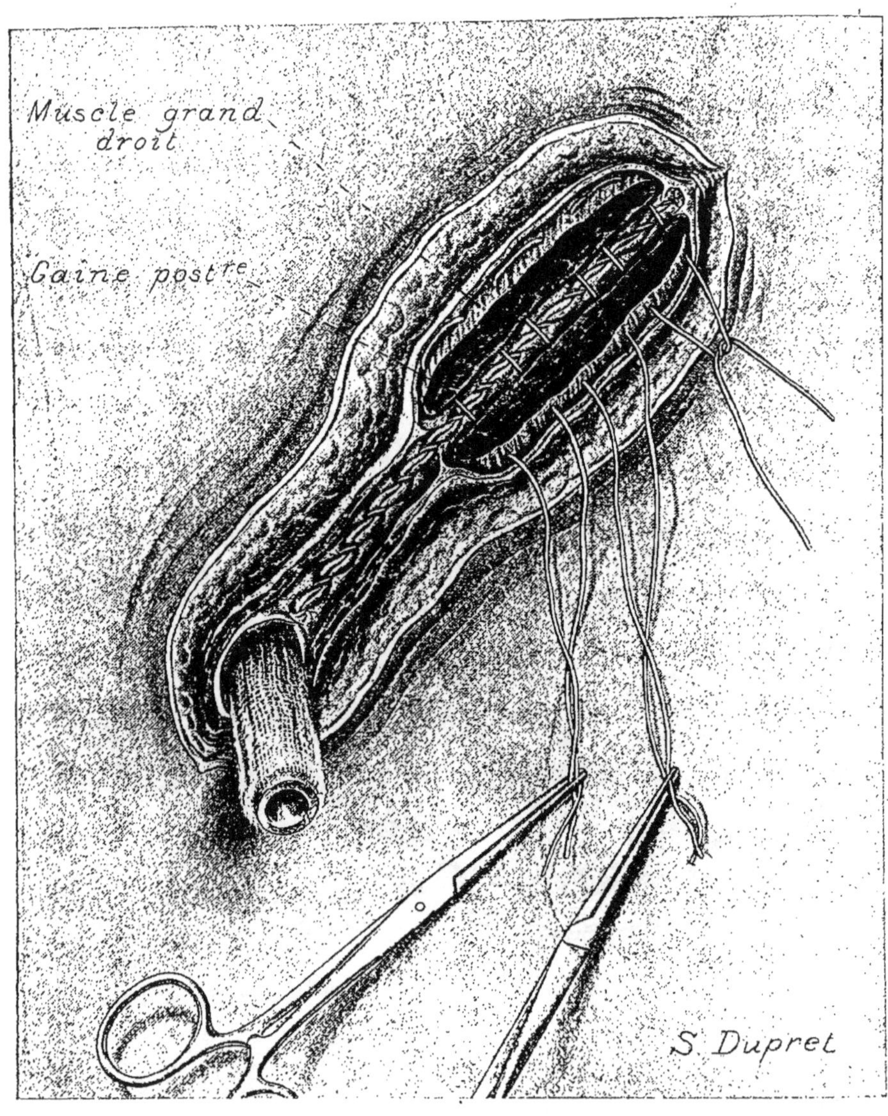

Fig. 120. — Cholécystectomie par voie rétrograde.

Réparation de la paroi abdominale. Le surjet au catgut lent 00 a été placé sur le péritoine et sur le feuillet fibreux sous-péritonéal. Les muscles sont rapprochés par quelques points en U, au catgut lent. Un drain entouré de gaze vaselinée sort par l'extrémité inférieure de la plaie. On peut se passer du drainage, mais il est plus prudent de le mettre.

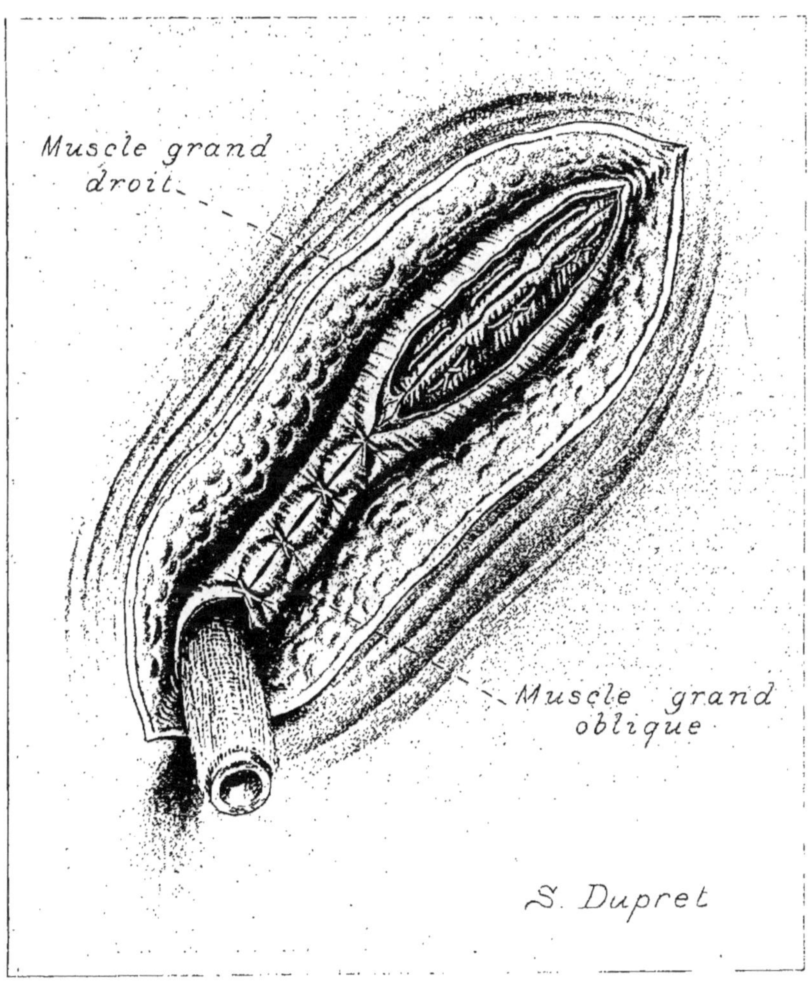

Fig. 121. — Cholécystectomie par voie rétrograde.
Points séparés rapprochant l'aponévrose du grand oblique.

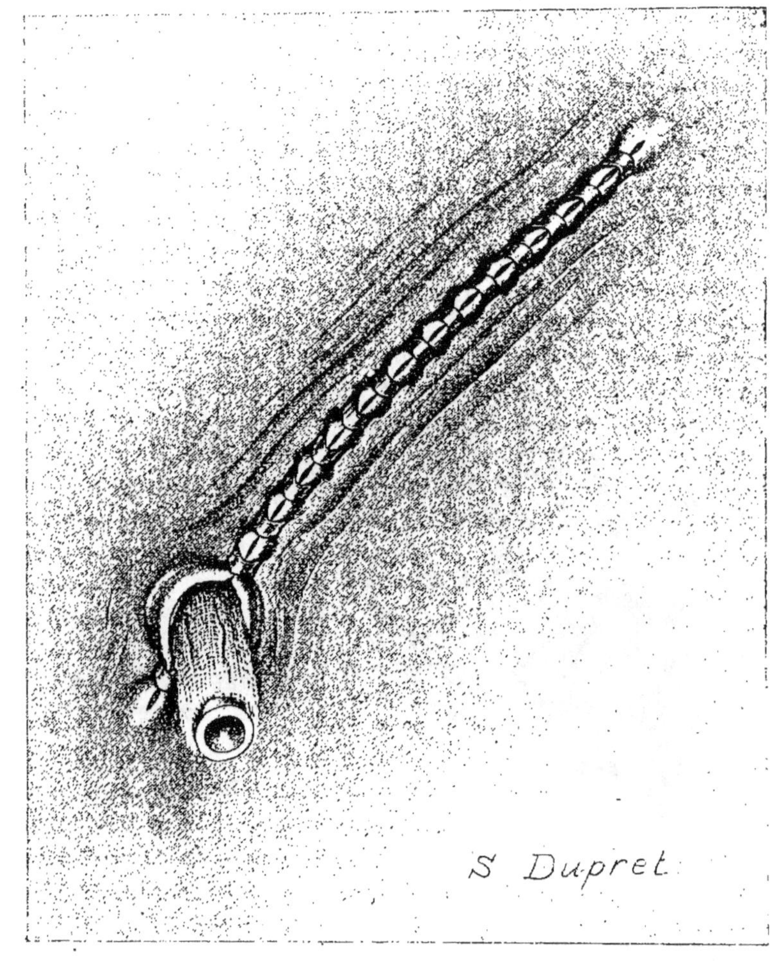

Fig. 122. — Cholécystectomie par voie rétrograde.
Fermeture de la peau aux agrafes de Michel.

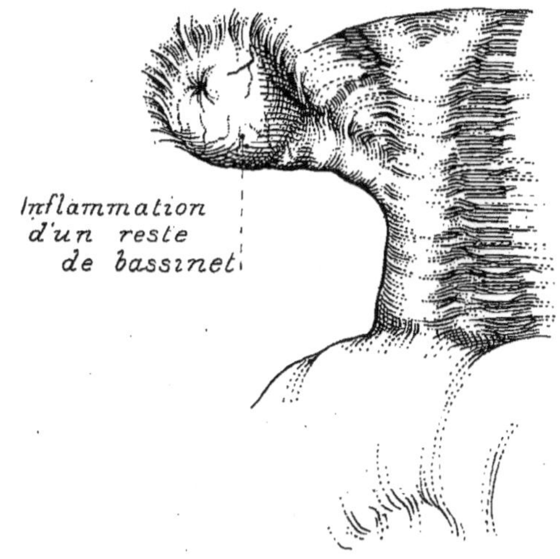

Fig. 123. — Néo-vésicule infectée, formée aux dépens du bassinet vésiculaire laissé a tort par l'opérateur.

L'opérateur, intervenant par voie directe, a placé la ligature en amont du col vésiculaire, au lieu de la placer exactement sur le canal cystique. Il en résulte la persistance d'un cul-de-sac infecté qui donne lieu à des poussées inflammatoires.

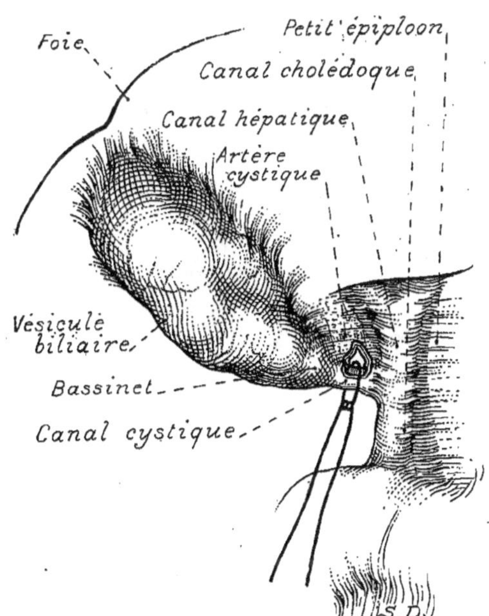

Fig. 124. — Comment il faut placer la ligature sur le canal cystique.

A égale distance du cholédoque et du col de la vésicule, exactement au milieu du canal cystique.

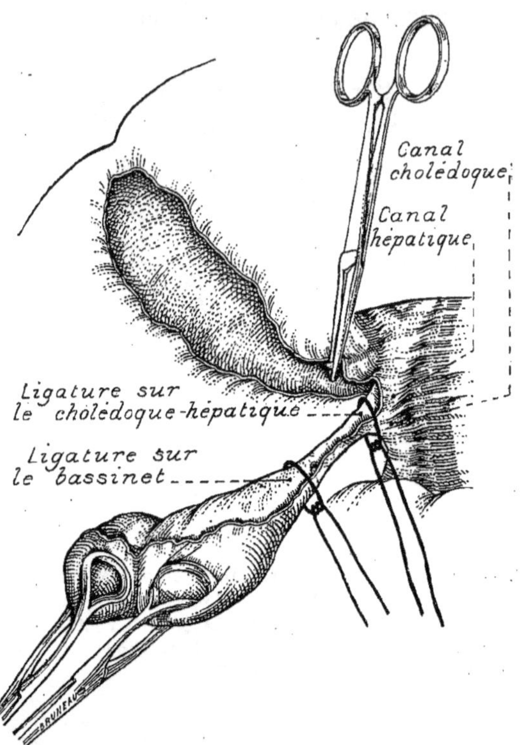

Fig. 125. — Cette figure montre les DEUX FAUTES qui peuvent êtres commises par l'opérateur :
Le fil de gauche lie trop près la vésicule sur le bassinet même.
La ligature de droite saisit trop près la paroi du cholédoque Dans le premier cas, elle laisse après elle les possibilités de complications indiquées fig. 123, et dans l'autre, elle explique la fistule du cholédoque, fig. 126.

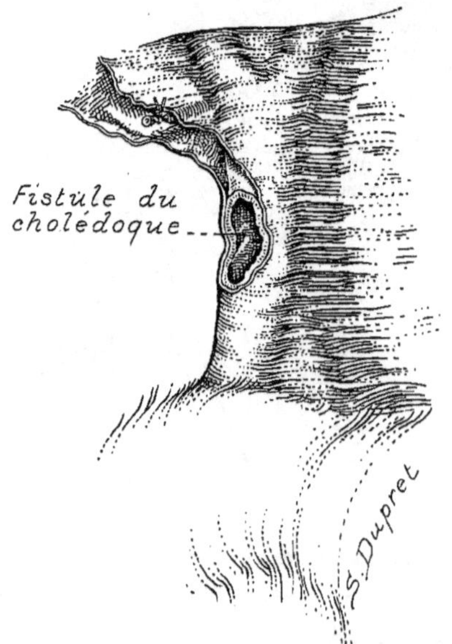

Fig. 126. — FISTULE DU CHOLÉDOQUE.
Consécutive à une ligature du cystique placée trop près du canal cholédoque.

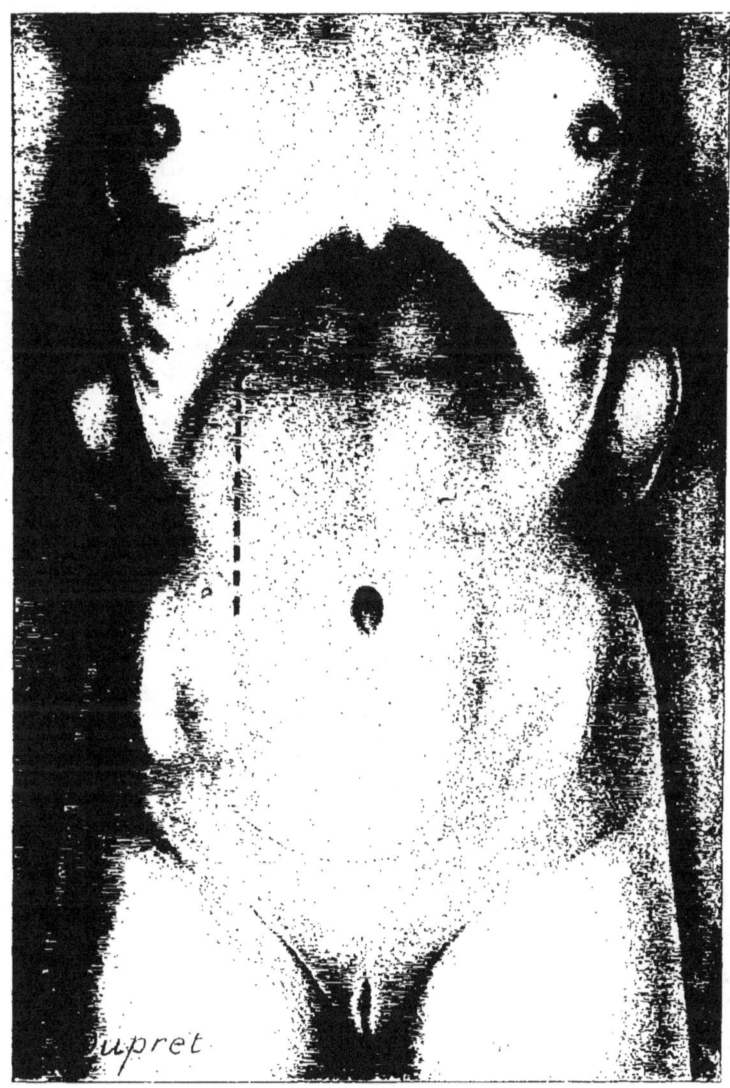

Fig. 127. — Rétention biliaire par calcul. Taille du cholédoque.

La malade est en position de Mayo-Robson (voir figures 84 et 111). Un coussin cylindrique de 15 centimètres de diamètre est placé sous la base du thorax, au-dessous de l'angle inférieur de l'omoplate. Il est mieux d'utiliser le billot de Pillet (Rouen) ou la table coudée de Guyot. Incision coudée, dont la partie oblique suit le rebord costal, à 1 centimètre environ de ce dernier ; la portion verticale suit le bord externe du grand droit et s'arrête à l'ombilic. Cette incision énerve une partie de la paroi abdominale, mais les éventrations post-opératoires sont rares.

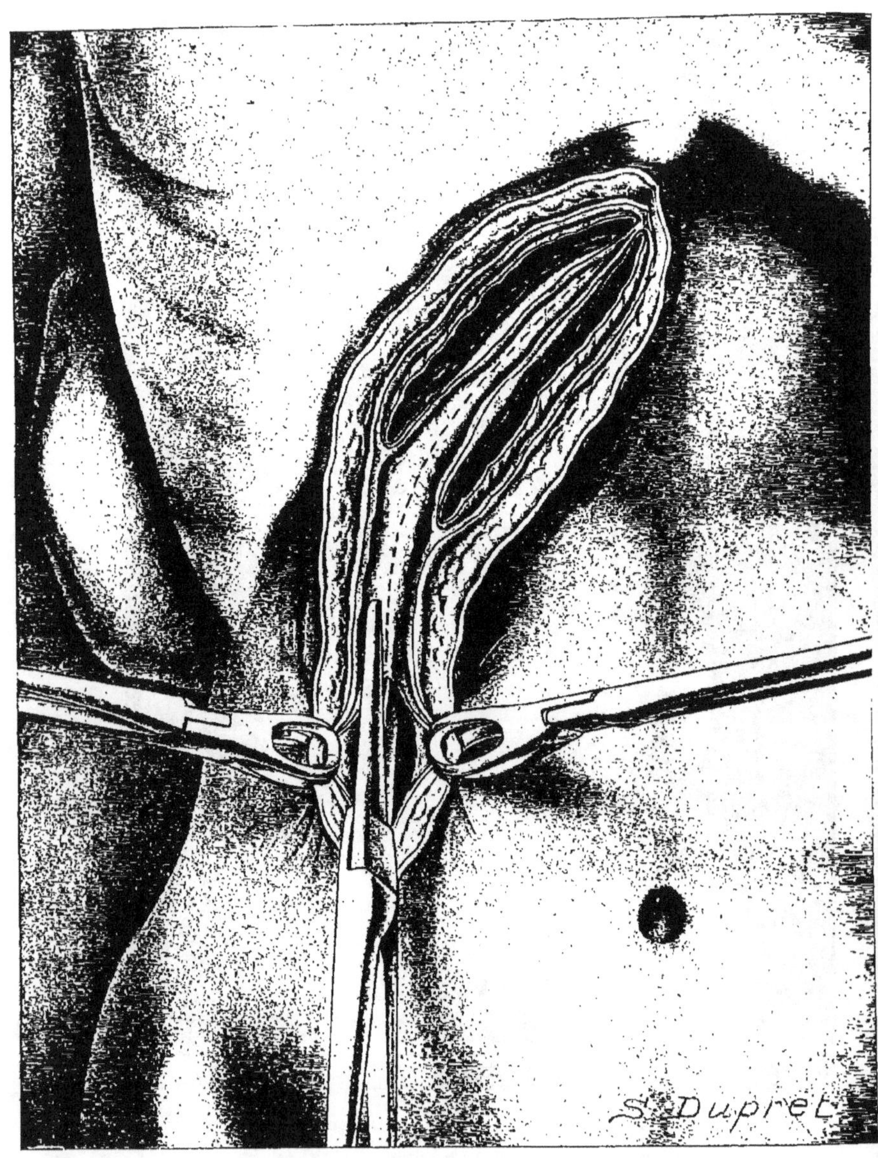

Fig. 128. — Rétention biliaire par calcul. Taille du cholédoque.

Incision de la paroi. L'incision angulaire cutanée a pris un aspect curviligne. Les muscles ont été coupés. L'hémostase assurée immédiatement. Pas une pince hémostatique ne doit encombrer le champ opératoire. L'ouverture du péritoine se fait de bas en haut. La section suit le milieu de la lame séro-aponévrotique. L'opérateur est à gauche.

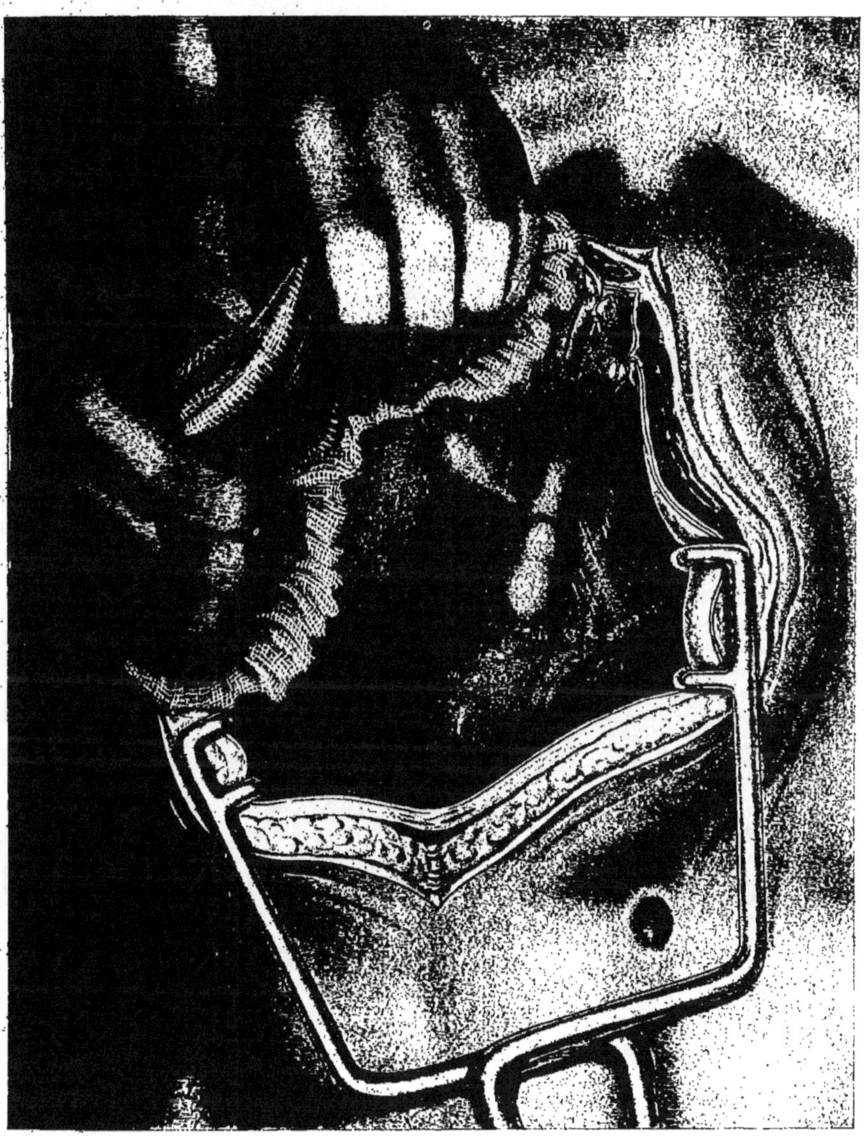

Fig. 129. — Rétention biliaire par calcul. Taille du cholédoque.

Le ligament hépatique a été sectionné et lié ; le foie est extériorisé par un aide qui le maintient renversé sur le rebord costal droit. Cette éviscération du foie *est possible s'il y a de la ptose et une paroi abdominale souple*. Elle facilite les manœuvres. La région du cholédoque et la vésicule apparaissent nettement. Ici la vésicule est atrophiée, comme c'est la règle.

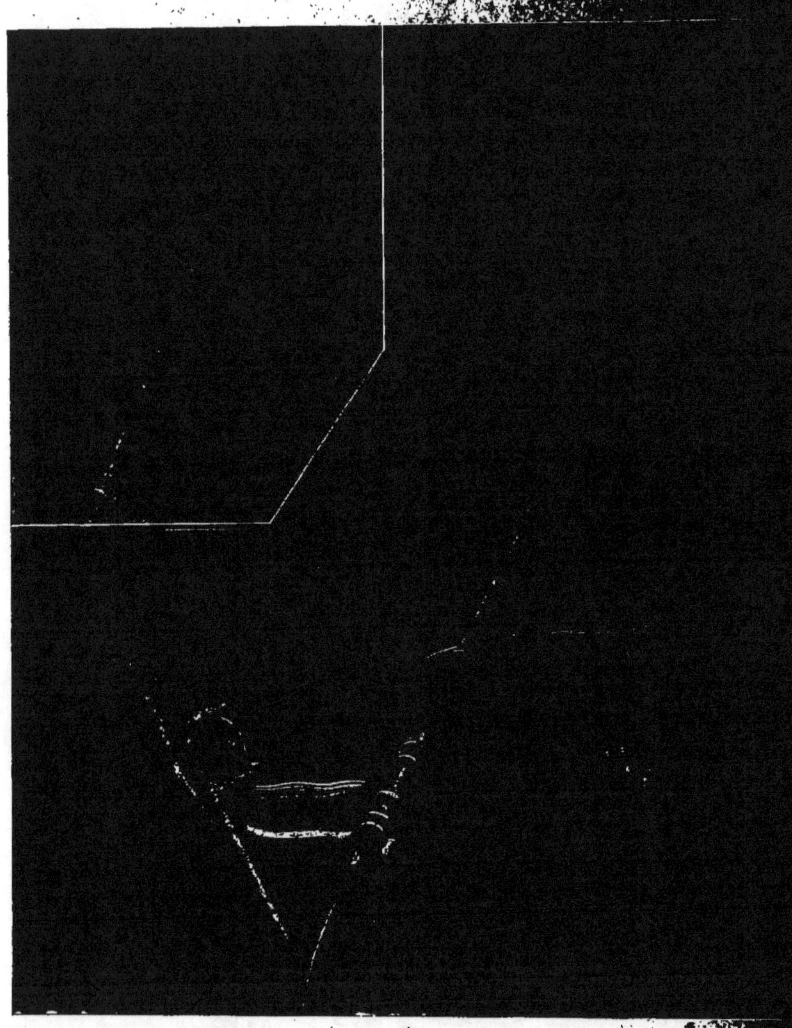

Fig. 130. — Rétention biliaire par calcul. Taille du cholédoque.

Le cholédoque distendu évacué par un aspirateur électrique. Des compresses salées pr[illegible] le péritoine. Elles ne sont pas dessinées pour ne pas cacher les organes au[illegible] lecteur. En haut et à gauche de la figure, le pointillé indique la ligne où portera l[illegible] du cholédoque. La section aussi près que possible du duodénum n'atteindra pas l[illegible] four hépatocystique.

... BILIAIRE PAR CALCUL. TAILLE DU CHOLÉDOQUE.

... pince ; en haut et à gauche de la figure, une curette ... calculs qui occupent la portion rétro-duodénale du cholédoque.

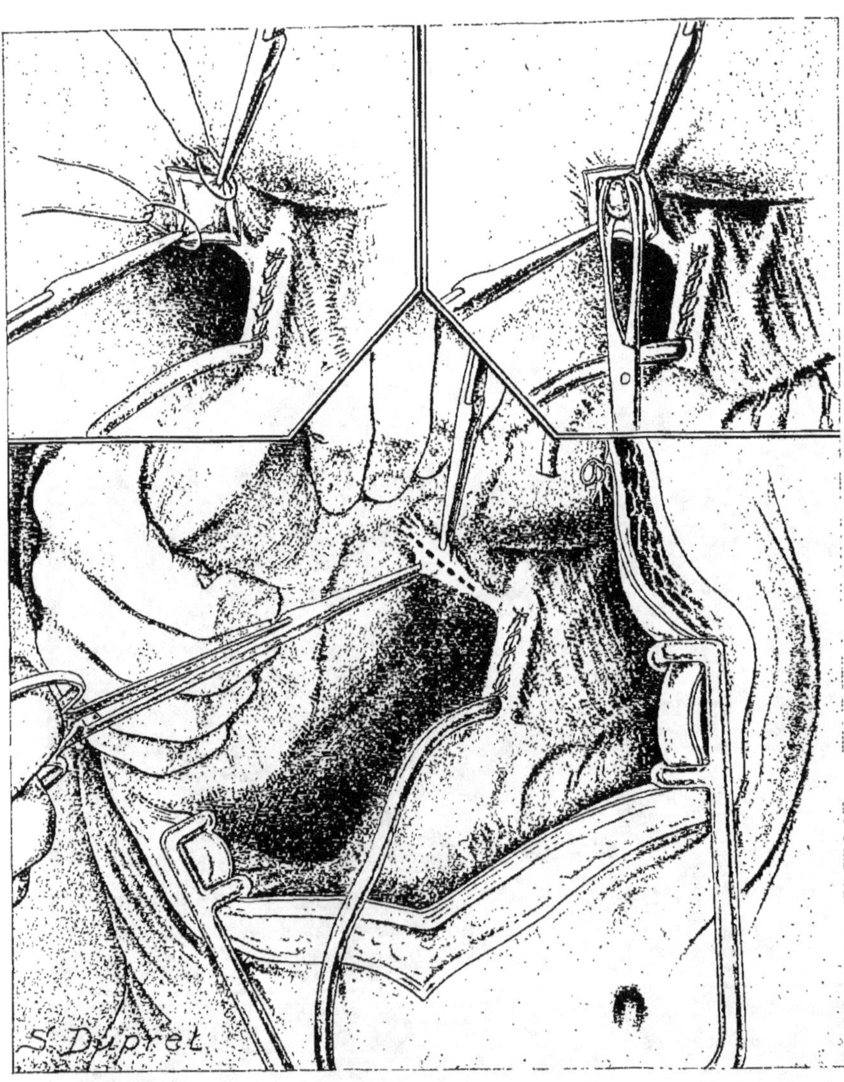

Fig. 132. — Rétention biliaire par calcul. Taille du cholédoque.

L'opérateur fend l vésicule atrophiée si elle contient un calcul, inutile de s'occuper d'elle quand elle est vide. Ne pas l'enlever chez les ictériques pour ne pas créer de surface saignante. En haut et à gauche, deux ligatures sur deux vaisseaux vésiculaires. En haut et à droite, un calcul est enlevé. La vésicule ainsi étalée, après avoir été frottée à l'éther s'atrophiera.

FIG. [illegible]. — RÉTENTION BILIAIRE PAR CALCUL. TAILLE DU CHOLÉDOQUE.

[illegible] de Kehr (drain en T). La branche inférieure du T est introduite dans [illegible] branche supérieure dans l'hépatique. En haut et à gauche, surjet au [illegible] du cholédoque. Celle-ci doit être réduite au diamètre du tube pour [illegible] le drain et le canal suturé. La vésicule atrophiée est aban-

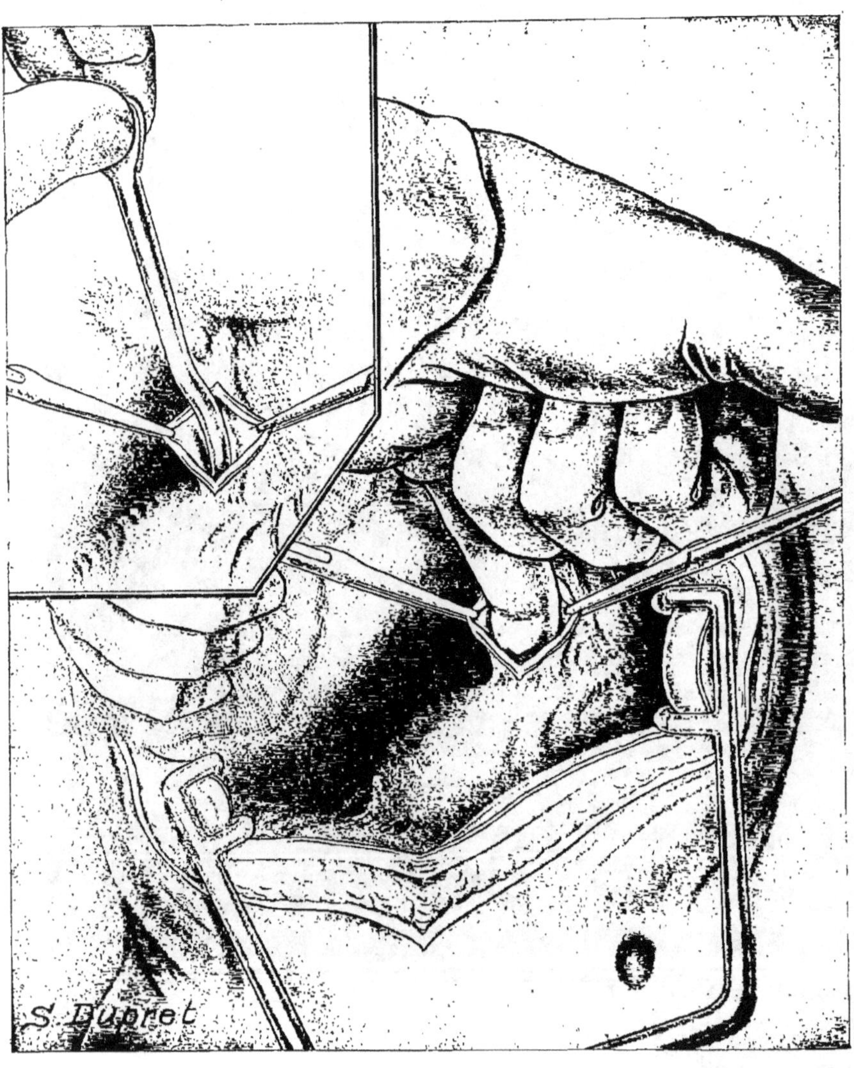

Fig. 134. — Rétention biliaire par calcul. Taille du cholédoque.

L'auriculaire introduit dans le cholédoque explore sa portion terminale. En haut et à gauche, un béniqué ou l'explorateur Desjardins est introduit dans le duodénum où il passe librement.

... — Rétention biliaire par calcul. Taille du cholédoque.
... espace sous-hépatique. Un drain à côté du cholédoque suturé, et trois mèches de gaze vaselinée.

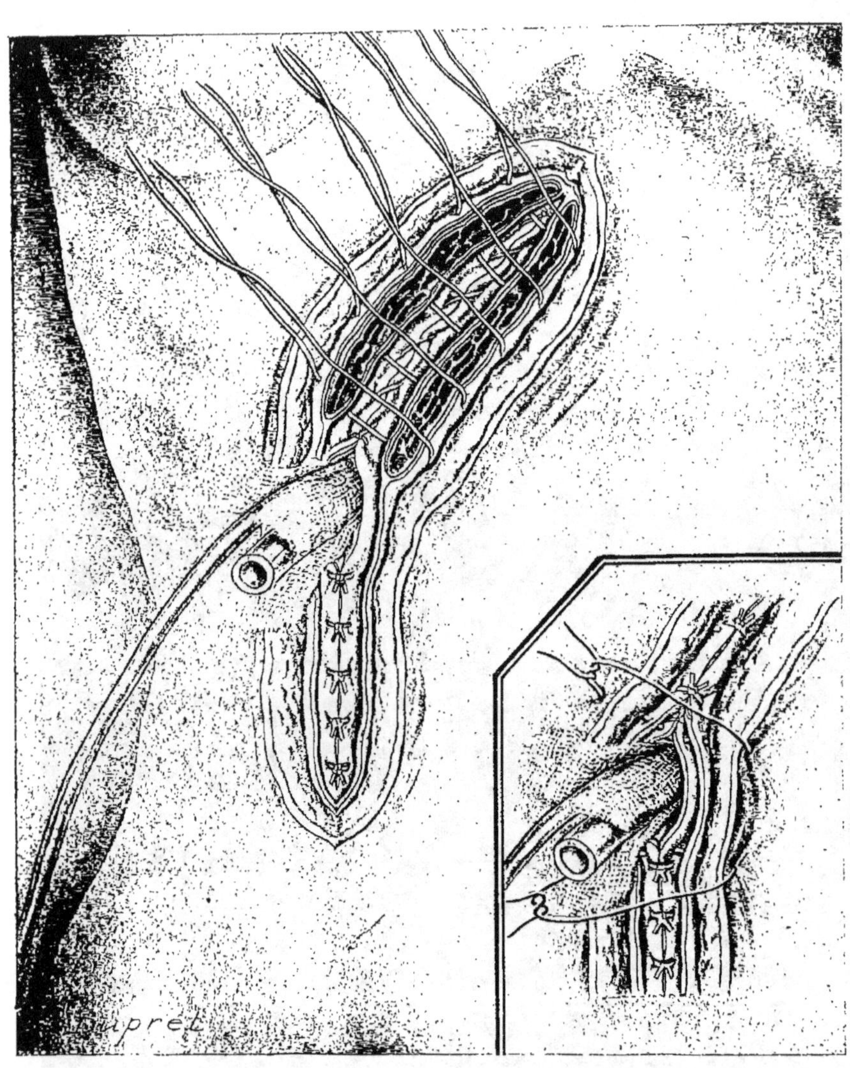

Fig. 136. — Rétention biliaire par calcul. Taille du cholédoque.

Comment on ferme la paroi abdominale. Le drainage passe au point où l'incision oblique para-costale devient verticale. Le péritoine est suturé au catgut, par surjet. Les muscles sont rapprochés par points séparés au catgut « lent ». En bas et à droite de la figure, deux crins suturent la paroi en masse, pour exclure le canal de drainage et le séparer de la suture pariétale.

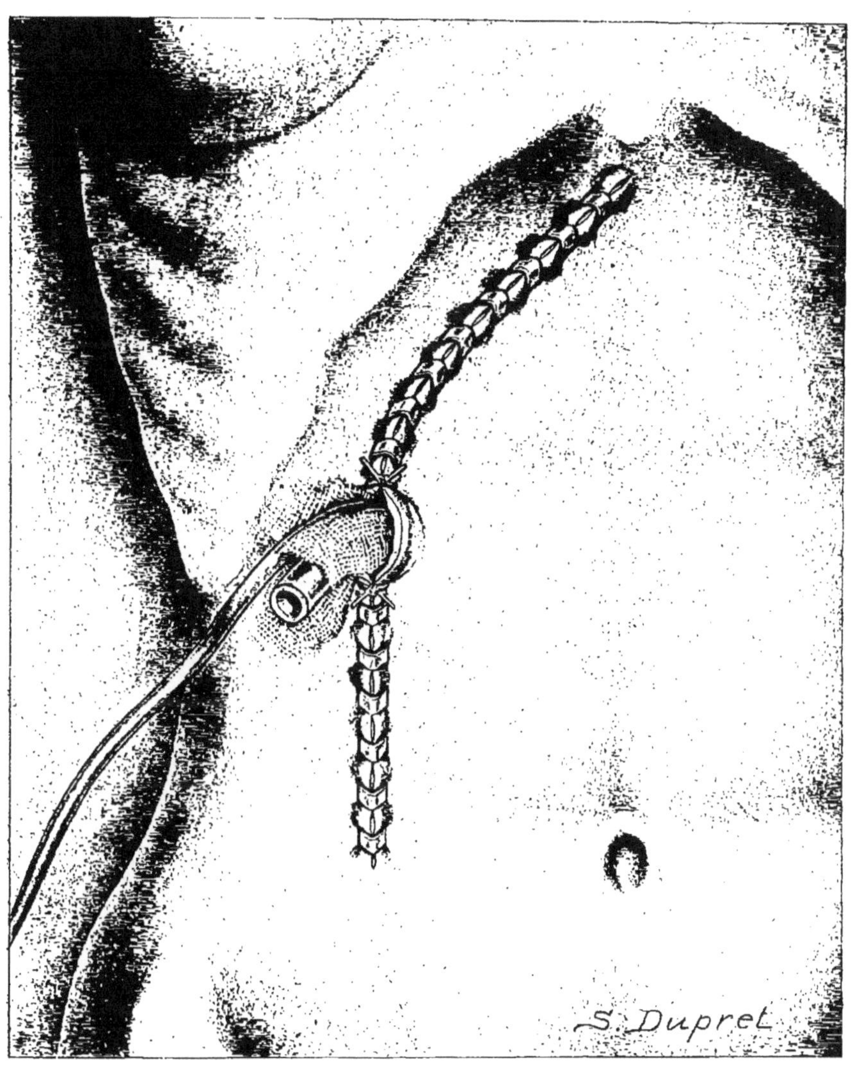

Fig. 137. — Rétention biliaire par calcul. Taille du cholédoque.
Réunion de la peau.

V

APPENDICECTOMIE

Cette opération est pratiquée très souvent et par tous les chirurgiens. Il en est pourtant qui sont encore hésitants, tant au point de vue de quelques détails techniques qu'au point de vue des indications.

a) Faut-il enlever l'appendice dès les premières heures d'une crise aiguë, ou attendre le refroidissement ?

b) Après une crise aiguë, quand faut-il opérer à froid ?

c) Faut-il enlever l'appendice chez les sujets qui ont subi l'incision d'un abcès-appendiculaire ?

d) Avant l'intervention à froid, quel régime faut-il faire suivre ?

e) Est-il bon de pratiquer la radioscopie de l'intestin avant l'intervention ?

f) Faut-il purger le malade quelques jours avant l'intervention à froid ?

g) Quelle méthode d'anesthésie ?

h) Quelle incision ?

i) Faut-il enfouir le moignon appendiculaire ?

j) Faut-il drainer ?

k) Faut-il plicaturer le cæcum en cas d'appendicite chronique ?

Faut-il opérer l'appendicite aiguë dès les premières heures, ou attendre le refroidissement ? — La question ne se pose pas dans certaines conditions : aucun chirurgien n'hésitera à intervenir si la crise *paraît devoir être assez grave*, s'il constate un ou plusieurs des symptômes suivants : température élevée (39°, 39°5), douleurs vives, défense musculaire prononcée, abaissement de la tension artérielle, ou rapidité du pouls, facies « intoxiqué », oligurie, impression générale qui fait craindre une appendicite toxique ou gangréneuse.

Nous n'envisageons pas ces conditions, nous supposons une appendicite normale ou légère; faut-il opérer dès les premières heures? Oui, si les conditions permettent d'envisager une bénignité aussi complète que dans l'opération à froid. Si le sujet est *vu au début*, s'il est *hospitalisable* immédiatement, il n'y a aucun inconvénient à opérer le malade dans les premières heures, au contraire. On évite les ennuis de la convalescence; les risques de complications sont supprimés.

En ville, ces conditions sont souvent réalisées; le malade vu le premier jour par le médecin est expédié dans une clinique où le chirurgien l'opère le jour même ; l'opération se passe dans des conditions excellentes et la guérison se fait rapidement. Mais à la campagne, le chirurgien ne voit le patient que quelques jours après le début de la crise ; la question d'intervention précoce ne se pose donc plus ; il faut *attendre* le refroidissement : lit, diète hydrique, eau de Vichy, glace, etc...

Le médecin ne doit pas appeler en consultation le chirurgien auprès d'une appendicite au début, pas plus que s'il craint une rupture d'organe interne : grossesse tubaire, estomac, ou une occlusion intestinale. Il doit envoyer le patient dans un hôpital ou une clinique privée où il sera bien examiné et opéré d'urgence. En cas de non opération, l'*expectative armée* sera plus facilement réalisable.

Après une crise aiguë, quand faut-il opérer? — L'intervalle dépend de l'intensité de la crise. A la suite d'une « crisette » de quelques heures, l'opération peut être faite pendant les jours qui suivent; inutile d'attendre. Si la crise est suivie d'un véritable « gâteau péri-cæcal », il faut attendre six semaines, deux mois. S'il y a eu un abcès ouvert spontanément ou incisé, il faut trois mois après la disparition de tout empâtement ou la cicatrisation de la peau.

Par conséquent, l'intervention se fera de quinze jours à quatre mois après la crise, suivant l'intensité de cette dernière et les phénomènes réactifs qui se seront produits. Si une nouvelle poussée survient pendant la convalescence, il faut opérer de suite sans attendre le refroidissement, qui risque de ne jamais se produire.

Faut-il enlever l'appendice chez les sujets qui ont subi l'incision d'un abcès appendiculaire? — La question ne se pose pas s'il y a une éventration, une fistule, ou même une paroi cicatrisée mais peu solide; cette opération permet à la fois de consolider la paroi et de supprimer une cause de récidive, *car il y a parfois des récidives après l'incision d'un abcès.* Il y a peut-être un cas où cette opération peut être considérée comme inutile ; c'est quand le malade a présenté une fistule stercorale à la suite de l'incision d'un abcès; alors l'appendice peut avoir été rompu au niveau du cæcum. Dans ces conditions, il est vraisemblable que la récidive ne se produira pas ; toutefois, si pour une raison quelconque il fallait réparer la paroi abdominale, il ne faudrait pas reconstituer cette dernière sans enlever l'appendice.

Quel régime faut-il faire suivre entre une crise aiguë et l'opération ? — A tous nos appendiculaires nous avons imposé le régime végétarien exclusif (légumes, fruits, céréales, pâtes alimentaires), en leur indiquant la nécessité de mastiquer lentement, de ne boire que de l'eau, de se maintenir le ventre chaud en hiver (ceinture de flanelle) et de consommer, tous les jours, de l'huile minérale à chaque repas. Les cures de Yohourth, dix jours de suite par mois, sont une bonne pratique.

Faut-il radioscoper l'intestin en cas d'appendicite chronique? — S'il s'agit d'une appendicite aiguë, refroidie, c'est inutile. Mais s'il s'agit d'une appendicite chronique d'emblée, il faut exiger l'examen du transit intestinal qui demande quatre, cinq, six épreuves radioscopiques. Cette épreuve radioscopique permet de constater la dilatation du cæcum ou la stase intestinale. Ne pas oublier qu'il faut s'abstenir de donner de la paraffine au malade dix jours avant la radioscopie, sinon celle-ci est faussée. En cas de dilatation cæcale ou stase, l'appendicectomie doit être complétée par une plicature, une libération d'adhérences, fixation, court-circuit, etc...

Faut-il purger le malade quelques jours avant l'intervention? — S'il s'agit d'une appendicite refroidie, non; s'il s'agit d'une appendicite chronique, oui. Le malade sera alors purgé au plus tard *l'avant-veille* de l'intervention. Entre la purgation et l'opération, le malade sera mis à la diète hydrique et aux liquides sucrés abondants (sirops de fruits).

Quelle anesthésie faut-il employer ? — En général, cette question est peu intéressante, étant donné que l'opération est courte, bénigne, et que le mode d'anesthésie importe peu. La narcose à l'éther est celle qui requiert le plus de sympathie. Le chloroforme ou l'anesthésie rachidiennes sont trop « importantes » pour une opération aussi bénigne. Chez les sujets maigres ou d'embonpoint moyen (70 p. 100 des cas), nous avons recours à l'anesthésie régionale à la syncaïne; chez les sujets nerveux, nous ajoutons quelques bouffées de protoxyde d'azote[1].

Quelle incision faut-il pratiquer ? — C'est variable :

L'incision de Walther-Jalaguier, si on pratique l'anesthésie locale, si on a affaire à un appendice pelvien, si la présence supposée des adhérences fait prévoir les possibilités d'agrandissement d'ouverture.

L'incision de Mac Burney est celle qui réalise le plus de suffrages; mais en cas d'anesthésie locale, les malades éprouvent quelques sensations désagréables au moment de la dissociation musculaire (nous igno-

1. Anesthésie régionale. PAUCHET, SOURDAT, LABAT, chez Doin, éditeur. Paris, 1920.

rons pour quelle raison). Si cette incision donne un jour insuffisant, par suite des adhérences, il est facile de l'agrandir en débridant verticalement la gaine du grand droit, en prolongeant transversalement l'incision des muscles du petit oblique et transverse sur le feuillet postérieur de la gaine du grand droit ; celui-ci est récliné par un écarteur.

L'incision médiane ou la transversale sus-pubienne (Pfannenstiel) peut être employée quand il y a, en même temps, à explorer les organes génitaux de la femme.

L'incision transversale haute, avec section du muscle grand droit, peut être employée dans les cas où on veut explorer à la fois l'appendice et la vésicule biliaire ; elle ne peut être employée que chez les sujets porteurs d'une paroi mince et souple. Chez ces derniers, on peut enlever la vésicule après avoir opéré sur le duodénum ou l'estomac et amener le cæcum sans difficulté ; mais si la paroi abdominale est bien musclée, il faut se garder de faire des incisions mixtes, surtout des incisions verticales du grand droit, car la mutilation est trop grande. Il est moins mutilant de faire deux incisions : une petite incision iliaque (Walther-Jalaguier, ou Mac Burney) et une seconde incision du côté de la vésicule. Deux incisions courtes, et au lieu d'élection, valent mieux qu'une grande incision mixte et mutilante.

L'incision transversale basse. — Dans un but esthétique, Jayle a conseillé l'ouverture basse, sur le mont de Vénus. L'opérateur sectionne la peau, transversalement, puis l'aponévrose du grand oblique ; il ouvre verticalement la gaine du grand droit, sectionne les vaisseaux épigastriques et ouvre le péritoine. Nous avons souvent recours à cette incision avec de bons résultats. Elle ne laisse pas de cicatrice visible. Quand l'appendicite est haut situé, ou quand il y a des adhérences, cette section est incommode.

Faut-il enlever systématiquement l'appendice au cours des laparotomies et par quelle incision ?

Il est *très utile* d'enlever l'appendice systématiquement au cours des opérations pour l'*ulcère gastrique* ou *duodénal*, ou la *cholécystite,* car il y a généralement infection de l'appendice et le malade conserve des troubles si l'organe est respecté.

Si le cæcum est mobile, l'appendice s'enlève par la même incision. Si le cæcum est fixe, il est mieux de faire une deuxième incision iliaque, petite ; ces deux incisions sont moins mutilantes qu'une seule ouverture agrandie.

Au cours des laparotomies gynécologiques, nous enlevons toujours l'appendice si cet acte opératoire ne rend pas l'opération plus délicate ni plus longue. Si l'opérateur n'enfouit pas le moignon, l'opération n'est pas prolongée.

Faut-il enfouir le moignon appendiculaire ? — Ricard, Arrou, Témoin, Thierry de Martel ont toujours déconseillé l'enfouissement du moignon. Nous avons suivi leur exemple. En général, il est indifférent d'enfouir ou de ne pas enfouir le moignon. Toutefois, quand le cæcum est mince, atrophique, quand la suture peut faire craindre des risques de pénétration ou d'hématome sous-séreux, quand *l'appendice est peu accessible au cours d'une laparotomie pour fibrome utérin, cholécystite, ulcère gastrique*, il est PRÉFÉRABLE de ne pas enfouir. Le moignon sera court, lié au fil ; la muqueuse sera rôtie. Nous enfouissons à peu près un moignon sur vingt ; nous n'avons observé aucune différence de pronostic entre les moignons libres et les moignons enfouis. Le *non enfouissement est plus simple sans plus de risques, alors pourquoi enfouir ?*

Faut-il drainer ? — Si l'appendicectomie est faite à chaud et s'il y a du pus, il faut drainer. Les appendicites aiguës opérées au début, sans perforation, doivent être fermées sans drainage.

Si alors un point est suspect d'infection, suturer l'épiploon sur ce point après lavage à l'éther.

Nous drainons exceptionnellement les appendicites « à froid », sauf dans deux cas :

a) Quand, au cours de l'opération, un abcès insoupçonné a souillé le péritoine dans la profondeur ; quand il a été impossible de nettoyer le foyer avec de l'éther ;

b) Quand il y a des adhérences dans la profondeur et qu'il persiste un léger suintement sanguin.

Un drain est placé pendant vingt-quatre heures, dans le Douglas.

Il est plus chirurgical de dire « qu'on ne draine jamais », mais nous n'avons jamais regretté de l'avoir fait. LE DRAINAGE EST EXCEPTIONNEL. Il est mieux supporté par le péritoine que par les méninges, la plèvre et les synoviales séreuses, qui ne doivent jamais être drainées.

Faut-il plicaturer le cæcum en cas d'appendicite chronique ? — Quand il y a légère stase du cæcum, quand l'organe est mince, flasque, distendu, il y a tout intérêt à pratiquer la plicature. L'incision abdominale devra être plus grande que pour la simple résection de l'appendice. Pendant la réduction de l'organe, en effet, une manœuvre brutale de refoulement pourrait déchirer les parois suturées et provoquer une perforation.

La cæco-plicature est une bonne opération qui n'aggrave pas l'appendicectomie. Un grand nombre d'appendiculaires chroniques sont améliorés, non pas par la suppression de l'appendice, mais par cette plicature.

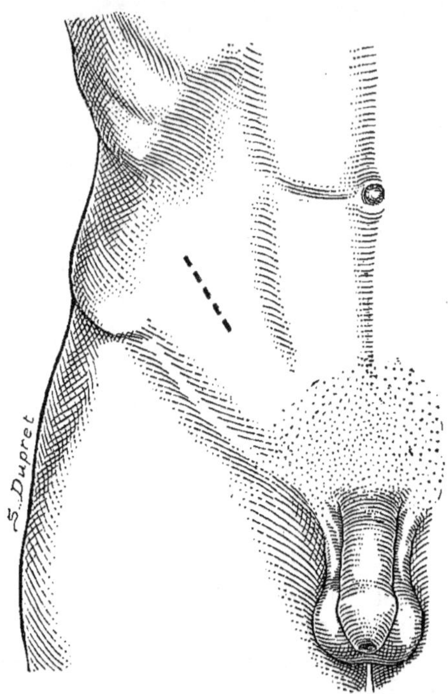

Fig. 138. — Appendicectomie pour appendicite chronique.

Incision de la peau, de Mac Burney, à l'union du 1/3 externe et des 2/3 internes d'une ligne allant de l'ombilic à l'épine iliaque antéro-supérieure. La longueur de l'incision sera proportionnelle à l'embonpoint du sujet. Chez les femmes, l'incision pourra se faire suivant une ligne oblique, dans un pli cutané.

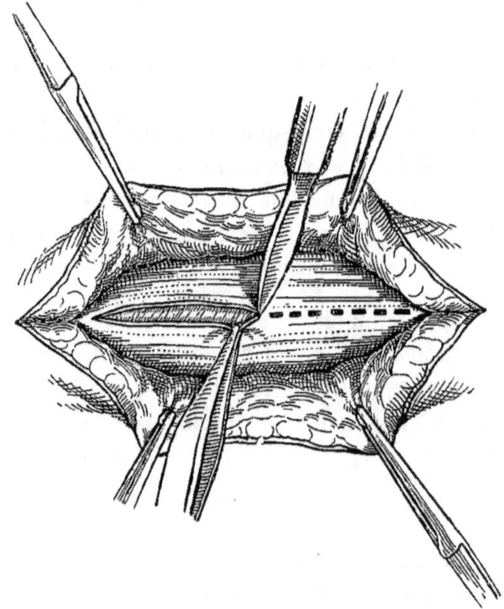

Fig. 139. — Appendicectomie pour appendicite chronique.

Section de l'aponévrose du grand oblique ; cette incision se fait parallèlement à celle de la peau.

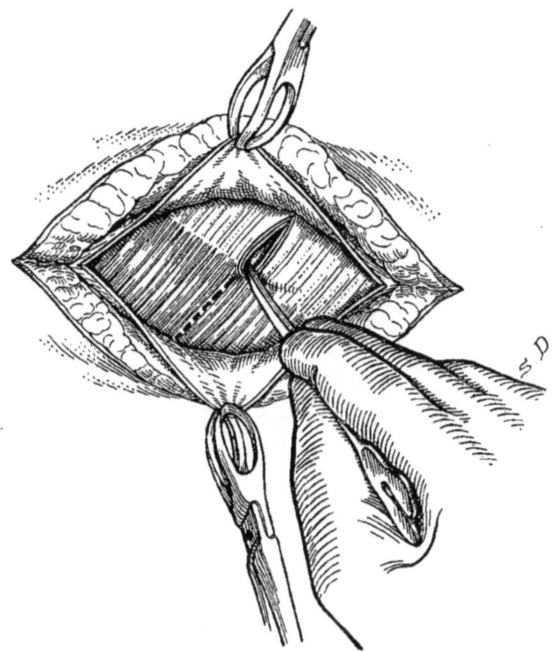

Fig. 140. — APPPENDICECTOMIE POUR APPENDICITE CHRONIQUE.

Dissociation des fibres du transverse et du petit oblique. Deux tenailles tiennent les lèvres de l'aponévrose du grand oblique.

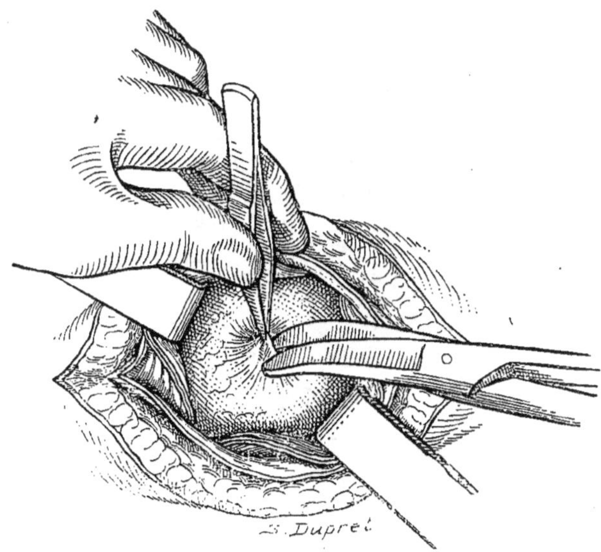

Fig. 141. — APPENDICECTOMIE POUR APPENDICITE CHRONIQUE.

Incision du péritoine, dans le même sens que la dissociation des muscles petit oblique et transverse.

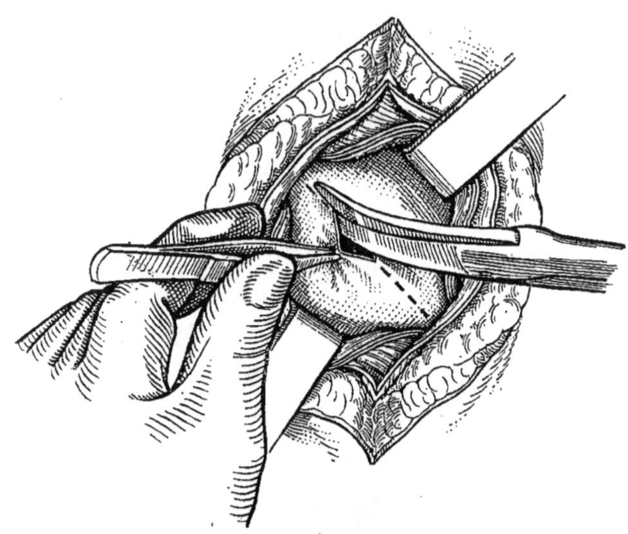

Fig. 142. — APPENDICECTOMIE POUR APPENDICITE CHRONIQUE.
Section du péritoine.

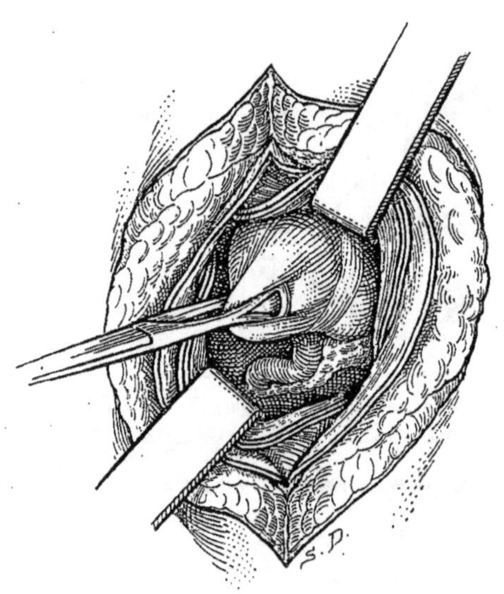

Fig. 143. — APPENDICECTOMIE POUR APPENDICITE CHRONIQUE.
Le cæcum est amené à l'aide d'une pince à cadre.

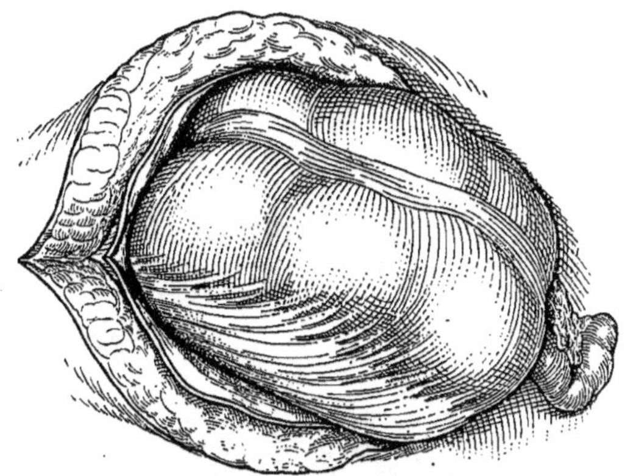

Fig. 144. — APPENDICECTOMIE POUR APPENDICITE CHRONIQUE.

Aspect du cæcum atteint de distension avec membrane de Jackson (à gauche de la figure). Cet état correspond ici avec une stase cæcale légère et nécessite la plicature du cæcum après l'ablation de l'appendice.

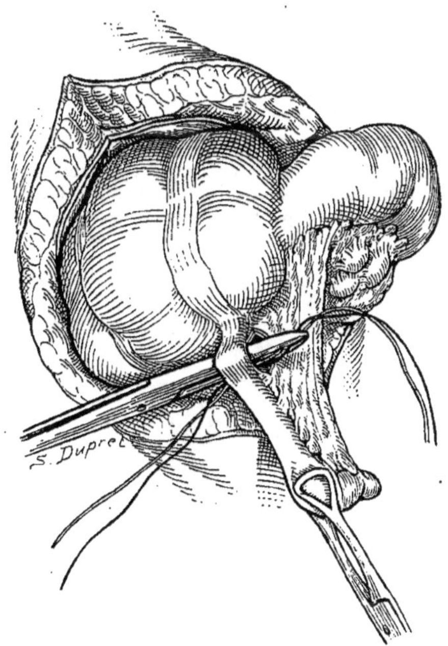

Fig. 145. — APPENDICECTOMIE POUR APPENDICITE CHRONIQUE.

Remarquer le volume du cæcum, la présence des ganglions dans l'angle iléo-cæcal. Cette adénopathie légère est presque constante, au cours des vraies appendicites chroniques. Une pince a crevé le méso au ras de l'appendice et passé un double fil : l'un blanc, l'autre noir (THIERRY DE MARTEL) ; le premier sera destiné à l'appendice et l'autre au méso.

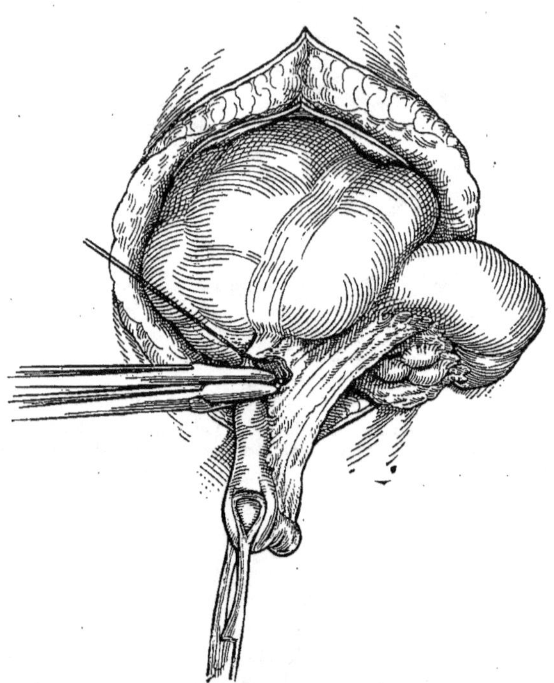

Fig. 146. — Appendicectomie pour appendicite chronique.

Comment on prépare la section de l'appendice : une pince est placée presque au ras de la ligature ; elle expulse, vers le bout, le contenu appendiculaire toujours septique : une seconde pince est placée immédiatement à côté d'elle, puis la première est supprimée.

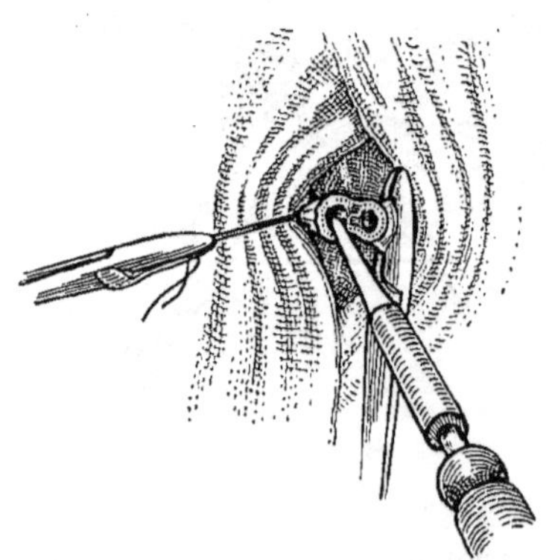

Fig. 147. — Appendicectomie pour appendicite chronique.

Section de l'appendice au niveau de la portion écrasée par la première pince retirée. Remarquer les compresses qui entourent le moignon appendiculaire, de façon à éviter le jet de matières septiques sur le cæcum.

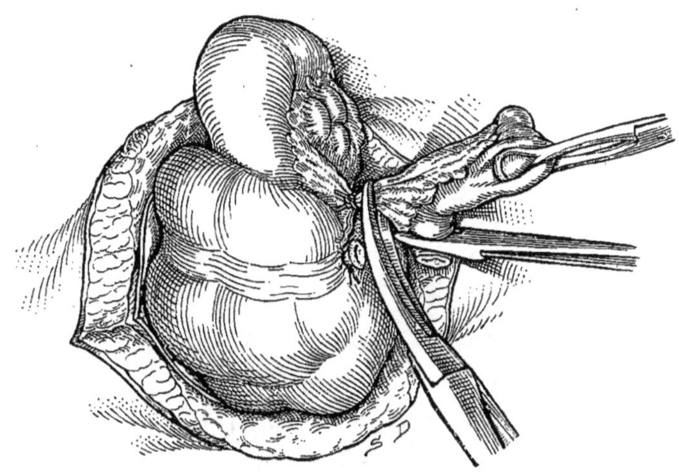

Fig. 148. — Appendicectomie pour appendicite chronique.
Le méso-appendice est lié, puis sectionné.

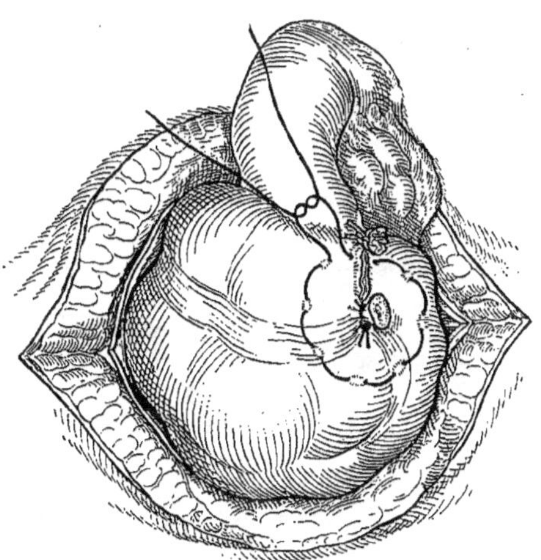

Fig. 149. — Appendicectomie pour appendicite chronique. Suture en bourse (temps inutile).
Enfouissement du moignon appendiculaire : cet enfouissement ne sera fait que *très rarement* (1 sur 20) quand le moignon aura une base dépouillée de séreuse, quand il aura été lié au catgut et non au fil, quand il n'aura pas été coupé au thermo qui doit retirer *toute* la muqueuse.

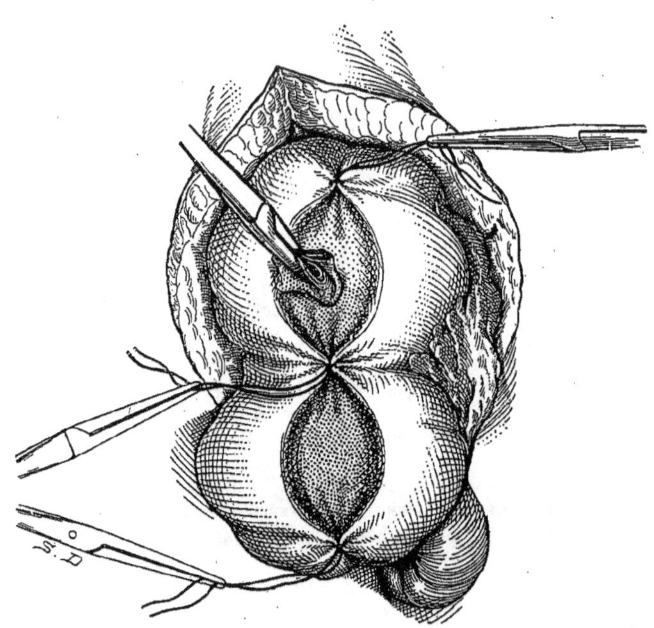

Fig. 150. — Cæco-plicature après appendicectomie pour appendicite chronique.
Trois points jalons ont été posés entre deux bandes verticales. L'espace intermédiaire est iodé, pour favoriser les adhérences séro-séreuses.

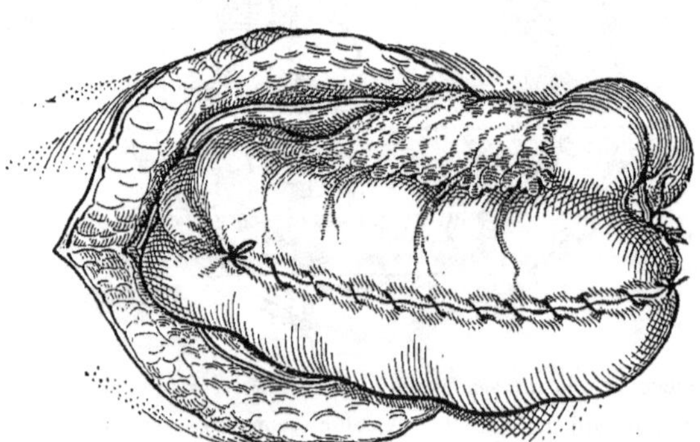

Fig. 151. — Cæco-plicature après appendicectomie pour appendicite chronique.
Surjet de plicature terminée.

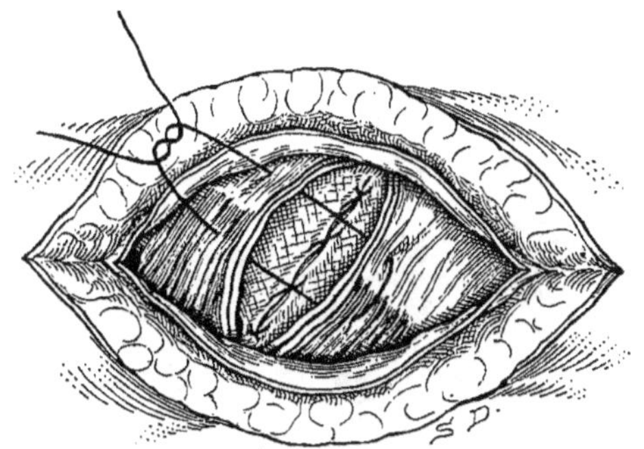

Fig. 152. — APPENDICECTOMIE POUR APPENDICITE CHRONIQUE.
La brèche musculaire due à la dissociation du transverse et du petit oblique est rapprochée par un point de catgut en U.

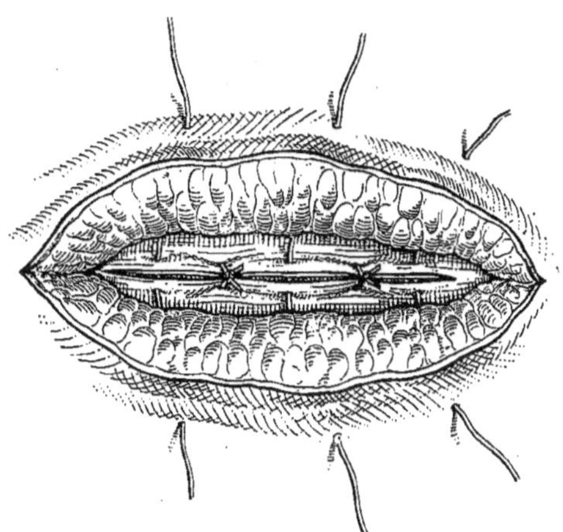

Fig. 153. — APPENDICECTOMIE POUR APPENDICITE CHRONIQUE.
Deux points de catgut sur l'aponévrose du grand oblique et trois points « en masse » (sujet obèse).

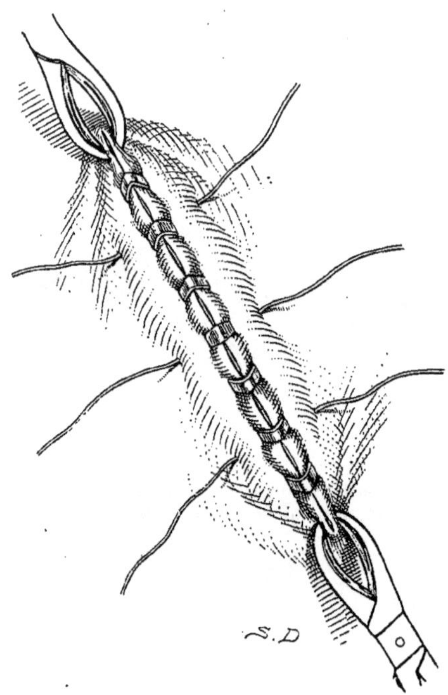

Fig. 154. — Appendicectomie pour appendicite chronique chez un sujet gras.

Fermeture de la peau au moyen d'agrafes. Remarquer le rôle des tenailles qui tirent horizontalement et dans le sens opposé. Une compresse sera interposée entre les fils et la peau pour réaliser l'hémostase du tissu cellulo-graisseux. Sur les sujets maigres, les points « en masse » sont inutiles ; la peau sera réunie avec des fils de lin qui sont moins douloureux et laissent moins de traces que les agrafes.

VI

CANCER DU CÆCUM

HÉMI-COLECTOMIE DROITE

Le traitement du cancer du cæcum a été étudié avec la résection du côlon droit. Nous prions le lecteur de bien vouloir lire ce que nous avons publié à ce sujet dans le Fasc. III de la *Pratique Chirurgicale illustrée*...

Le cas qui a servi de modèle à ces dessins, est celui d'un obèse chez lequel s'imposaient à la fois la plus grande réserve chirurgicale et un soin particulier des sutures intestinales.

Chez les obèses il y a intérêt à soigner particulièrement les sutures intestinales et à réduire le plus possible l'étendue de l'opération. D'une part, ces malades sont peu résistants ; d'autre part, la graisse qui couvre l'intestin nuit à la solidité de la suture. Les sutures termino-terminales sont plus délicates et moins solides.

En présence d'un cancer du cæcum, chez l'obèse, la première idée qui doit venir à l'esprit du chirurgien est celle d'une opération en deux temps :

Soit : *a*) Iléo-sigmoïdostomie ; *b*) Hémi-colectomie droite.

Soit : *a*) Hémi-colectomie droite d'emblée et fixation des bouts intestinaux jumelés à la peau ; *b*) Fermeture de l'anus contre-nature après entérotomie.

Toutefois, dans le cas présent, nous avons fait d'emblée l'hémi-colectomie droite. Pourquoi ? Parce qu'il y avait une masse ganglionnaire énorme dans le mésentère. Cette grosse adénopathie mésentérique dénonçait la virulence du néoplasme et sa marche rapide. De plus, pour faire l'iléo-sigmoïdostomie, il fallait choisir l'endroit de l'iléon à anastomoser avec la sigmoïde ; or, l'endroit de l'iléon voué à la section est commandé par l'étendue de la résection de ce dernier, par l'ischémie consécutive à la résection du mésentère dans lequel sont inclus les ganglions infectés. Ici, l'adénopathie, je le répète, était énorme ; il a donc fallu commencer par supprimer le mésentère pour se rendre compte de l'étendue du territoire intestinal ischémié et du segment de l'iléon qu'il fallait anastomoser. Il est donc des cas où il est nécessaire de faire l'hémi-colectomie droite d'emblée.

Si l'opérateur considère que l'intestin est trop gras pour supporter sans risque les sutures intestinales ; si le sujet paraît trop peu résistant pour supporter une opération de trente à quarante minutes ; il faut réséquer comme nous l'indiquons et fixer les deux bouts intestinaux jumelés à la paroi, l'anus temporaire sera fermé sans risque un mois plus tard.

En principe, nous préférons les anastomoses intestinales bout à bout après résection, ou les termino-latérales en cas d'anastomose.

Chez les obèses, toutefois, l'implantation et l'anastomose bout à bout donnent des résultats médiocres. Les désunions sont fréquentes. La graisse s'oppose à la sécurité des sutures séro-séreuses. L'opérateur doit donc pratiquer des anastomoses latéro-latérales, ou jumeler l'iléon avec le transverse pour le fixer à la paroi, l'anus est fermé un mois plus tard.

En cas de cancer du cæcum, il faudra donc tenir compte : a) *de l'état général du sujet ;* b) *de l'état des lésions.*

Chez les obèses, on aura recours à l'anastomose latéro-latérale, après fermeture des deux extrémités intestinales en cul-de-sac. Maintes fois, nous avons pratiqué cette anastomose, avec le bouton quand le calibre du grêle est large, avec des sutures quand le grêle est étroit. En principe, la suture est mieux. L'application du bouton est-elle plus facile ? *Non.* Un chirurgien médiocre fait des sutures médiocres, mais qui tiennent suffisamment. Un chirurgien médiocre qui applique mal un bouton, risque de produire une désunion rapide. Je considère donc que *le bouton ne peut être appliqué que par des mains habiles.* Je ne parle pas des *bonnes sutures intestinales,* qui ne peuvent être faites que par des mains plus habiles encore.

En résumé, chez un sujet obèse ou cachectique, faire l'opération en deux temps : soit résection et fixation à la paroi, soit une iléo-sigmoïdostomie latérale et, trois semaines après, la résection secondaire.

Chez un sujet résistant et obèse, on fera l'hémi-colectomie droite, suivie de l'anastomose latéro-latérale immédiate, soit au niveau de la sigmoïde, soit au niveau du transverse.

Chez un sujet résistant et maigre, on fera l'hémi-colectomie droite suivie *d'iléo-colostomie termino-terminale,* opération de choix.

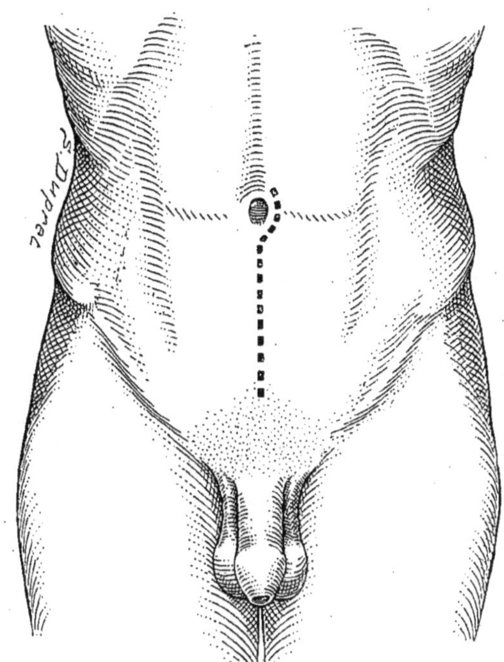

Fig. 155. — Cancer du cæcum. Hémi-colectomie droite.
Incision médiane. Plan incliné. Rachi-anesthésie.

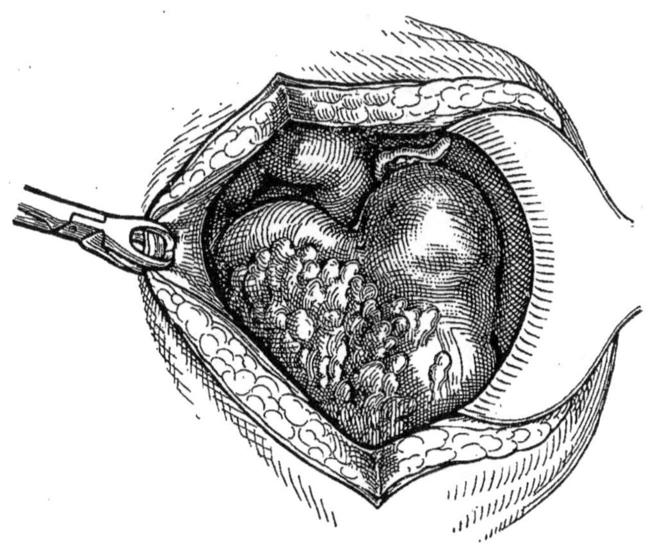

Fig. 156. — Cancer du cæcum. Hémi-colectomie droite.
malade, obèse, présente des mésos graisseux, condition qui oblige le chirurgien à réduire l'acte opératoire au minimum. Le pubis est en haut, l'opérateur à droite.

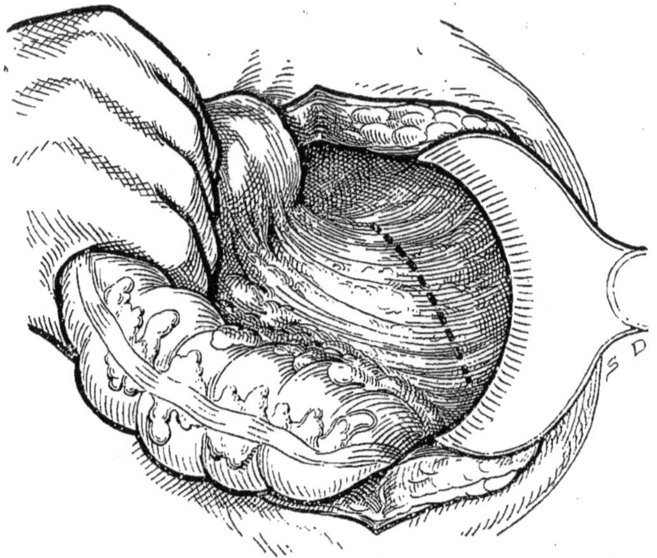

Fig. 157. — Cancer du cæcum. Hémi-colectomie droite.
Décollement colo-pariétal droit. Section du péritoine pariétal, à quelques centimètres du cæcum et du côlon ascendant.

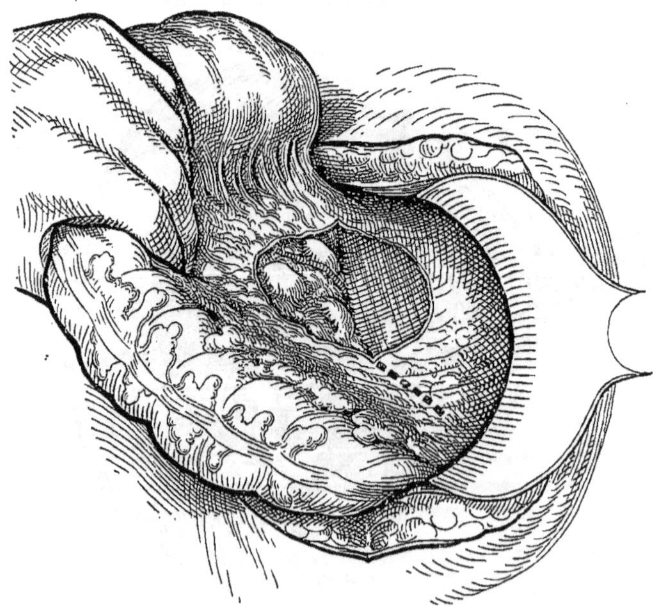

Fig. 158. — Cancer du cæcum. Hémi-colectomie droite.
Décollement colo-pariétal droit. On aperçoit les vaisseaux et les ganglions mésentériques hypertrophiés.

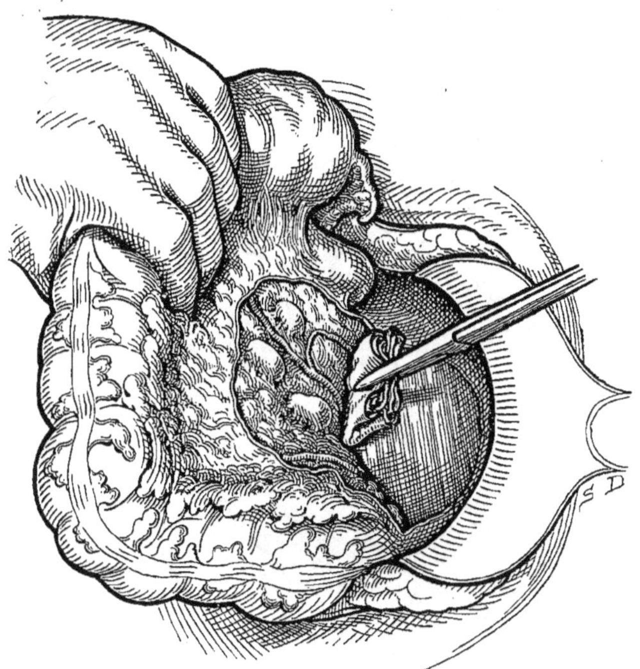

Fig. 159. — Cancer du cæcum. Hémi-colectomie droite.
Décollement colo-pariétal droit. Rôle de la compresse. Les manœuvres seront douces, de façon à ne pas déchirer les veines.

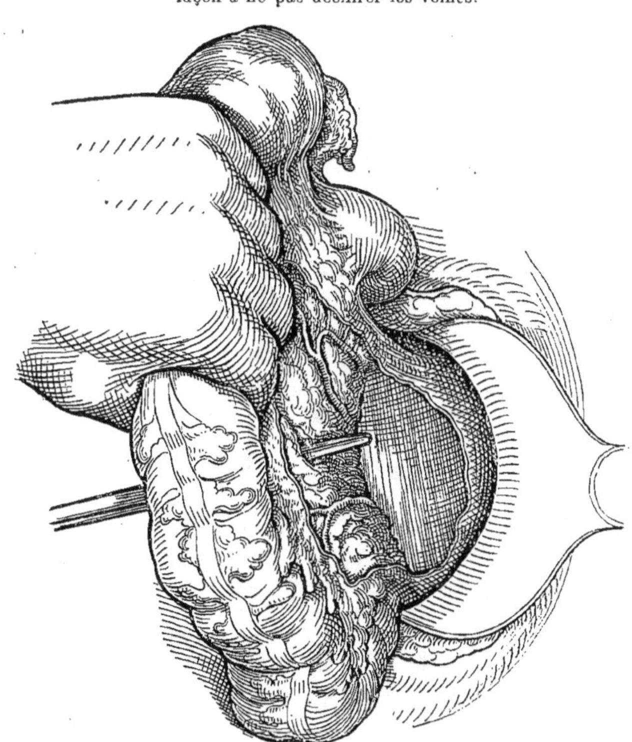

Fig. 160. — Cancer du cæcum. Hémi-colectomie droite.
Hémostase du méso.

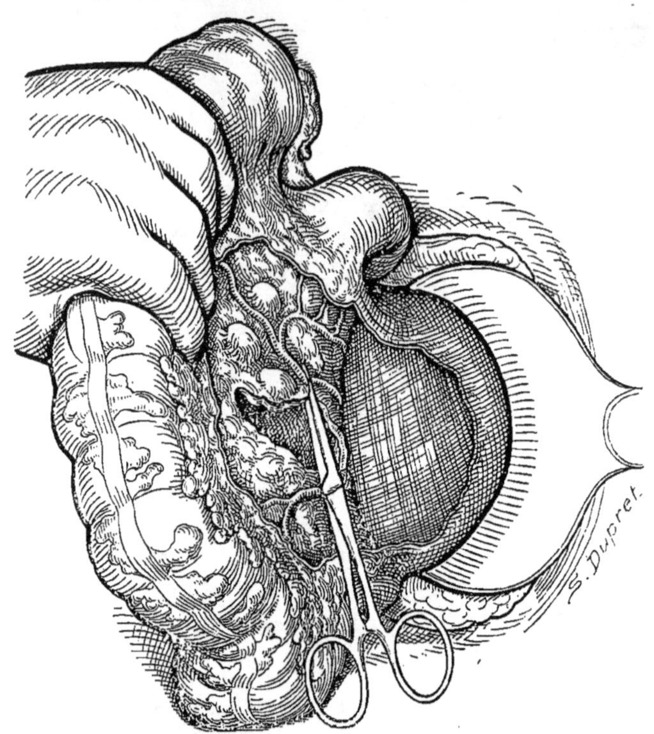

Fig. 161. — Cancer du cæcum. Hémi-colectomie droite.
Hémostase du méso en amont de la masse ganglionnaire qui devra être supprimée

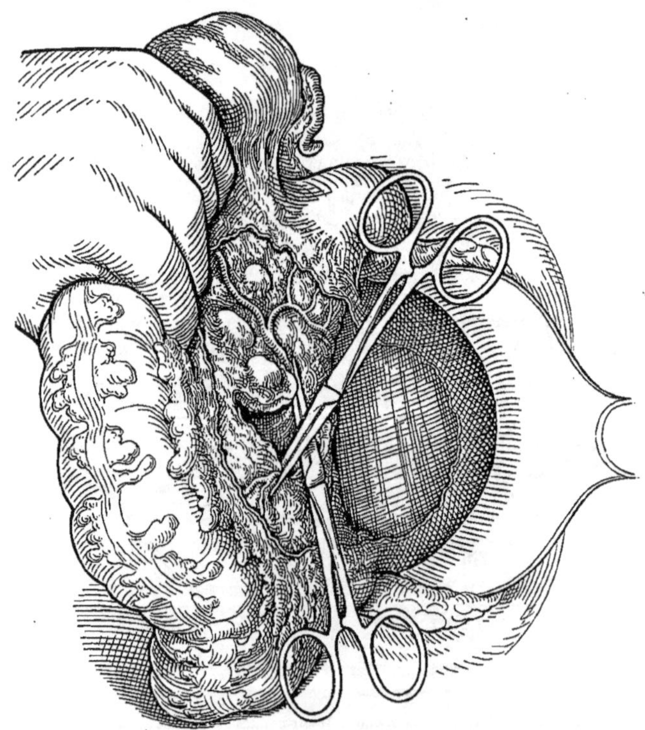

Fig. 162. — Cancer du cæcum. Hémi-colectomie droite.
Hémostase du méso (suite).

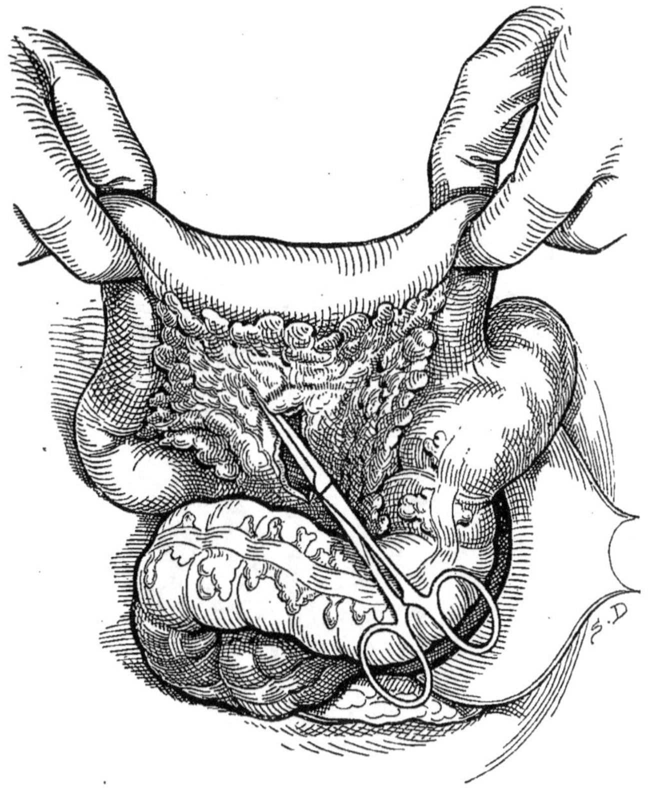

Fig. 163. — CANCER DU CÆCUM. HÉMI-COLECTOMIE DROITE.
Hémostase du mésentère. Remarquer l'infiltration graisseuse du mésentère (malade obèse).

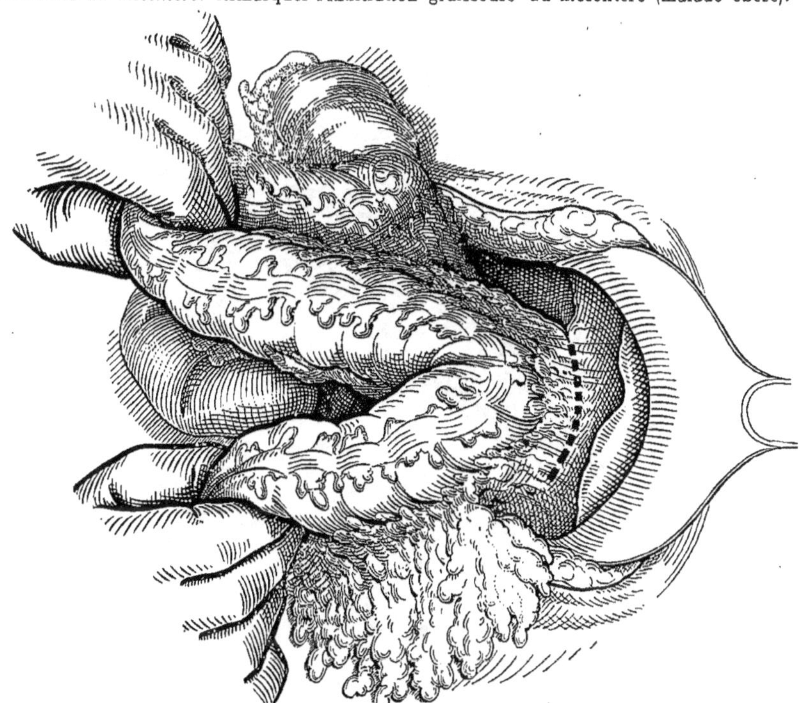

Fig. 164. — CANCER DU CÆCUM. HÉMI-COLECTOMIE DROITE.
Débridement de l'angle hépatique. Le pointillé indique où portera la section du péritoine pariétal. Cette section prolongera le débridement séreux colo-pariétal.

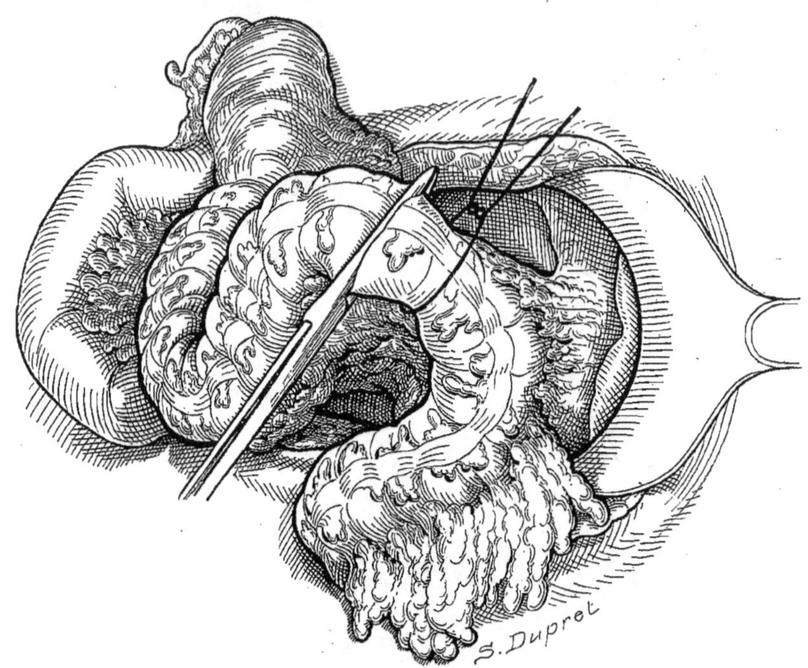

Fig. 165. — Cancer du cæcum. Hémi-colectomie droite.
Ligature du côlon transverse avec un fil solide et après écrasement.

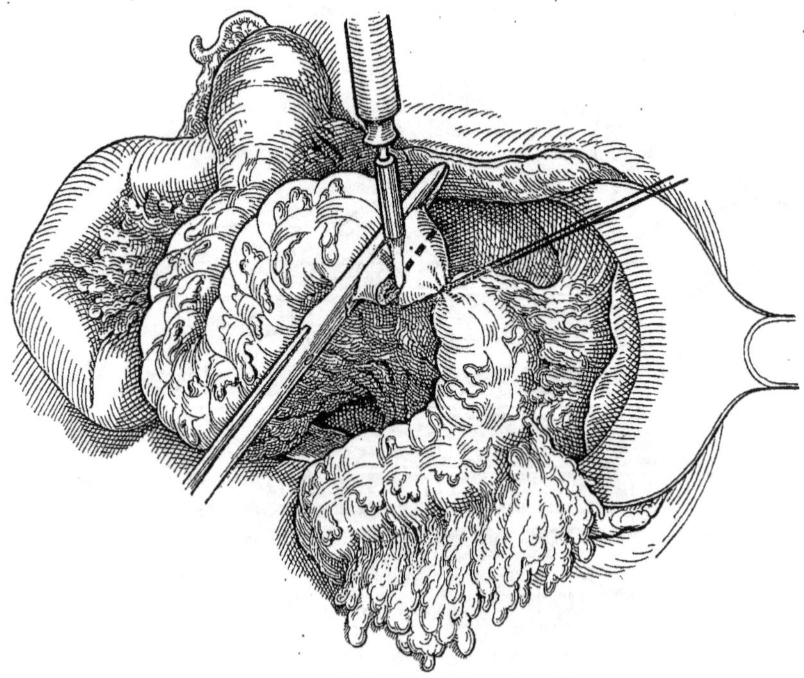

Fig. 166. — Cancer du cæcum. Hémi-colectomie droite.
Section du côlon au thermo sur le segment écrasé.

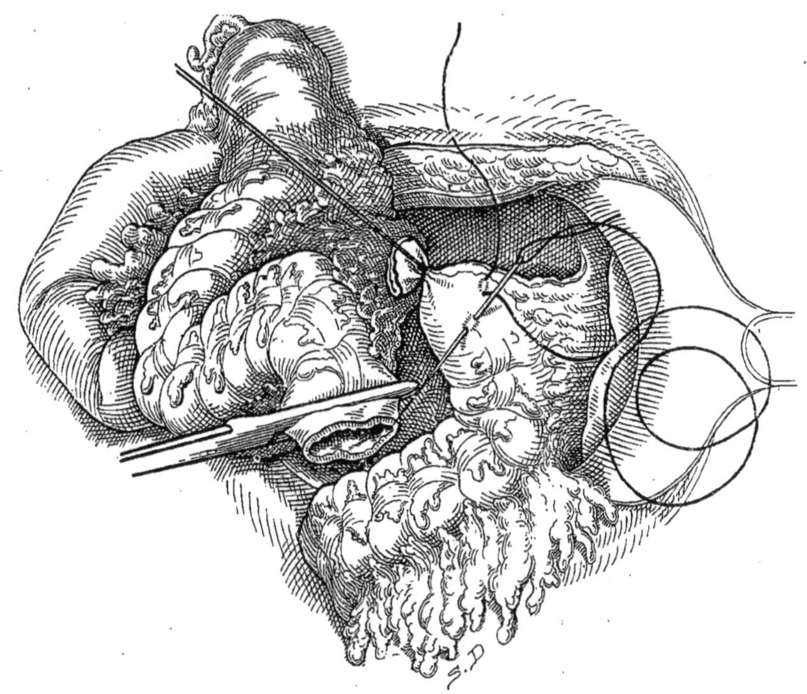

Fig. 167. — CANCER DU CÆCUM. HÉMI-COLECTOMIE DROITE.

Préparation de la suture en bourse, au catgut lent 000. Il est mieux de faire cette suture en bourse sans ligature préalable (THIERRY DE MARTEL) pour éviter la cavité close.

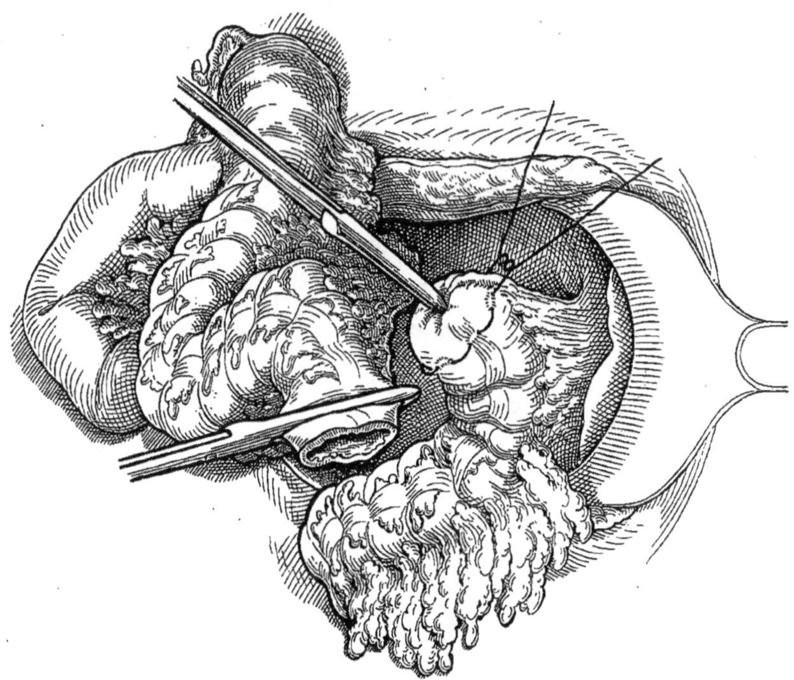

Fig. 168. — CANCER DU CÆCUM. HÉMI-COLECTOMIE DROITE.

Enfouissement du moignon cólique qui doit être minuscule. L'écrasement le fera tomber rapidement dans l'intestin.

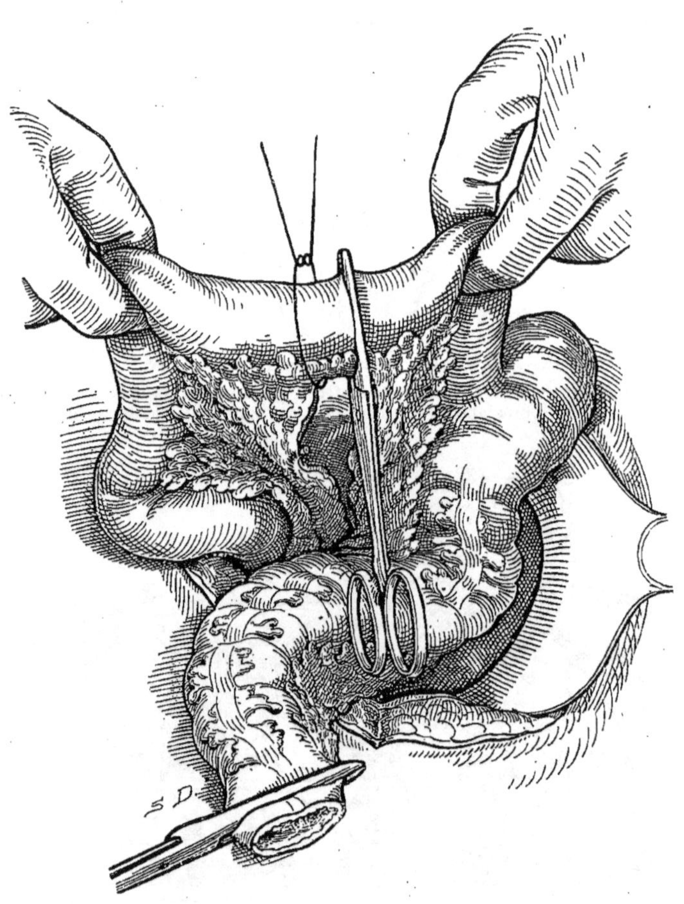

Fig. 169. — Cancer du cæcum. Hémi-colectomie droite.

Section du grêle de 5 à 15 centimètres du cæcum. Cette section doit porter en général assez loin du cæcum, par suite de l'exérèse ganglionnaire de la région iléo-cæcale.

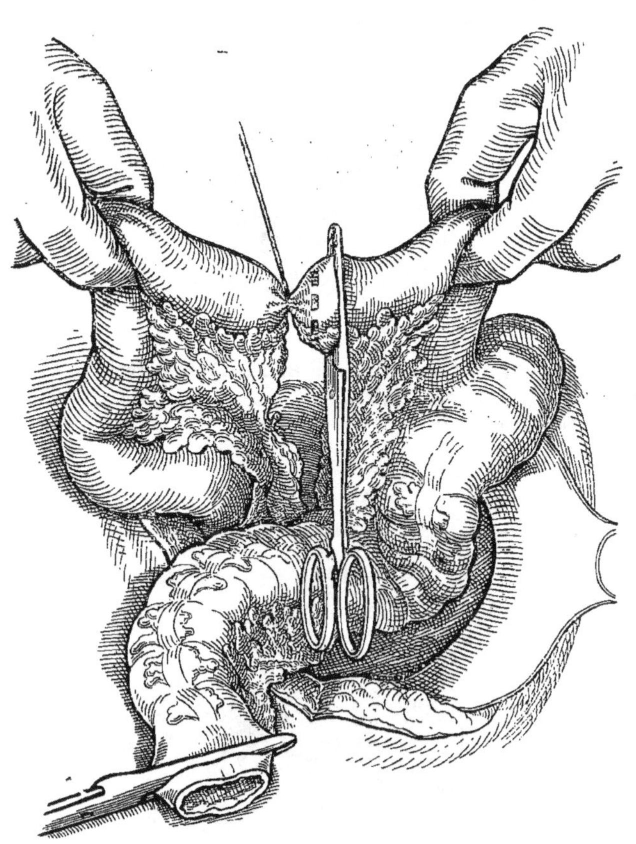

Fig. 170. — CANCER DU CÆCUM. HÉMI-COLECTOMIE DROITE.
Section de l'iléon après ligature.

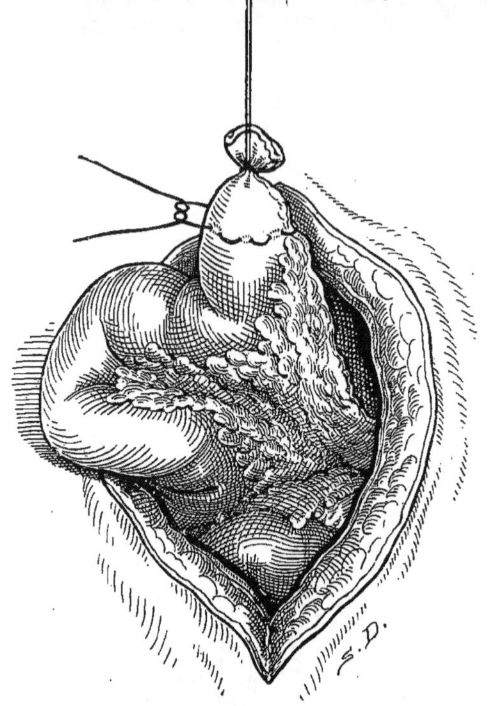

Fig. 171. — Cancer du cæcum Hémi-colectomie droite.

Enfouissement du moignon de l'iléon qui doit être minuscule. Le moignon écrasé, lié et brûlé s'élimine très vite. On peut se dispenser de celle ligature.

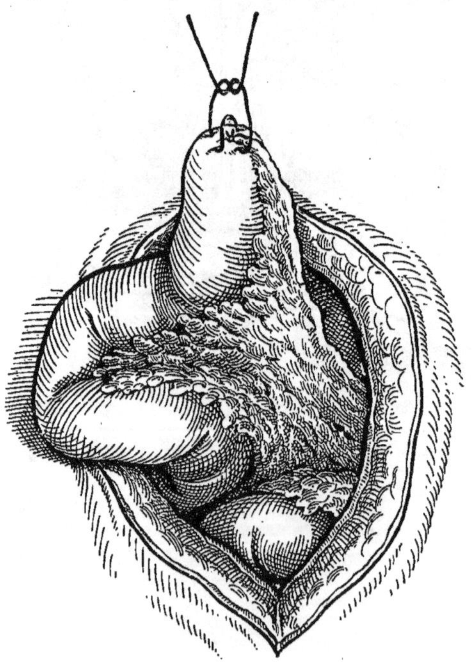

Fig. 172. — Cancer du cæcum. Hémi-colectomie droite.

Point qu'il faut appliquer exceptionnellement quand la suture en bourse paraît insuffisante

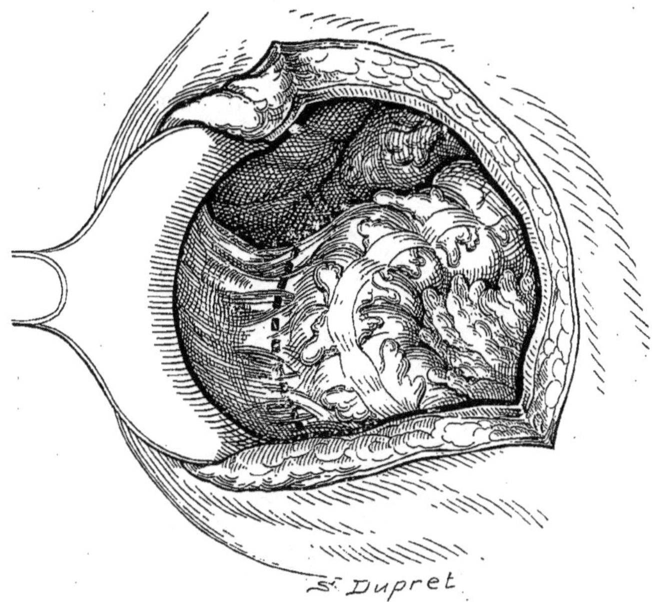

Fig. 173. — CANCER DU CÆCUM. HÉMI-COLECTOMIE DROITE.

Section de la bride colo-sigmoïdienne de LANE (fosse iliaque gauche). Cette section est d'utilité douteuse dans le cas présent où il sera fait une iléo-sigmoïdostomie, mais indispensable dans les cas où on fait une iléo-transversostomie.

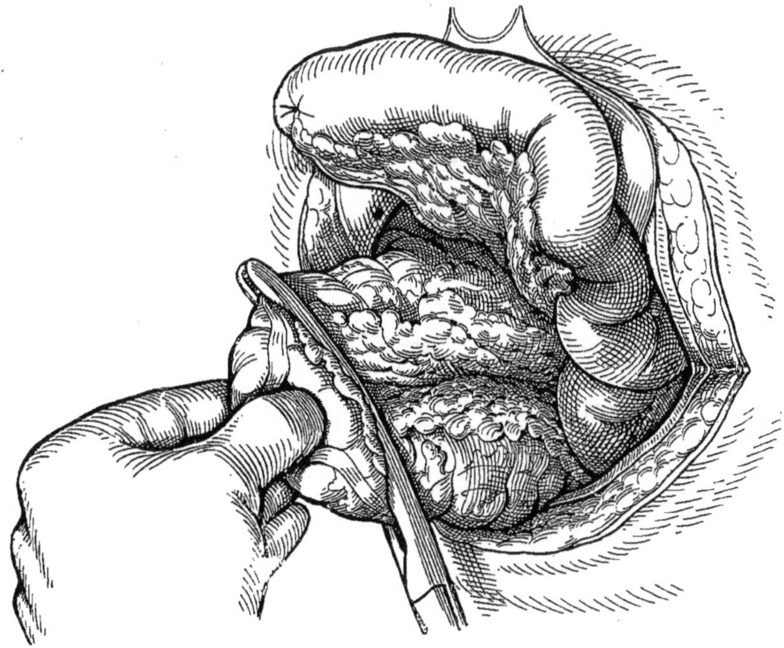

Fig. 174. — CANCER DU CÆCUM. HÉMI-COLECTOMIE DROITE.

Iléo-sigmoïdostomie latéro-latérale. Toutes les sutures seront faites au catgut lent 000. Ce procédé est inférieur à l'iléo-sigmoïdostomie termino-terminale ou latéro-latérale, mais préférable chez les sujets obèses, car la surface séreuse suturable de l'intestin est réduite par la présence de la graisse sous-séreuse. Bien que le côlon sigmoïde soit vide de matières, le clamp coprostatique placé sur lui sert à l'extérioriser.

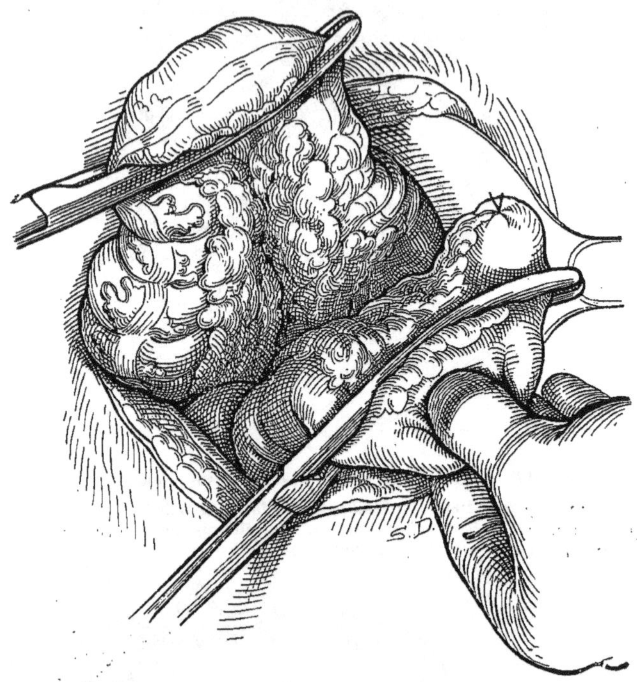

Fig. 175. — Cancer du cæcum. Hémi-colectomie droite.

Iléo-sigmoïdostomie latéro-latérale. L'anastomose se fera le plus près possible du cul-de-sac de façon à éviter l'allongement de ce dernier sous l'influence du péristaltisme.

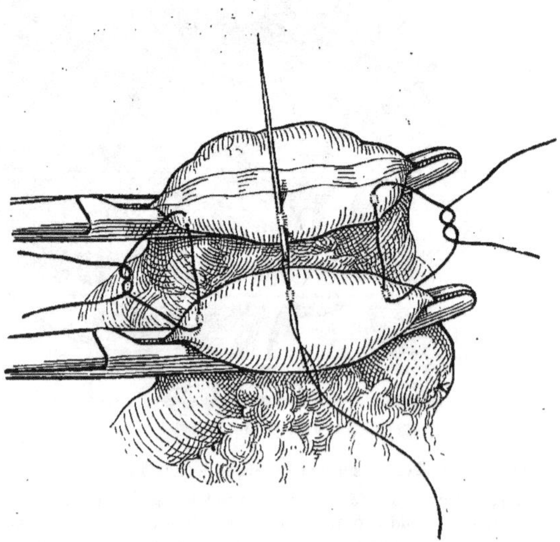

Fig. 176. — Cancer du cæcum. Hémi-colectomie droite.

Iléo-sigmoïdostomie latéro-latérale en trois plans. Suture séro-séreuse postérieure. Trois points d'appui séro-séreux au catgut lent 000. Employer des aiguilles sans chas.

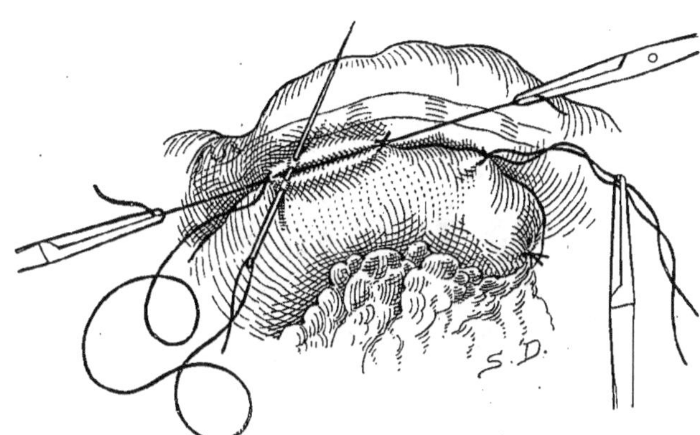

Fig. 177. — CANCER DU CÆCUM. HÉMI-COLECTOMIE DROITE.
Iléo-sigmoïdostomie latéro-latérale en trois plans. Suture séro-séreuse postérieure. Comment on place le surjet séro-séreux postérieur. Ici, l'anastomose n'est point assez près du cul-de-sac grêle. L'opérateur a dû s'éloigner de la fermeture en bourse, à cause du volume d'un moignon intestinal fortement graisseux.

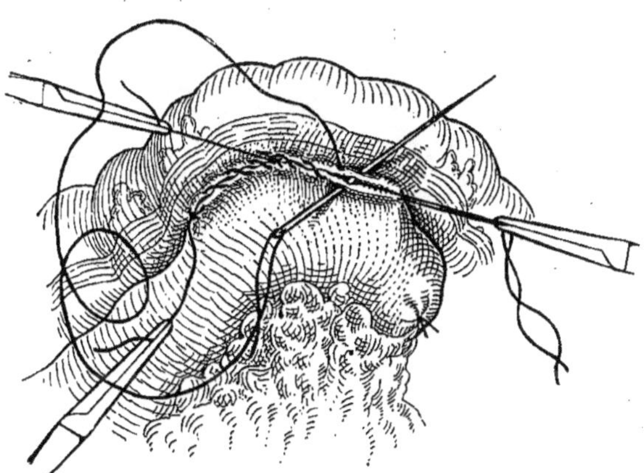

Fig. 178. — CANCER DU CÆCUM. HÉMI-COLECTOMIE DROITE.
Iléo-sigmoïdostomie latéro-latérale en trois plans. Surjet séro-séreux postérieur. Les trois plans sont inutiles si on emploie le point de CONNEL et de CUSHING (V. fascicule V).

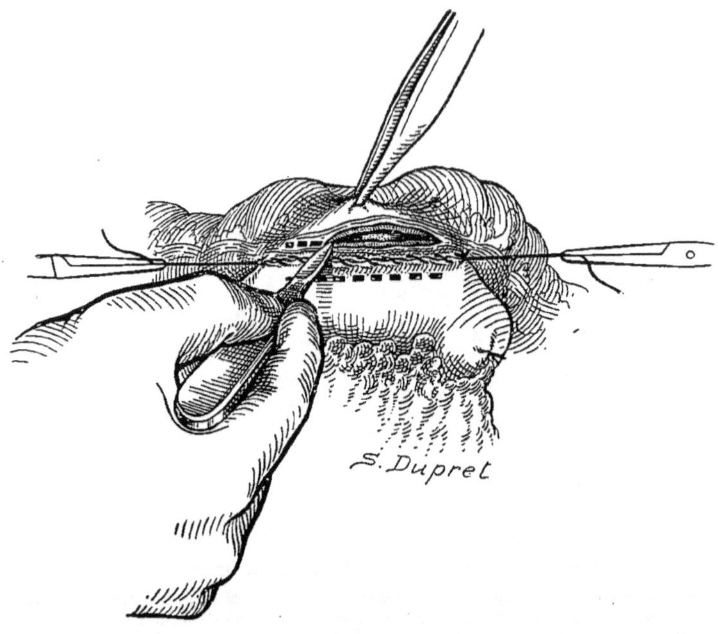

Fig. 179. — CANCER DU CÆCUM. HÉMI-COLECTOMIE DROITE.

Iléo-sigmoïdostomie latéro-latérale en trois plans. Incision de la tunique séro-musculaire. Les trois plans sont inutiles si on emploie le point de CONNEL et de CUSHING (V. fascicule V).

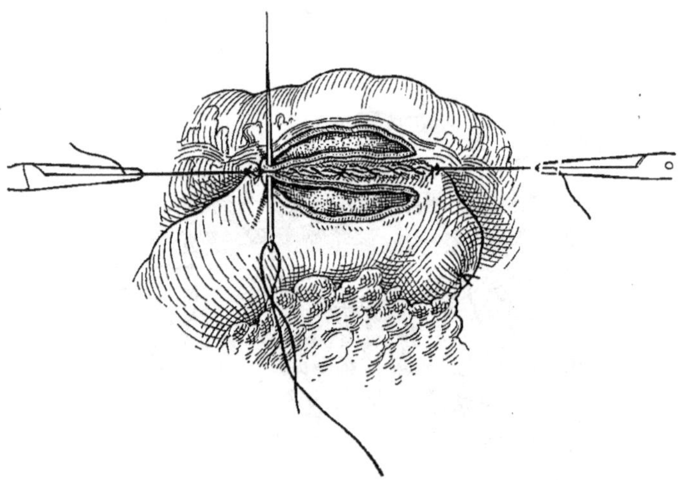

Fig. 180. — CANCER DU CÆCUM. HÉMI-COLECTOMIE DROITE.

Iléo-sigmoïdostomie latéro-latérale en trois plans. Suture de la tranche séro-musculaire. Les trois plans sont inutiles si on emploie le point de CONNEL et de CUSHING (V. fascicule V).

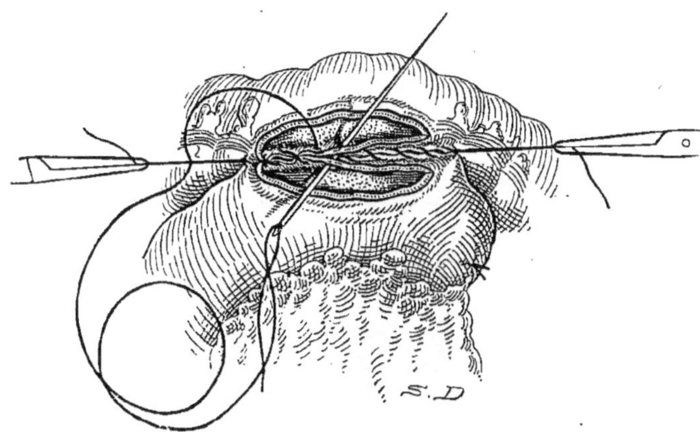

Fig. 181. — Cancer du cæcum. Hémi-colectomie droite.
Iléo-sigmoïdostomie latéro-latérale en trois plans. Surjet de la tranche séro-musculaire postérieure. Les trois plans sont inutiles si on emploie le point de Connel et de Cushing (V. fascicule V).

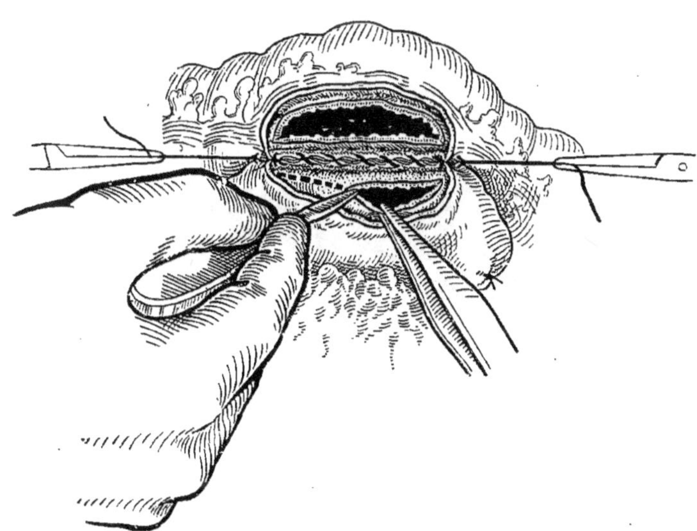

Fig. 182. — Cancer du cæcum. Hémi-colectomie droite.
Iléo-sigmoïdostomie latéro-latérale en trois plans. Section de la muqueuse. Précautions d'asepsie rigoureuse ; lavage à l'éther des cavités intestinales. Les trois plans sont inutiles si on emploie le point de Connel et de Cushing (V. fascicule V).

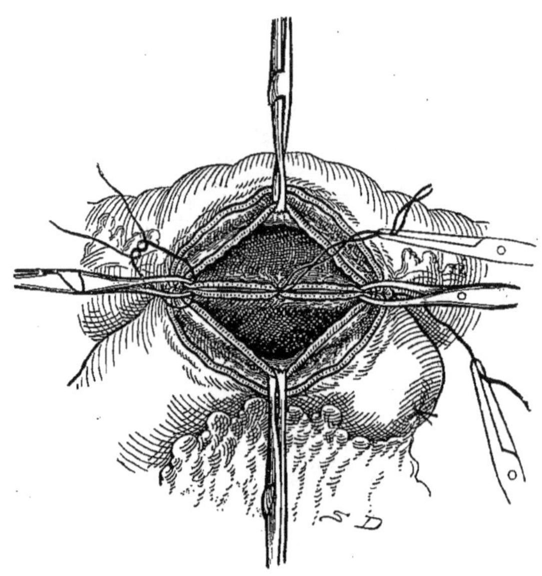

Fig. 183. — CANCER DU CÆCUM. HÉMI-COLECTOMIE DROITE.

Iléo-sigmoïdostomie latéro-latérale en trois plans. Surjet muco-muqueux postérieur. Points d'appui pour bâtir le travail.

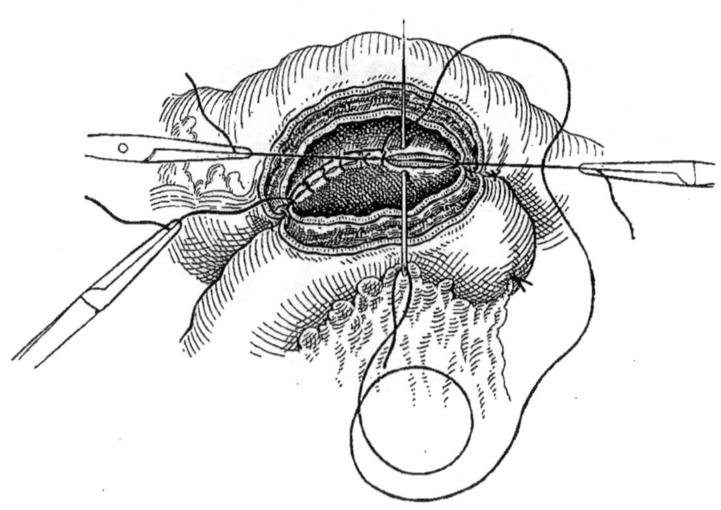

Fig. 184. — CANCER DU CÆCUM. HÉMI-COLECTOMIE DROITE.

Iléo-sigmoïdostomie latéro-latérale en trois plans. Surjet muco-muqueux postérieur au point de feston.

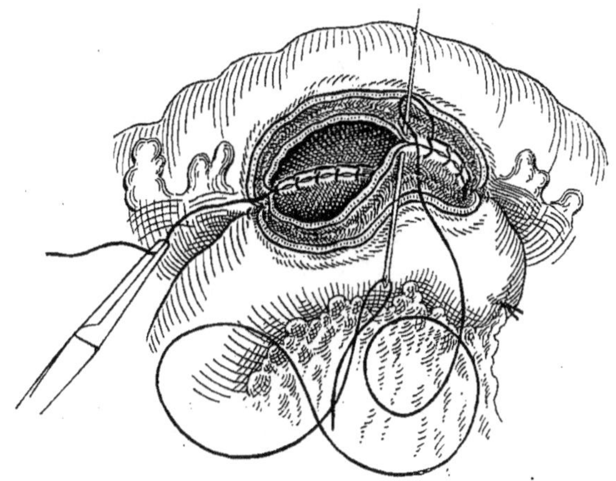

Fig. 185. — Cancer du cæcum. Hémi-colectomie droite.
Iléo-sigmoïdostomie latéro-latérale en trois plans. Suture muco-muqueuse antérieure au point de feston. Les sutures au point de Connel et de Cushing sont préférables (V. fascicule V).

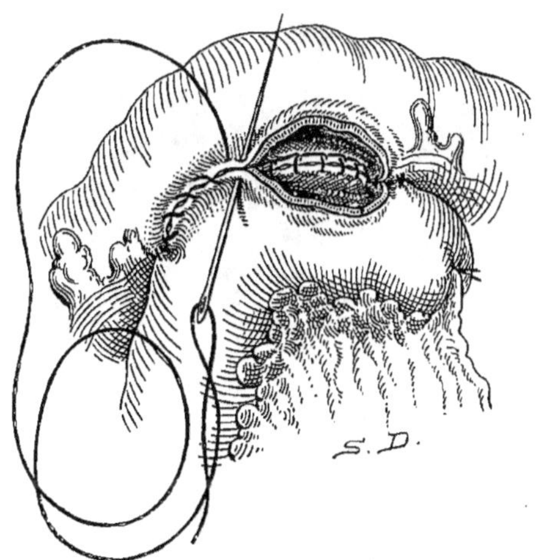

Fig. 186. — Cancer du cæcum. Hémi-colectomie droite.
Iléo-sigmoïdostomie latéro-latérale en trois plans. Suture de la tranche séro-musculaire au surjet. Les sutures au point de Connel et de Cushing sont préférables (V. fascicule V).

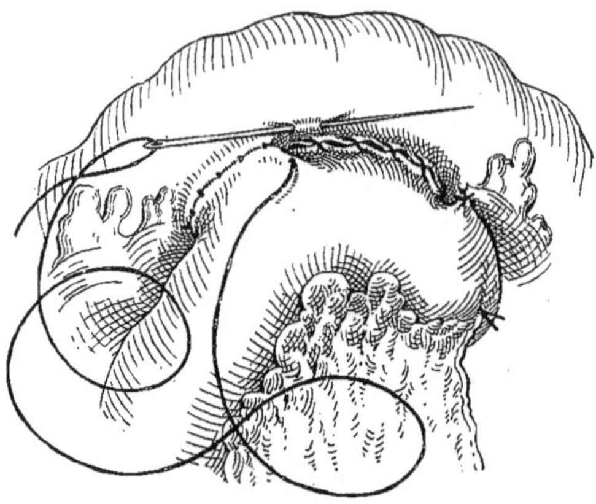

Fig. 187. — Cancer du cæcum. Hémi-colectomie droite.

Iléo-sigmoïdostomie latéro-latérale en trois plans. Suture séro-séreuse antérieure. Point de Cushing. Pour faire cette dernière, l'opérateur a changé de gants et d'instruments ; l'intestin a été lavé à l'éther ; la ligne de suture sous-jacente touchée à la teinture d'iode.

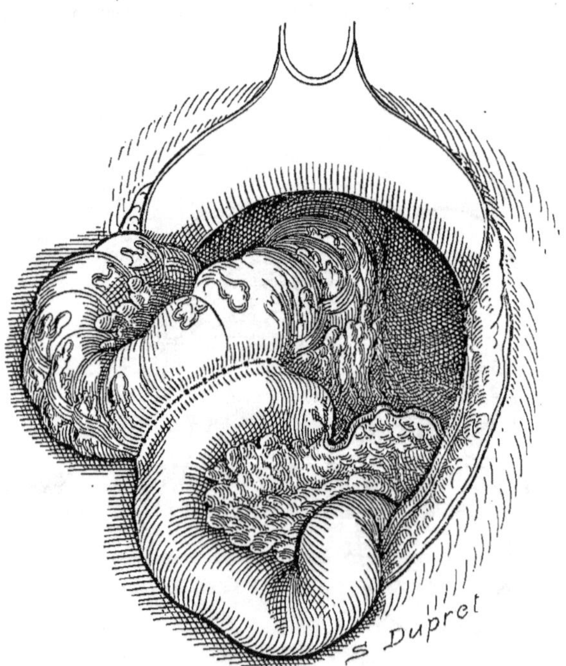

Fig. 188. — Cancer du cæcum. Hémi-colectomie droite.

Iléo-sigmoïdostomie latéro-latérale terminée. Noter que le point de Cushing rend la suture invisible (V. fascicule V).

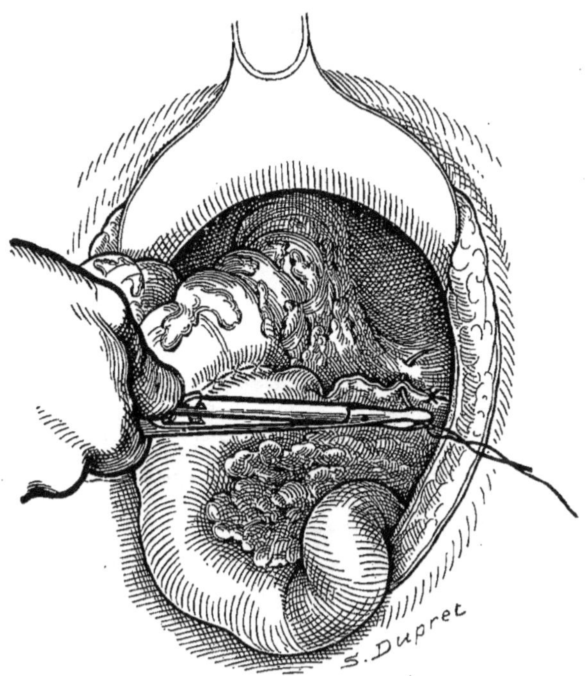

Fig. 189. — Cancer du cæcum. Hémi-colectomie droite.
Suture de la tranche du mésentère avec le méso-sigmoïde pour éviter l'étranglement interne.

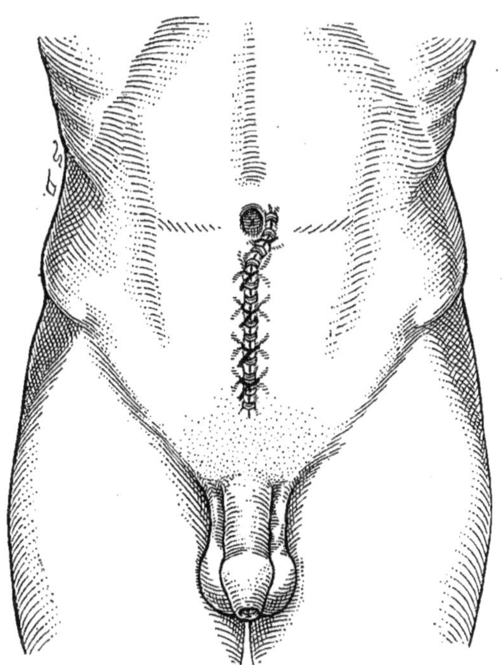

Fig. 190. — Cancer du cæcum. Hémi-colectomie droite.
Fermeture de l'abdomen.

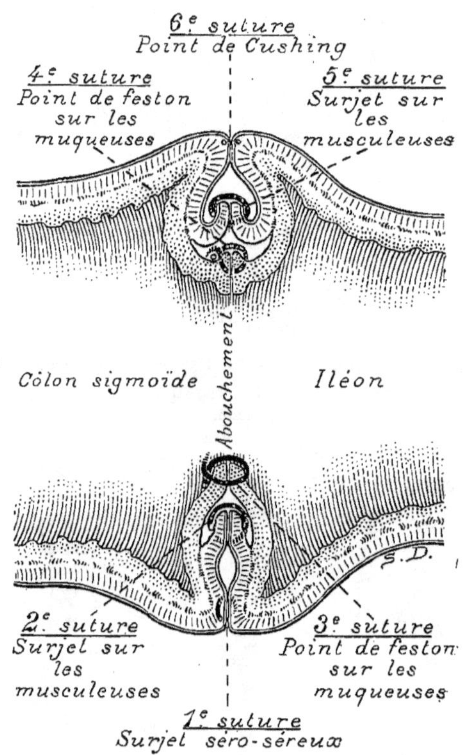

Fig. 191. — Cancer du cæcum. Hémi-colectomie droite.

Iléo-sigmoïdostomie termino-terminale en trois plans (voir figure 193). Schéma de la suture intestinale. Le point de Connel et de Cushing est préférable.

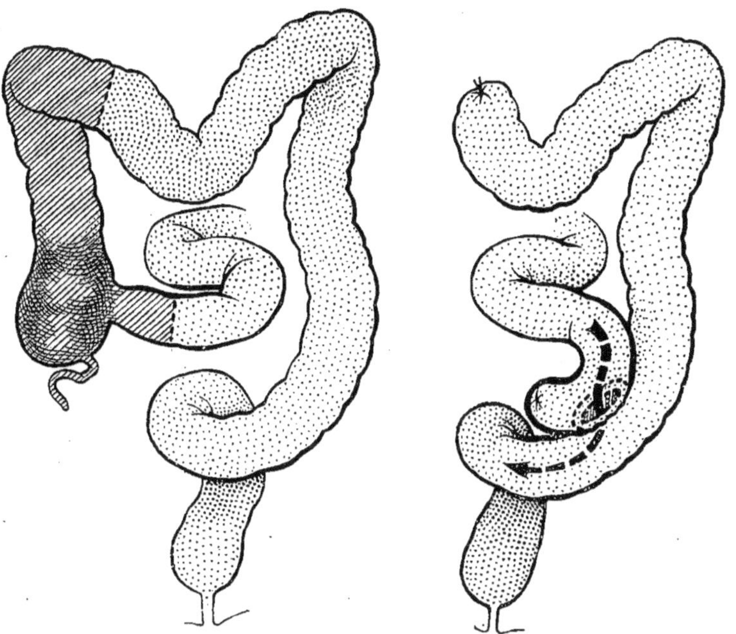

Fig. 192. — CANCER DU CÆCUM. HÉMI-COLECTOMIE DROITE.
Schéma de l'opération complète, avec iléo-sigmoïdostomie latéro-latérale.

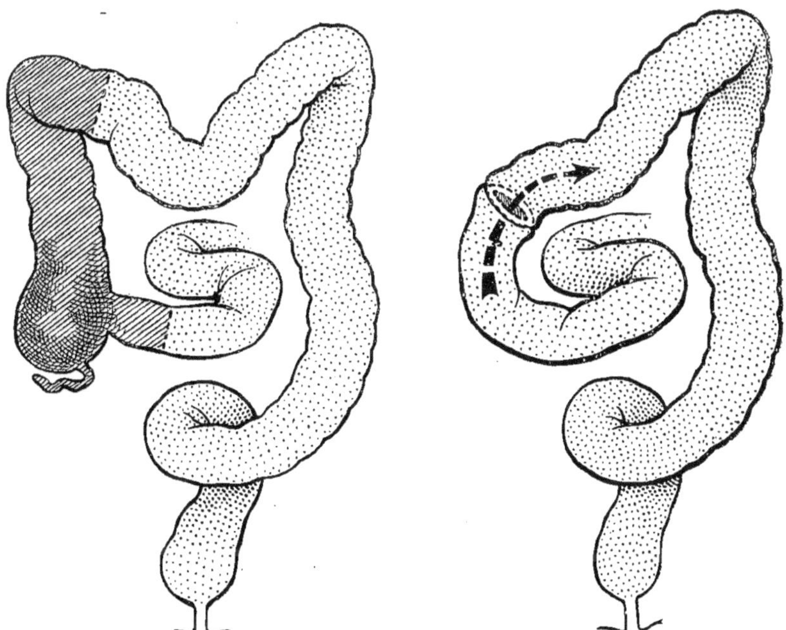

Fig. 193. — CANCER DU CÆCUM. HÉMI-COLECTOMIE DROITE (MIEUX QUE LE PROCÉDÉ PRÉCÉDENT).
Même opération que celle faite d'après les schémas précédents, mais suivie d'une iléo-sigmoïdostomie bout à bout. Ce dernier procédé est *le procédé de choix*, mais il ne devra être utilisé que chez les sujets non obèses, car la suture bout à bout sur l'intestin gras crée des risques supplémentaires (voir figure 191).

VII

ANUS ILIAQUE

L'anus iliaque est indiqué dans les affections suivantes : cancer du rectum, recto-sigmoïdite grave, fistules recto-vaginale, recto-vésicale, etc... chaque fois qu'il est nécessaire de combattre une obstruction recto-sigmoïdienne ou de dériver les matières pour préparer une opération aseptique, pour tarir une fistule, une ulcération rectale.

L'anus peut être *temporaire* ou *définitif*.

Le chirurgien qui pratique un anus iliaque doit se souvenir que l'anus doit être *continent* et *exclusif*.

L'anus doit être continent; cette infirmité perd ainsi une partie de ses inconvénients. Le but est partiellement atteint quand l'intestin est amené à travers les fibres dissociées du muscle grand droit ou du petit oblique, et quand le sujet prend la peine d'éduquer sa nouvelle fonction par un lavement donné matin et soir.

La technique de Lambret ou de Cunéo crée une continence absolue. Nous la décrirons fascicule VIII, nous décrirons ici la méthode la plus simple.

L'anus doit être exclusif, c'est-à-dire provoquer la dérivation complète des matières. Quand il est pratiqué pour une fistule vésicale ou vaginale, il empêche les matières et les gaz de passer dans le vagin ou la vessie ; en cas de recto-sigmoïdite, de cancer douloureux, la dérivation complète amène la cessation des douleurs.

Si l'anus doit être temporaire, l'opérateur dispose l'intestin de façon que la cure radicale soit possible par la suite, pour que cette opération secondaire ne constitue pas une intervention grave et soit sûrement efficace.

Si l'anus est préparatoire, s'il précède une exérèse abdomino-périnéale du rectum, il faut qu'il soit disposé de façon à ne pas rendre impossible l'exérèse complète du bout inférieur.

Dans le fascicule I de la *Pratique Chirurgicale illustrée* nous avons ndiqué un procédé d'anus artificiel qui assure la continence. Toutefois, s'il est facile à réaliser sur les sujets encore résistants, maigres, sur les ventres souples, il devient plus délicat et plus grave sur les sujets cachectiques ou obèses. Aussi, nous croyons préférable de conseiller les procédés simples, *dont les résultats sont sinon parfaits du moins presque toujours satisfaisants.* Nombre de nos opérés ne portent pas d'appareil.

Nous aurons en vue ici la création d'un anus iliaque pour cancer du rectum.

La méthode de traitement du cancer rectal actuellement la plus radicale est l'exérèse abdomino-périnéale. Cette méthode des deux voies combinées donne indiscutablement de meilleurs résultats éloignés que la voie périnéo-sacrée. Elle a le défaut d'être plus grave dans ses suites immédiates. Cette gravité s'accentue encore chez les sujets gras, chez ceux qui ont dépassé la soixantaine et chez les hommes.

Quand on consulte les statistiques, on constate que les femmes supportent mieux le shock opératoire et les suites immédiates de ce vaste délabrement. On a plus de chances de réussite chez une femme pour un cancer adhérent nécessitant l'ablation complémentaire de l'utérus, que chez un homme pour une petite tumeur mobile ou peu adhérente.

Quoi qu'il en soit, ayant affaire à une intervention grave, il faut chercher à en diminuer les risques; il faut la faire souvent en deux temps, c'est-à-dire l'anus iliaque suivi de l'intervention radicale sept à huit semaines plus tard, ceci pour deux raisons : la première est la suppression de la stercorémie, l'arrêt de l'infection de la tumeur par les matières, la diminution des écoulements sanguins et purulents, toutes causes qui affaiblissent le malade. Quant à la deuxième raison, à notre avis, on n'y attache pas d'attention : pratiquer une colostomie iliaque est une opération facile, mais de petites complications peuvent se produire, telles que mauvais fonctionnement de la fistule, infection de la plaie pariétale, rétraction du bout colique dans l'abdomen, sténose de l'orifice par cicatrice cutanée. En réalité, l'anus iliaque est une opération parfois délicate et nécessitant, comme toute intervention, une rigoureuse technique. Il est parfois imprudent d'ajouter dans la même séance chez un malade déjà fragile, les ennuis d'une colostomie compliquée à ceux d'une intervention aussi grave qu'une amputation abdomino-périnéale du rectum.

Donc, actuellement, pour un cancer du rectum, nous suivons habituellement la règle que voici :

A. Sujet de moins de soixante ans, maigre, résistant : amputation abdomino-périnéale en un temps, quel que soit le siège de la tumeur ;

B. Sujet moins résistant que le précédent, mais cancer trop élevé pour prendre la voie périnéale : amputation abdomino-périnéale en deux temps ;

C. Dans tous les autres cas, anus iliaque, puis quelques semaines plus tard : exérèse périnéale.

Si le résultat fonctionnel de l'anus iliaque est imparfait et si la survie escomptée est appréciable, il est toujours facile de faire une retouche utile.

Nous ne connaissons que deux procédés simples :

Celui de Maydl-Reclus qui consiste à extérioriser l'anse colique gauche à travers une boutonnière musculaire et cutanée, et à le maintenir au dehors par une tige rigide passée dans le méso.

Celui de Jeannel, qui remplace la tige rigide par un pont cutané.

Dans l'un et l'autre, c'est la boutonnière musculaire à travers les petit oblique et transverse qui joue le rôle de sphincter.

Employer l'une ou l'autre méthodes, suivant le cas. Pour la chirurgie de l'anus artificiel, comme pour toute chirurgie intestinale, il y a la chirurgie des *maigres* et la chirurgie des *gras* ; d'autre part, on peut avoir affaire à un malade en état d'occlusion ou à un malade non obstrué. Donc :

a) Si on se trouve en présence d'un malade gras ou en état d'occlusion, on emploiera le procédé le plus simple et le plus rapide, le procédé de Reclus.

b) Si on se trouve en présence d'un malade maigre et non obstrué, on emploiera le procédé peut-être un peu moins simple et moins rapide, celui de Jeannel.

1° Méthode de Reclus. — Nous n'insisterons pas sur cette technique, que tout le monde connaît. L'opérateur fait une incision de Mac Burney à gauche, recherche l'anse et l'extériorise ; il passe dans le méso soit une baguette de verre, soit une pagaye, qui maintient l'anse dehors. Personnellement, comme tige rigide, nous employons un instrument en forme de *pagaye*, constitué par deux tubes métalliques s'emboîtant l'un dans l'autre, ce qui permet de régler la longueur et d'en simplifier la manœuvre. Aucune suture ; la plaie cutanée est rétrécie par quelques agrafes.

L'intestin est ponctionné au thermo, dans les heures qui suivent ou le lendemain, pour le passage des gaz; huit jours plus tard, il est sectionné plus largement ou complètement pour le débit régulier des matières.

La tige rigide doit rester en place douze à quinze jours, pour assurer la formation de l'éperon.

2° Méthode de Jeannel. — Technique. — Les figures ci-jointes permettront de comprendre aisément la technique, d'ailleurs très simple et très rapide, de ce procédé.

a) *Incision de la peau* en sorte de chapeau « haut de forme », au niveau de la fosse iliaque gauche. A noter que le petit lambeau cutané moyen doit avoir 4 centimètres environ de long sur 3 centimètres de large. On le dissèque et on le rabat au dehors en conservant sur sa face profonde tout le tissu cellulo-graisseux pour assurer une bonne nutrition.

b) *Incision de l'aponévrose du grand oblique* dans le sens de ses fibres; cette incision doit être longue, au moins 7 centimètres, pour ne pas gêner les manœuvres et pour ne pas risquer l'étranglement secondaire de l'anse extériorisée par le tissu fibreux inextensible.

c) *Dissociation transversale des fibres du petit oblique et du transverse*, comme pour enlever un appendice.

d) *Ouverture du péritoine*, dans le sens transversal également.

e) *Recherche et extériorisation de l'anse sigmoïde*. — Si elle ne vient pas facilement, explorer la face externe du méso et découvrir à ce niveau la présence d'une bride de Lane qui va du méso à la paroi iliaque. Sectionner la bride de la pointe du bistouri ou à petits coups de ciseaux, et le méso se laisse aisément attirer. Nous ne saurions trop insister sur ce point de technique, qui rend toujours possible l'extériorisation de l'anus.

f) Une fois l'anse extériorisée, *chercher à quel point on placera l'anus*. et pour ce faire, exercer des tractions sur le bout supérieur de l'intestin, aussi longtemps qu'il veut bien se laisser amener. C'est là qu'il faudra placer l'anus.

g) Après avoir repéré le segment cherché, *perforer*, en ménageant les arcades vasculaires, *le bord intestinal du méso au-dessous de ce point*, par une pince mousse, en allant de dedans en dehors; saisir avec cette pince le lambeau cutané, l'attirer à travers la brèche méso-colique; suturer le bord libre du lambeau par trois points séparés au bord opposé de la plaie.

h) *Pas de suture, ni sur l'intestin, ni sur les diverses couches de la paroi abdominale*. — Rétrécir en haut et en bas la plaie cutanée, par quelques points de suture. Ne pas trop rétrécir l'orifice cutané; il faut que l'anse y joue facilement; ce sont les muscles qui forment le sphincter nouveau et non la peau; d'autre part, secondairement, l'orifice cutané sera toujours plus étroit par formation d'un anneau cicatriciel à la jonction de la surface cutanée et de la muqueuse intestinale.

Soins consécutifs. — Dès que le malade est gêné par les gaz, faire une ponction dans l'anse avec la pointe du thermo. Faire boire abondamment le malade, mais alimentation très réduite pendant les premiers jours.

Quand faudra-t-il sectionner l'intestin complètement? — Le plus tard possible, sans dépasser huit ou dix jours. Si on peut attendre ce laps de temps, la plaie cutanée a le temps de se cicatriser et l'irruption des matières n'entraînera pas d'infection locale. Cette durée peut paraître assez longue, mais nous remarquerons que d'une part nous avons affaire par définition à un malade sans occlusion et que, d'autre part, si l'intestin n'a pas été trop serré, les gaz et les matières même peuvent continuer, dans une certaine mesure, à circuler dans l'anse et à gagner le rectum pour s'évacuer par les voies naturelles.

Il ne faut pas, pour couper l'anse colique, dépasser huit ou dix jours; nous avons remarqué, dans quelques cas favorables, où nous avions pu ouvrir l'anus le douzième jour, que le rétablissement de la circulation intestinale avait été pénible à réaliser. On aidera ce rétablissement par des lavages dans le bout supérieur d'abord, puis par de petites purgations. Une fois le malade guéri de cette intervention, il faudra l'éduquer pour rendre la colostomie relativement continente. Pour ce faire, tous les jours, à la même heure, le malade fera un petit lavage dans son nouvel orifice anal et s'efforcera de le garder le plus longtemps possible en contractant sa paroi et en s'aidant au besoin de la main et d'un tampon pour occlure l'orifice. Il est rare qu'en six semaines, deux mois, il n'arrive à en régler le fonctionnement d'une façon satisfaisante.

Complications. — Nous ne parlerons que de celles inhérentes à ce procédé. Elles sont peu nombreuses.

La plaie, à la suite d'une ouverture prématurée de l'intestin, peut s'infecter, les sutures lâcher; le pont cutané peut alors céder. Il faudra nettoyer soigneusement la plaie plusieurs fois par jour. L'isoler autant que possible des matières par un corps gras, la pommade au collargol, en particulier, et attendre que la plaie guérisse par bourgeonnement ; le résultat sera moins beau.

Si on a trop rétréci la plaie cutanée, il se peut que l'intestin soit étranglé et ne laisse pas passer les matières : cette complication, qui nous est arrivée une fois, nous a obligé à faire sauter le pont cutané. Si l'intestin est à l'aise et si la section du côlon n'est pas faite avant huit jours, ces accidents ne se produisent pas.

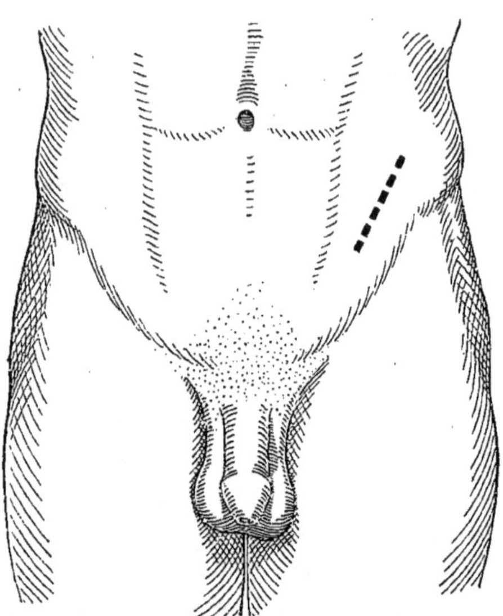

Fig. 194. — Anus iliaque gauche.
Incision de la peau qui correspond à l'incision de Marc Burney à droite.

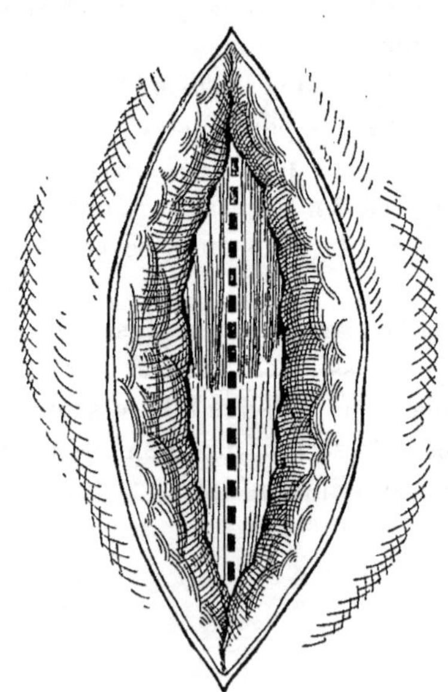

Fig. 195. — Anus iliaque gauche.
Dissociation musculo-aponévrotique du premier plan.

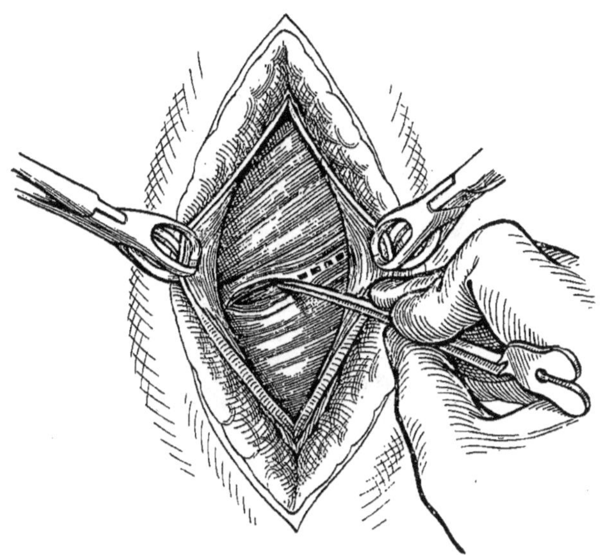

Fig. 196. — ANUS ILIAQUE GAUCHE.
Dissociation des muscles obliques.

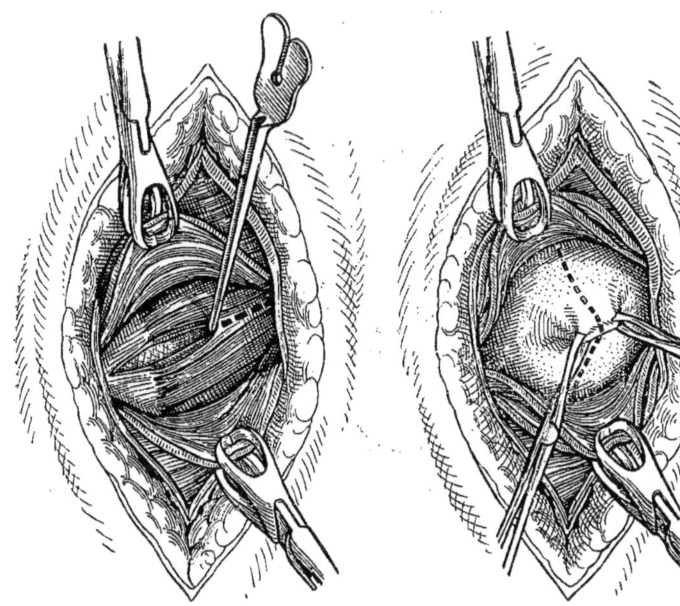

Fig. 197. — ANUS ILIAQUE GAUCHE.
Dissociation du transverse.

Fig. 198. — ANUS ILIAQUE GAUCHE.
Ouverture du péritoine.

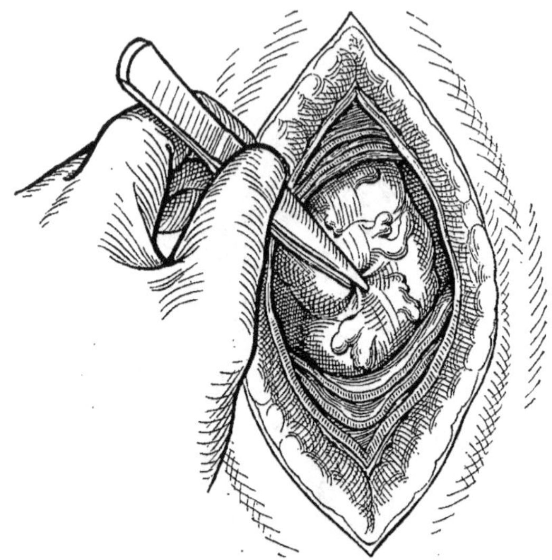

Fig. 199. — Anus iliaque gauche.
Exploration de la sigmoïde.

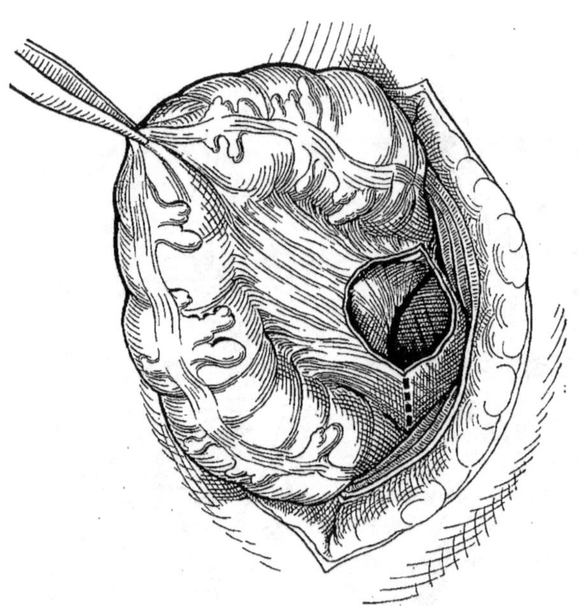

Fig. 200. — Anus iliaque gauche.
Bride péritonéale, sectionnée pour mobiliser l'anse qui ne se laissai pas tirer suffisamment hors du ventre.

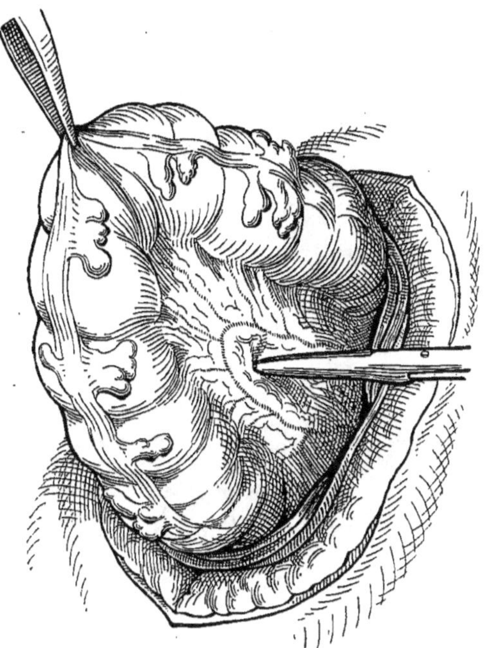

Fig. 201. — Anus iliaque gauche.
Ouverture d'un espace artériel méso-colique.

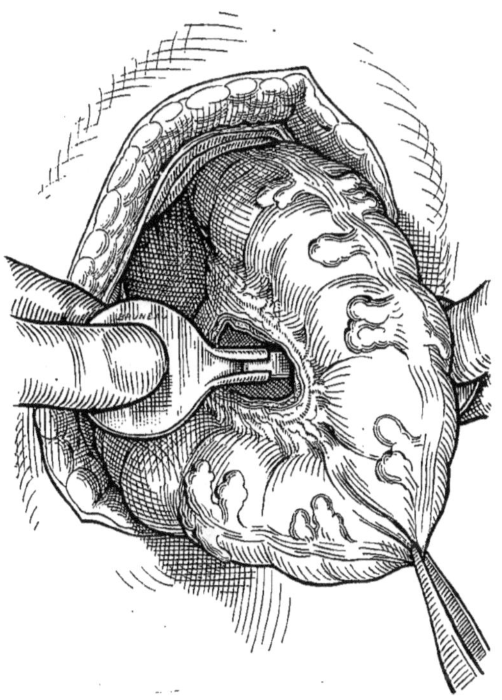

Fig. 202. — Anus iliaque gauche.
Introduction d'une pièce de la pagaie métallique.

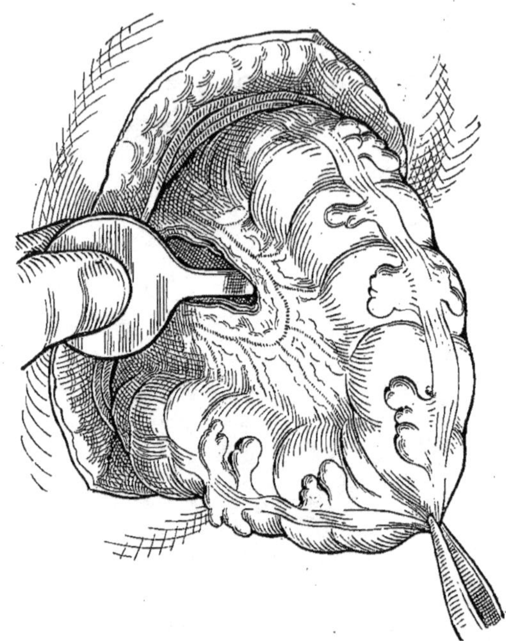

Fig. 203. — Anus iliaque gauche.
Introduction d'une seconde pièce de la pagaie métallique.

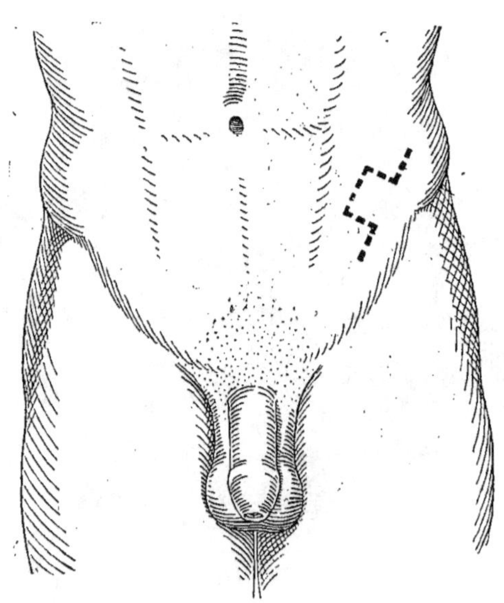

Fig. 204. — Anus iliaque gauche.
La meilleure incision cutanée pour anus artificiel.

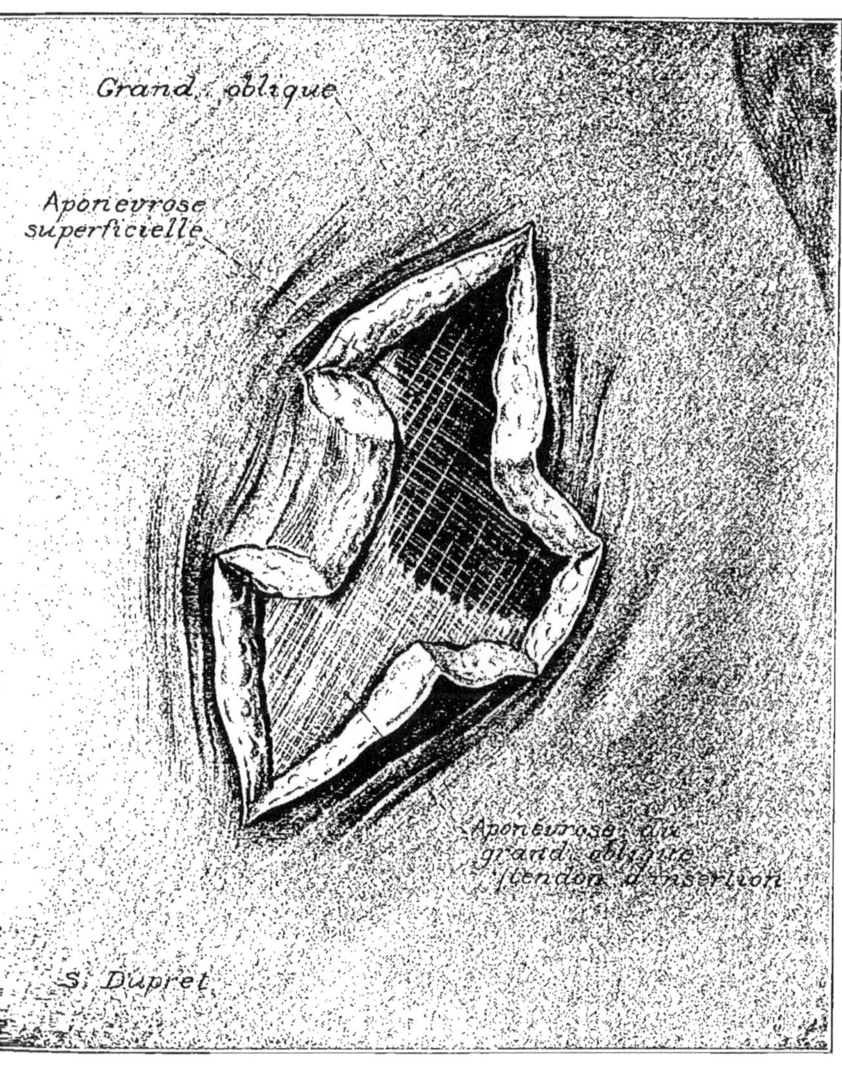

Fig. 205. — Anus iliaque gauche.
L'incision cutanée est faite : on voit au fond le grand oblique et son aponévrose (Dartigues).

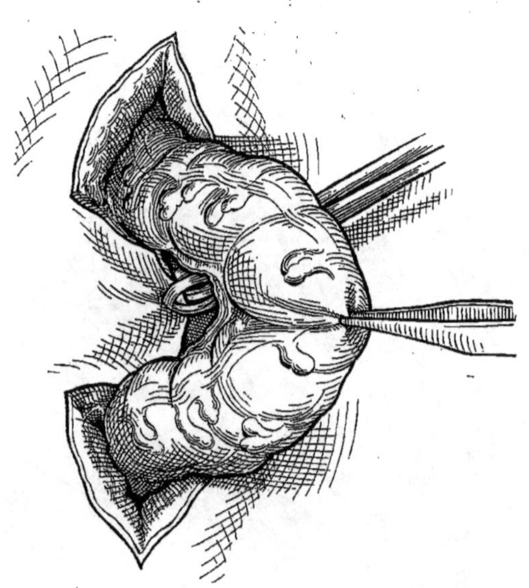

Fig. 206. — Anus iliaque gauche.
Une tenaille attire le pont cutané dans la brèche du méso.

Fig. 207. — ANUS ILIAQUE GAUCHE.

[illegible] lambeau formant le pont cutané. sont fixés provisoirement par deux pinces de [illegible] destinés à fermer la paroi abdominale, sont passés autour de l'anse exté[illegible])

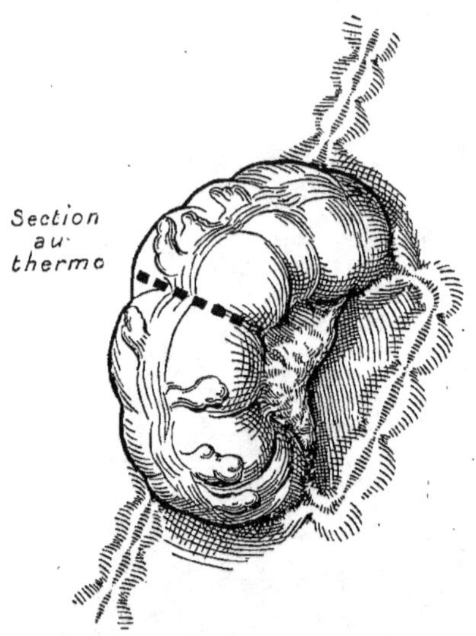

Fig. 208. — Anus iliaque gauche.

Aspect de la paroi abdominale quelques jours après l'opération. Les points de suture ont été retirés. L'opérateur a ponctionné l'intestin pour le passage des gaz. La section complète du côlon sera faite au bout de 8 ou 10 jours seulement.

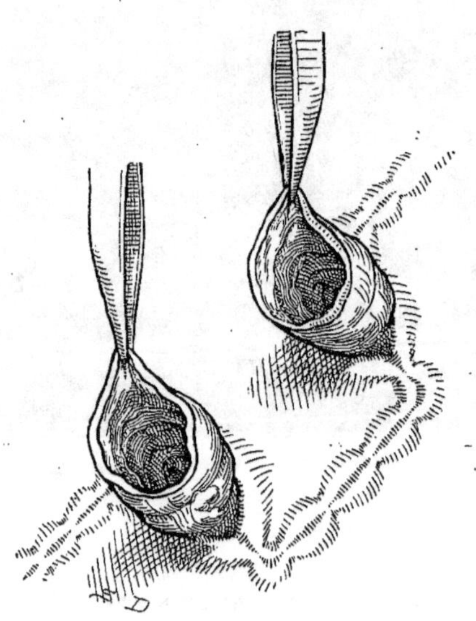

Fig. 209. — Anus iliaque gauche.

Aspect des extrémités du côlon après section au thermo.

Fig. 210. — Anus iliaque gauche.

[illegible] plus tard, quand on a pratiqué la section de l'intestin; sur l'anus [illegible] verre de Paul, afin d'éviter la souillure par les matières

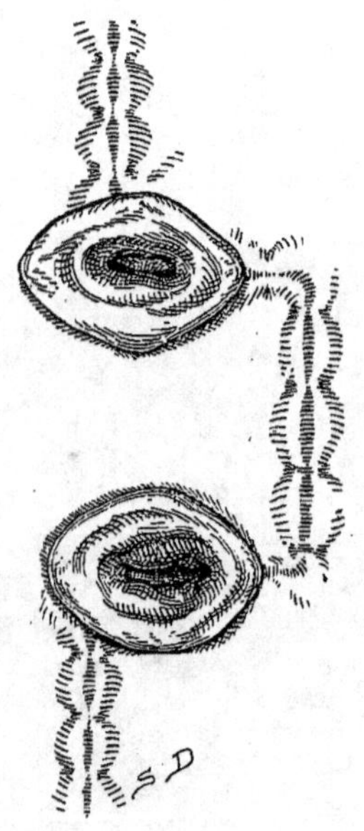

Fig. 211. — Anus iliaque gauche.
Aspect des bouts intestinaux six semaines plus tard.

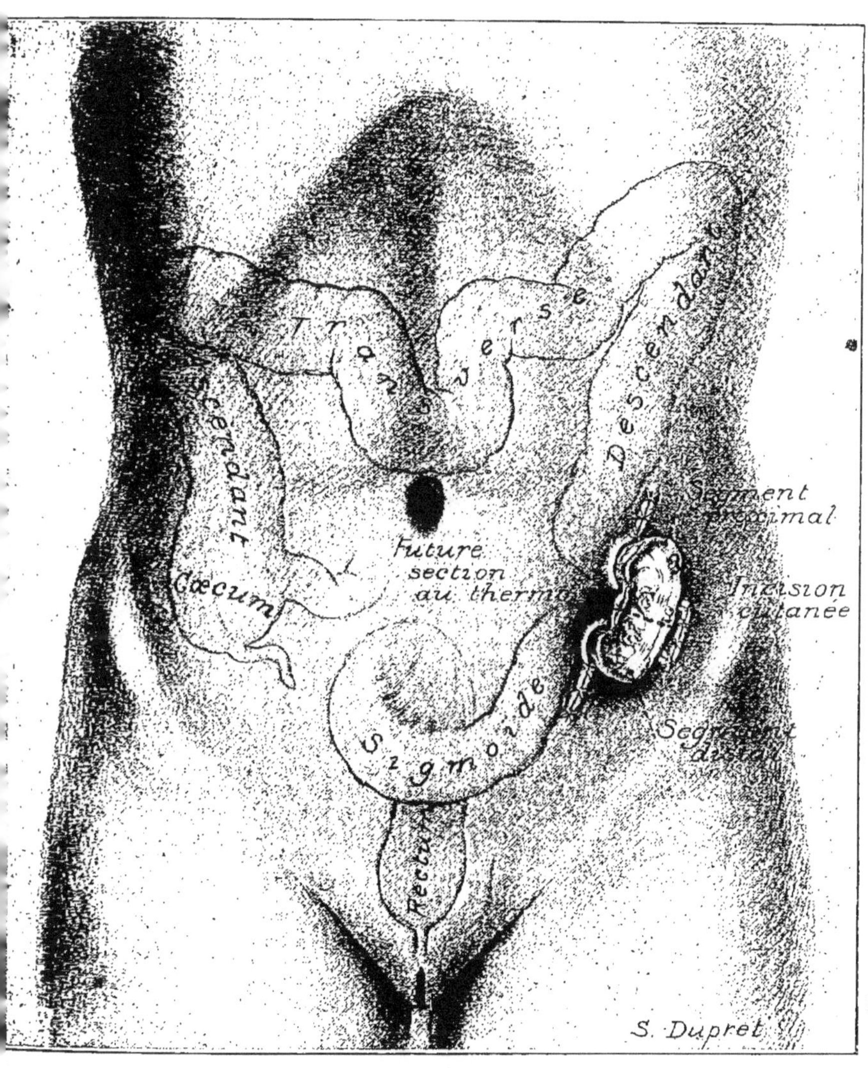

Fig. 212. — ANUS ILIAQUE GAUCHE.

Disposition de l'anse sigmoïde, une fois terminée l'opération de l'anus à *lambeau ou verrou* ; par transparence pariétale on voit, schématisée, la disposition normale du cæco-côlon-sigmoïdo-rectum ou gros intestin (DARTIGUES).

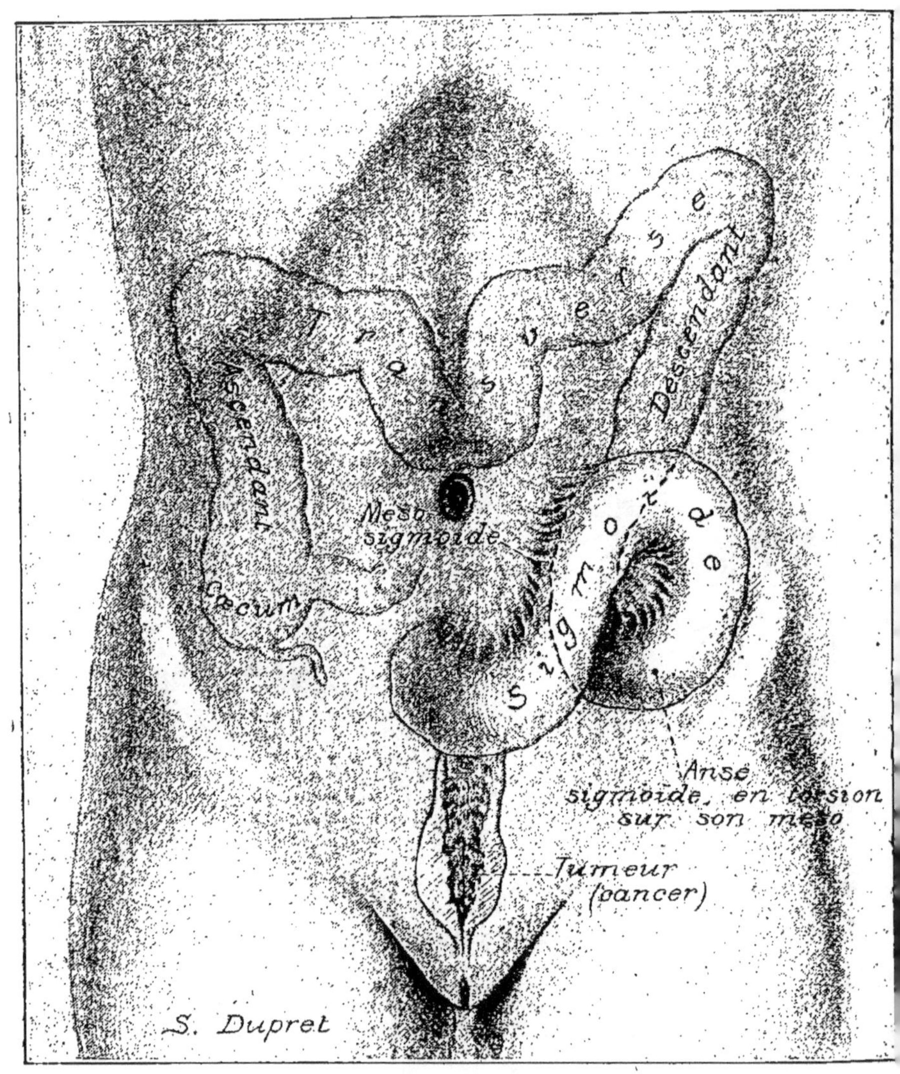

Fig. 213. — Anus iliaque gauche.

Disposition de l'anse côlo-sigmoïde ayant subi une torsion insoupçonnée ; par transparence pariétale on voit la disposition anormale du côlon descendant (Dartigues).

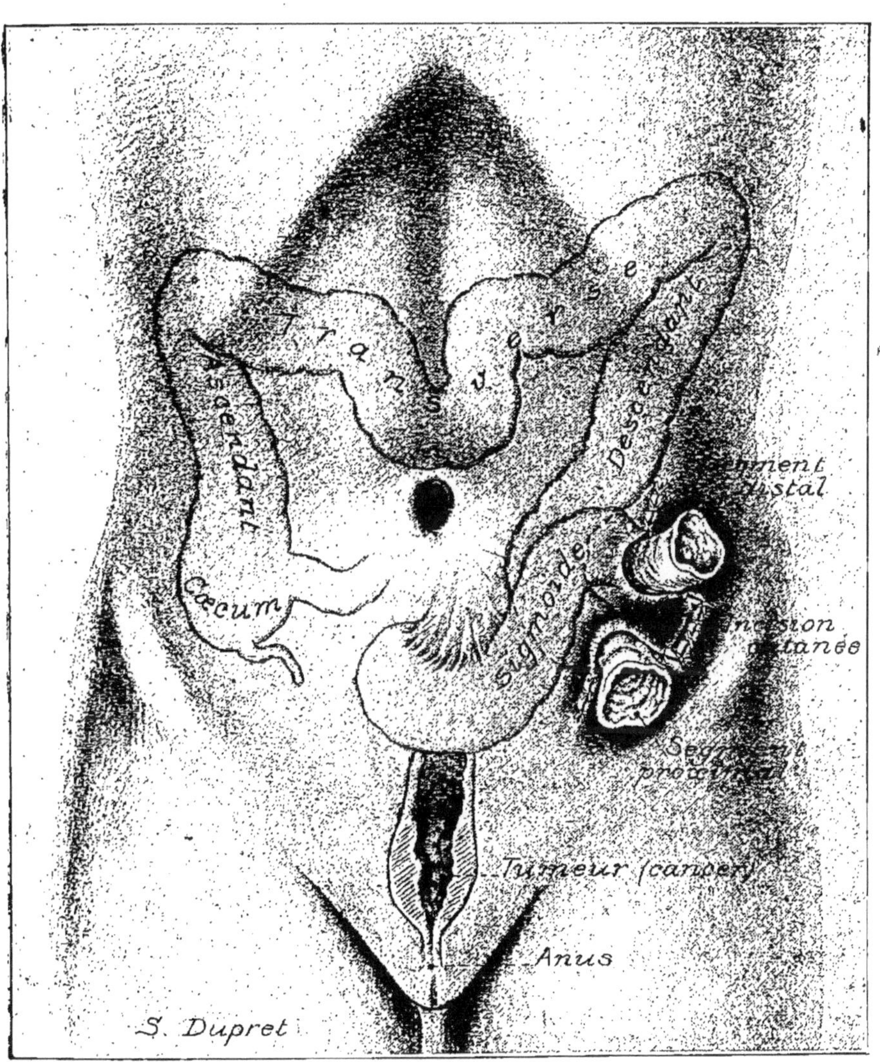

Fig. 214. — Anus iliaque gauche.

Disposition de l'anse colo-sigmoïde ayant subi une torsion insoupçonnée ; par transparence pariétale on voit la disposition anormale du côlon descendant, et extérieurement, puisque les anus artificiels résultant de la section de l'anse extériorisée sont invertis comment les matières fécales sortent par l'orifice inférieur au lieu de le faire par l'orifice supérieur (Dartigues).

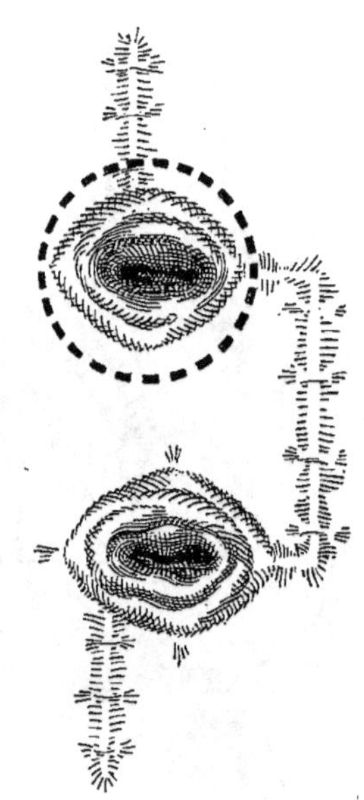

Fig. 215. — Anus iliaque gauche.
Suppression du bout colique terminal au moment de l'amputation abdomino-périnéale du rectum.

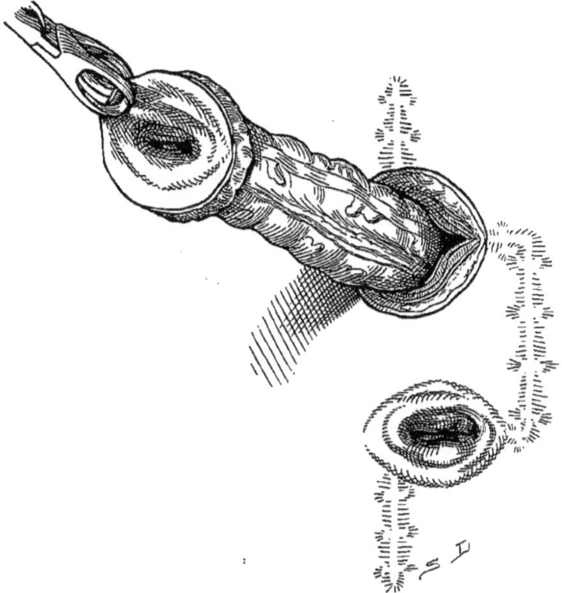

Fig. 216. — Anus iliaque gauche.
Comment on libère le bout colo-rectal de l'anus.

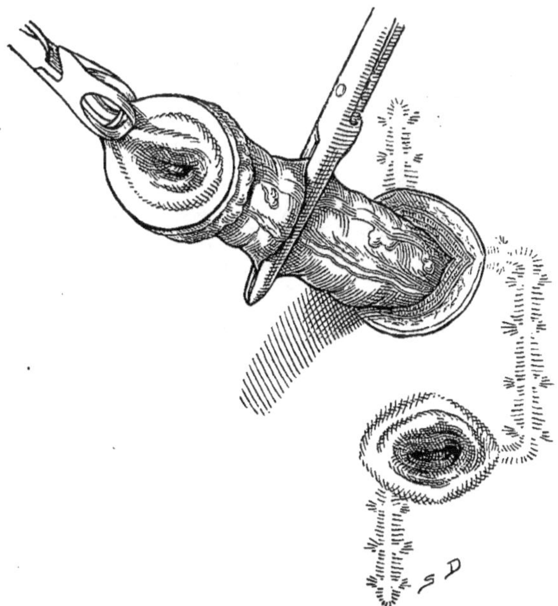

Fig. 217. — Anus iliaque gauche.
Écrasement de l'intestin.

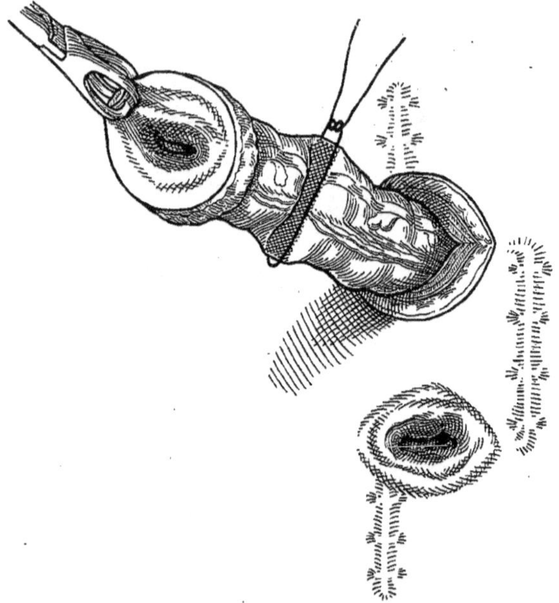

Fig. 218. — ANUS ILIAQUE GAUCHE.
Ligature de la portion écrasée.

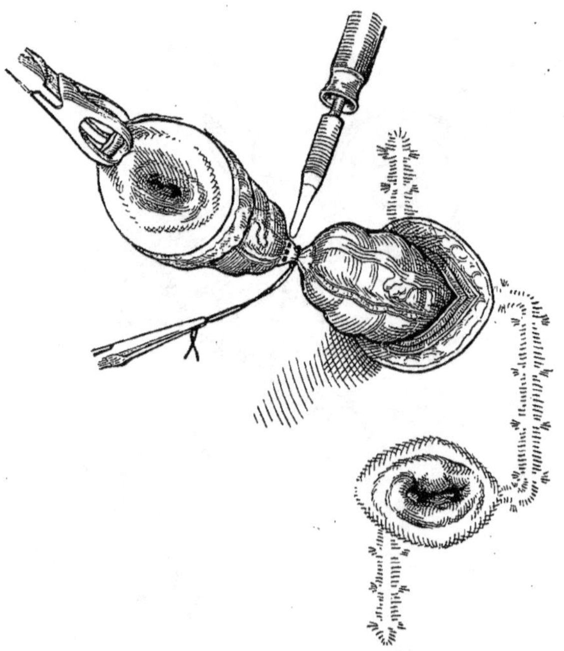

Fig. 219. — ANUS ILIAQUE GAUCHE.
Section de l'intestin au thermo.

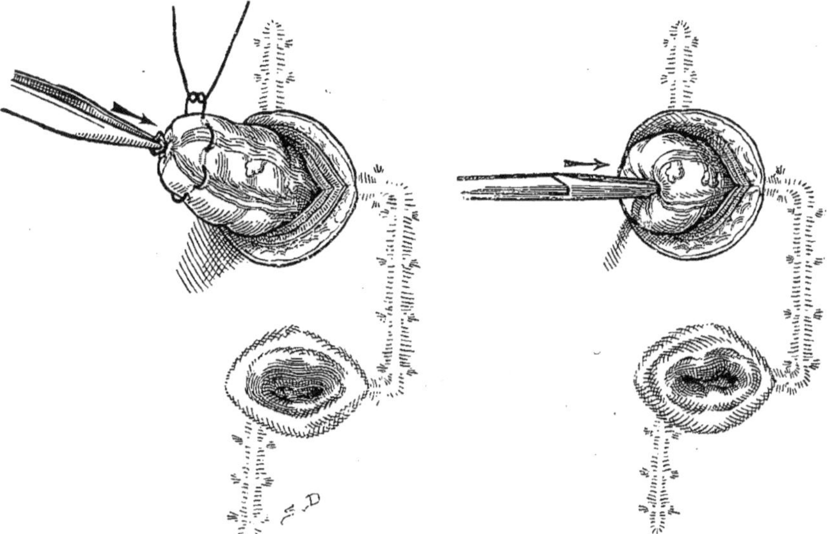

Fig. 220. — Anus iliaque gauche.
Enfouissement du moignon colique.

Fig. 221. — Anus iliaque gauche.
Réintégration de l'intestin dans l'abdomen.

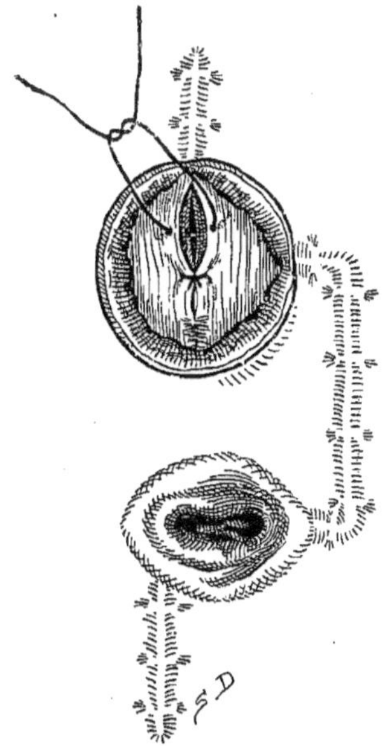

Fig. 222. — Anus iliaque gauche.
Fermeture de la paroi abdominale par deux points au catgut.

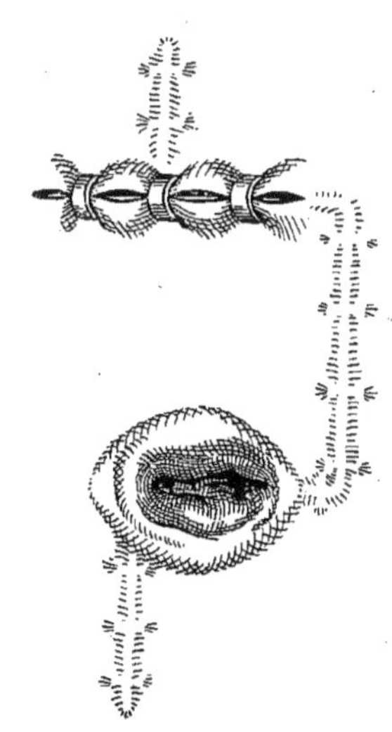

Fig. 223. — Anus iliaque gauche.
Suture de la peau.

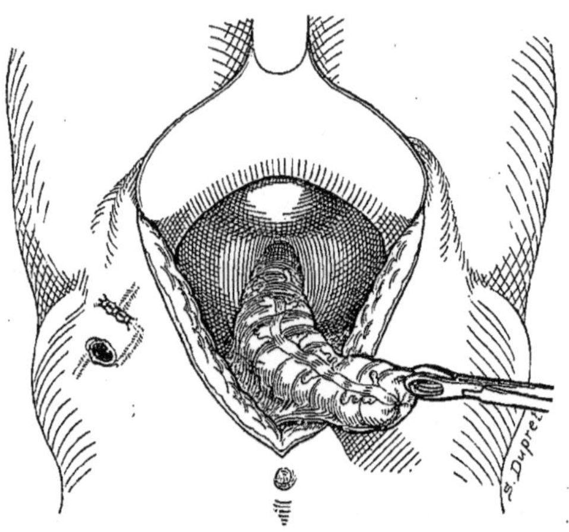

Fig. 224. — Début de l'amputation abdomino-périnéale secondaire par l'incision médiane.

VIII

COLITES GRAVES

Les inflammations rebelles du côlon sont dites graves pour les séparer de la colite muco-membraneuse d'allure bénigne.

Les colites graves menacent profondément la santé et même la vie des malades, par les *hémorragies* abondantes ou répétées, les *sécrétions* muco-purulentes, les *troubles généraux* qu'elles déterminent.

L'endoscopie peut découvrir sur la muqueuse une *ulcération*, des *polypes* muqueux, ou une infiltration des parois intestinales qui rétrécit la lumière.

Le palper, la radioscopie, la laparotomie, révèlent parfois des *tumeurs* inflammatoires, des *sténoses* pouvant simuler le cancer et provoquer *l'occlusion*. Des *perforations* intestinales peuvent entraîner la *péritonite*, des abcès *péri-coliques*, des *fistules* vésico-, vagino-, cutanéo-coliques, et créer des infirmités pénibles. Tous ces états pathologiques nécessitent, dans maintes occasions, le traitement chirurgical.

A quoi sont dues les colites graves?

La colite ulcéreuse peut être due : à la *dysenterie amibienne* ou *bacillaire*, à des *affections parasitaires :* lambia, trichomonas, etc... ; à une infection microbienne secondaire, à une *typhoïde* ou *para-typhoïde ;* à une *intoxication* : diabète, goutte, arsenic, mercure, etc,..

Suivant leur étendue, les recto-colites peuvent être segmentaires ou totales. Elles sont presque toujours segmentaires et localisées à la sigmoïde; ce sont presque toujours des sigmoïdites. Si Bensaude et Antoine[1] les qualifient justement de « recto-colites », c'est parce que les lésions souvent s'étendent vers les segments supérieurs du gros intestin ou empiètent sur la partie supérieure du rectum :

Suivant leurs rapports anatomiques et cliniques, les colites graves peuvent être divisées en plusieurs groupes :

1. Les colites et les recto-colites graves non dysentériques, par R. Bensaude et Ed. Antoine. *Gazette des hôpitaux,* 28 février 1920.

a) *Forme hémorragico-purulente* (Bensaude et Antoine) où prédominent les évacuations tels que glaires, pus et sang.

b) *Forme sténosante* ou pseudo-cancéreuse, avec réaction scléro-hypertrophique, véritable tumeur inflammatoire du côlon. Il est probable que cette forme peut être la conséquence de la forme précédente, ulcéreuse, ou consécutive à des diverticulites.

c) *Forme polypeuse*, dans laquelle la muqueuse intestinale est couverte de tumeurs polypeuses, analogues aux tumeurs villeuses de la vessie.

d) *Forme péritonéale* qui intéresse surtout la séreuse et qui est le plus souvent consécutive à une diverticulite, c'est-à-dire à l'inflammation des culs-de-sac, des hernies de la muqueuse disséminées à la surface de la sigmoïde et du côlon descendant.

I. Recto-colites hémorragico-purulentes. — Cette forme se rencontre surtout chez l'adulte. Elle survient généralement brusquement, avec fièvre, sous forme d'indigestion ou d'empoisonnement à la suite d'un écart de régime. L'hémorragie et la suppuration sont associées, ou alternent. Le sujet évacue, avec les selles ou entre les selles, une quantité plus ou moins considérable de matières jaunâtres ou grisâtres, tachetées de sang. Ce sont des « évacuations panachées ». L'odeur est fétide : ces évacuations peuvent être accompagnées d'une légère douleur abdominale, d'un besoin impérieux d'aller à la selle. Parfois, il se produit une évacuation spontanée, indolore, comme *l'évacuation d'un crachat* (Mathieu). Le malade expulse du liquide séro-purulent en croyant émettre un gaz. Ces évacuations sont aussi fréquentes la nuit que le jour et peuvent varier de quatre à vingt par jour.

Parfois, *l'hémorragie est tellement importante* qu'elle prédomine et attire seule l'attention du malade. D'autres fois, c'est la *suppuration* qui prédomine. Il s'agit d'un pus jaune, grisâtre, pouvant faire croire quelquefois, par son abondance, à l'évacuation d'un abcès péritonique.

On observe, indépendamment de la modification des garde-robes, d'autres troubles gastro-intestinaux variables : tantôt les selles sont régulières et d'aspect normal ; tantôt les malades sont constipés ; tantôt, au contraire, ils sont atteints de diarrhée. Et dans le cas de diarrhée, les matières sont intimement mêlées au sang, au pus et aux glaires.

L'examen des selles, après un repas d'épreuve, donne des renseignements qui diffèrent selon l'étendue des lésions. La composition des selles est normale quand la lésion siège sur la partie terminale de l'intestin. Dans le cas contraire, elle dénote un défaut de digestion de différents aliments. A l'examen coprologique, on trouve des fibres musculaires intactes, des graisses et des hydrates de carbone, en quantité anormale.

Douleurs. — Elles peuvent être absentes : en général, les malades accusent une sensation douloureuse et des gargouillements intestinaux qui précèdent des émissions de sang, de pus ou de gaz; entre ces évacuations, généralement, il n'y a aucune sensation pénible : parfois des douleurs sourdes, des tiraillements ou pesanteurs, autour de l'ombilic; sensation de barre sur le côlon transverse ou dans le flanc gauche, ou dans la fosse iliaque gauche. Ces douleurs peuvent être exagérées par la station debout, la marche et les exercices. Si le rectum est atteint, il y a une sensation de pesanteur périnéale, de ténesme et d'épreinte.

Signes généraux. — Tantôt l'état général est bon, tantôt altéré ; au moment des poussées subaiguës, il y a des signes d'intoxication et d'infection : nausées, vomissements, sueurs froides, hyperesthésie cutanée, somnolence, état anxieux, céphalées, fièvre, oligurie, amaigrissement, facies pâle, décoloré, asthénie, troubles consécutifs à toute toxi-infection chronique d'origine intestinale. L'examen du sang montre de l'anémie et une diminution marquée d'hémoglobine. Une leucocytose légère, sans éosinophilie, est fréquente.

Signes physiques. — L'abdomen présente un aspect normal, souvent plat ou déprimé. La palpation peut éveiller des douleurs sur le trajet du côlon, celui-ci en état de spasme, peut être perceptible sous forme de « corde ». Le toucher rectal est parfois douloureux, mais en général il ne révèle rien ; la muqueuse est quelquefois œdématiée, moins souple ou parsemée de petits grains donnant l'impression de sable (rectite granuleuse).

Examen radiologique. — Il permet de localiser parfois la limite supérieure de la lésion colique; les parties de l'intestin lésées ne gardent pas à leur contact la substance opaque, par suite de l'hyper-sensibilité de la muqueuse colique (Stierlin). On trouve des ombres en forme de voile ou de marbrures sur le trajet de l'intestin. Des images analogues ont été décrites dans la dysenterie par Florand et Bensaude, avec cette différence que les lésions sont généralement moins marquées. Il y a modification dans le mode de pénétration du *lavement opaque*. Celui-ci traverse les parties malades, rapidement, sans les distendre, « en dessinant un mince ruban sinueux qui rappelle les méandres d'un ruisseau » (Bensaude et Antoine)[1].

L'S iliaque présente quelques modifications; il est rétréci, à bords parallèles; son opacité est moindre que celle du côlon descendant. Il peut y avoir une véritable solution de continuité entre le rectum et le côlon descendant. Ces aspects, d'ailleurs, ne restent pas toujours les mêmes au cours de l'examen.

1. Bensaude et Antoine. *Loc. cit.*

Après un repas opaque, on peut observer l'absence totale de substance opaque au niveau des parties malades, soit *une véritable lacune*, soit une ombre légère dépourvue d'incisures et de bosselures, souvent très étroite et présentant des marbrures ou des stries foncées.

Rectoscopie. — L'examen est rendu difficile par la sensibilité du rectum et du côlon, et par le spasme du sphincter. Il est souvent bon de faire usage de cocaïne : soit en injection péri-anale ou épidurale ou simplement en badigeonnage avec une solution forte. On observe deux types de lésions :

a) Lésions congestives et hémorragiques. La muqueuse est sensible, saigne au moindre attouchement ; son aspect est rouge, boursouflé. Elle ne présente nulle part l'aspect normal. Elle est sèche, vernissée, et sur son fond rouge se détache, par endroits, un piqueté ou des placards hémorragiques. Parfois elle se couvre de granulations, dont quelques-unes prennent la forme de petits bourgeons aplatis et mous, ou de véritables formations polypeuses. Pas d'érosions, pas d'ulcérations visibles (Bensaude et Antoine [1]).

b) Érosions et ulcérations. Celles-ci s'observent sur un fond d'inflammation simple : la muqueuse est rouge, granuleuse, œdématiée, ou hémorragique. Dans la dysenterie amibienne, la muqueuse représente un paysage lunaire, des ulcérations en forme de cratère, représente une sorte de substance à bords taillés à pic et à fond souvent absent : de telle sorte qu'on peut réunir deux cratères par un crin en glissant sur les fonds doubles de l'ulcération.

Evolution. — La marche est chronique, la durée variable, avec périodes d'aggravation et d'amélioration successives. Les rémissions peuvent être longues. En général, quand l'amélioration se produit, elle est passagère.

Complications. — Elles sont d'ordre infectieux ou mécaniques.

a) *Infectieuses.* — L'anémie s'observe dans les formes hémorragiques, la cachexie dans les formes purulentes : elle relève de la dénutrition et de la résorption des produits toxiques. Il s'y ajoute des phénomènes d'insuffisance surrénale. On a observé la mort subite, la polyarthrite, l'infarctus rénal, l'embolie pulmonaire, la polynévrite, la tétanie, l'iritis, l'abcès colique intra-pariétal, la péri-colite purulente, la péri-colite plastique, la péri-colite généralisée avec ou sans perforation intestinale.

b) *Mécaniques.* — C'est le rétrécissement progressif de l'intestin avec l'occlusion consécutive.

Diagnostic. — Commencer par éliminer le diagnostic de *dysenterie amibienne ou bacillaire*. Les amibes seront recherchées dans les selles ou

1. R. Bensaude. Traité d'endoscopie recto-colique. Rectoscopie, sigmoïdienne. Masson, Paris, 1919.

après un prélèvement direct sous endoscopie; on n'oubliera pas qu'ils peuvent manquer dans la minime parcelle de mucus examiné, même quand l'intestin présente de nombreuses lésions de dysenterie amibienne ; se rappeler aussi que les kystes amibiens sont souvent difficiles à identifier, Rechercher *l'éosinophilie* sanguine : rechercher la *dysenterie bacillaire*. Ici. à l'apogée de la crise, on trouve le bacille de Sluga, de Flexner ou de Hiss dans les selles. Le sérodiagnostic sera recherché avec de multiples échantillons et un fragment limité de matières pour éliminer les erreurs dues aux coagglutinations. Rechercher, au besoin, la sensibilisatrice (Bensaude et Antoine).

Quand on aura éliminé le diagnostic de dysenterie amibienne ou bacillaire, il faudra rechercher si la cause n'est pas due à une *fistule tuberculeuse*, à un *abcès pelvien* ouvert dans l'intestin, à un *rétrécissement* recto-colique cicatriciel ou inflammatoire dans lequel les ulcérations donnent de la suppuration, etc...

II. Colites polypeuses. — La polypose multiple du côlon ou colite végétante est une affection assez spéciale, bizarre et en somme mal connue. Elle survient surtout chez les jeunes et détermine des hémorragies abondantes. Elle ne produit pas de douleurs comme la dysenterie, mais rien que des hémorragies à sang rouge. La sigmoïdoscopie seule permet de faire le diagnostic. Elle montre facilement de petits bourgeons couverts de mucus, de véritables polypes ; nous en montrons un spécimen opéré par nous (fig. 229). Ces tumeurs peuvent être bénignes en ce sens qu'elles ne présentent pas d'éléments cancéreux, mais elles sont graves toutefois par les hémorragies qu'elles provoquent. Elles peuvent subir la dégénérescence cancéreuse ou du moins coïncider avec le cancer. Ce processus a tendance à se généraliser à tout le côlon. Dans le cas dont nous reproduisons un spécimen, un anus contre nature avait été fait à gauche pour dériver les matières ; or, le processus polypeux continua à se propager non seulement au niveau de l'anus où les polypes se montraient mais même sur le côlon descendant, en amont de l'anus.

III. Forme sténosante pseudocancéreuse. — Cette forme est décrite à part par Bensaude et Antoine[1].

Nous pensons que le plus souvent elle est la conséquence des formes précédentes, ayant provoqué la réaction inflammatoire sous-péritonéale ou bien consécutive à des diverticulites que nous allons étudier plus loin.

Chez un adulte nerveux, surviennent une constipation plus accusée et des douleurs. Ces douleurs prédominent surtout dans la fosse iliaque

1. *Loc. cit.*

gauche et le bassin. Quelquefois les crises se compliquent de petites occlusions intestinales, avec météorisme. L'examen microscopique des matières, après repas d'épreuve, montre que la digestion est normale, ce qui prouve la non-participation du grêle aux accidents. La maladie dure des années. Elle évolue généralement sans fièvre. Toutefois, la température peut apparaître par poussées successives, coïncidant avec des réactions de péritonite localisée. En général, l'état général est peu atteint, mais au bout de quelques années, il est très possible que les malades s'anémient, maigrissent, à ce point qu'on croirait un cancer. Comme la partie inférieure du rectum est intacte, le toucher ne donne aucun renseignement. La rectoscopie est délicate, par suite de l'altération des parois intestinales. Les 10 premiers centimètres du rectum ne montrent aucune modification de la muqueuse, simplement un peu de congestion ; elle présente de gros plis et se montre parfois granuleuse avec de minimes éruptions.

L'infiltration des couches profondes (sigmoïdite infiltrante) rétrécit la lumière intestinale. Elle gêne la pénétration de l'appareil ; l'instrument ne peut avancer que lentement et souvent on devra recourir à l'insufflation; toutefois, ces lésions ne provoquent jamais, à la progression de l'instrument, une résistance comparable à celle du cancer (Bensaude et Antoine).

IV. **Forme péritonéale** (Péricolite et diverticulite). — Toutes les colites peuvent se compliquer de phénomènes péritonéaux, surtout dans les formes accompagnées de réaction fibro-inflammatoire de la sous-muqueuse.

Les phénomènes évoluent comme s'il s'agissait d'une appendicite chronique, mais alors qui se passe dans la fosse iliaque gauche, au lieu d'être dans la fosse iliaque droite. On peut les confondre avec la lithiase rénale, les abcès d'origine annexielle, péritonite tuberculeuse localisée, suppuration consécutive à un cancer de la sigmoïde.

A ces formes, se rattache la DIVERTICULITE.

La diverticulite n'est pas une rareté pathologique, mais un état morbide fréquent et souvent méconnu.

Le clinicien attribue, le plus souvent, les symptômes qu'elle provoque aux infections suivantes : entérite, appendicite, tumeur intestinale, salpingite, rétrécissement intestinal, etc...

La diverticulite est l'inflammation d'un diverticule du côlon. Ces diverticules sont fréquents, mais il faut savoir les rechercher. Ils forment une série de petites saillies, échelonnées le long du côlon, de chaque côté des bandes longitudinales, et souvent noyées et dissimulées par les franges épiploïques.

Ces diverticules proviennent de *hernies de la muqueuse* qui font saillie entre les fibres musculaires de la tunique moyenne du côlon. Souvent, le diverticule se produit dans l'épaisseur même d'un appendice épiploïque ; extérieurement, ces pochettes forment des saillies variant de la grosseur d'un pois à celle d'une noisette et sont échelonnées le long du côlon, sur les derniers segments du gros intestin.

La formation des diverticules se rencontre sur tout le trajet digestif, depuis l'œsophage jusqu'au rectum ; dans le grêle, ils ne causent aucun trouble et sont découverts d'une façon accidentelle. Pratiquement parlant, il ne faut considérer que les *diverticules du côlon gauche ;* seuls ceux-ci jouent un rôle pathologique. En effet, sur le reste de l'intestin, le contenu est liquide et n'a aucune tendance à s'accumuler dans des culs-de-sac. Au contraire, sur le côlon gauche (descendant et sigmoïde), le contenu est solide et pâteux ; quand les matières pénètrent dans les diverticules, elles y séjournent et durcissent, formant des calculs stercoraux. Ces corps étrangers, pour peu que l'orifice de communication avec l'intestin s'oblitère, infectent et enflamment le cul-de-sac diverticulaire comme un appendice dont la base est oblitérée ; ici le rôle de la cavité close est aussi funeste que dans l'appendice cæcal. Il en résulte des abcès, des perforations, qui peuvent s'ouvrir dans le péritoine, la cavité intestinale, à la paroi abdominale, dans la vessie ou le vagin. Ainsi se produisent des abcès pelviens ou abdominaux, qui aboutissent à des fistules stercorales. Ainsi s'expliquent certaines péritonites perforantes que l'on attribue faussement à la rupture d'une trompe ou d'un appendice.

C'est sur le côlon pelvien que les diverticules sont les plus fréquents. C'est là que les accidents se produisent habituellement.

Le diverticule du côlon n'est pas une formation congénitale, mais acquise. Il n'a rien à voir avec le diverticule de Meckel, ni ceux qu'on trouve dans le duodénum ou le jéjunum ; ce sont *des hernies de la muqueuse qui se produisent sous l'influence de la distension du côlon, résultat de la constipation, de la stase intestinale chronique.* Il est possible que des lavements abondants, fréquents, contribuent à leur formation. Pour qu'un diverticule se produise, il faut d'une part que la tunique musculaire de l'intestin soit altérée par l'inflammation chronique, qu'elle s'atrophie ; d'autre part, il faut que la pression intra-intestinale soit augmentée pour que la muqueuse fasse hernie sous la séreuse, en passant par les fibres musculaires.

Complications des diverticulites. — Ulcérations de la muqueuse colique. Abcès des tuniques du côlon. Perforations intestinales suivies de péritonite généralisée, ou d'abcès abdomino-pelvien. Fistules stercorales qui s'ouvrent dans le vagin, la vessie ou la peau. *Tumeurs pseudo-néoplasiques* par inflammation chronique lente. Rétrécissement canaliculé de l'intestin par rétraction des parois coliques ou étranglement par la gangue inflammatoire fibreuse qui l'entoure. Enfin, cancer du côlon se greffant sur un intestin chroniquement irrité. Telles sont les complications possibles.

Les diverticules, je le répète, sont fréquents : pour les découvrir quand ils existent il suffit d'y penser. Si, au cours des laparotomies, le chirurgien se donnait la peine d'examiner le côlon sigmoïde et le côlon descendant, il verrait souvent de ces culs-de-sac, à contenu dur, échelonnés le long des bandes coliques et variant du volume d'un pois à celui d'une noisette.

Diagnostic des Diverticulites. — Il n'y a pas de syndrome propre à la diverticulite. On y pensera chez tous les sujets de 40 à 60 ans pour lesquels le diagnostic d'entérite, tumeur d'intestin, etc., a été posé. En effet, chez un certain nombre de malades âgés, chroniquement constipés, se plaignant de poussées douloureuses, de coliques, le palper fait constater, au moment des crises, un côlon dur, augmenté de volume ; c'est de la *péri-colite*, due elle-même surtout à une diverticulite.

Chez tous les « entéritiques », il faut pratiquer l'examen radioscopique du transit complet ; cela permet de découvrir soit la stase intestinale, soit des diverticules du côlon.

Les diverticules se voient à la radiographie. On injecte un lavement opaque. Quand la bouillie traverse une zone enflammée, on constate, entre deux segments dilatés du côlon, un segment canaliculé ou même lacunaire, qui correspond à la zone enflammée. De plus, de chaque côté de l'intestin rétréci, lacunaire, on aperçoit quelques taches qui correspondent aux diverticules remplis par le mélange opaque. Deux ou trois jours plus tard, alors que l'intestin est complètement vidé, qu'il ne reste plus trace de baryte, on prend une deuxième radiographie. Les culs-de-sac diverticulaires, au niveau de la région lacunaire rétrécie, renferment encore du mélange opaque et apparaissent sous forme de taches péri-intestinales; c'est là le meilleur signe de diverticule.

Les pseudo-tumeurs du côlon sont dues à des diverticulites. La masse est cylindrique, plus allongée dans la tumeur inflammatoire que dans le cancer, qui est plus limité. L'évolution est plus lente. Il y a souvent de la sensibilité à la pression. L'état général est bon. L'examen coprologique ne révèle pas habituellement de sang dans les selles. Le volume de la tumeur peut varier, d'une semaine à l'autre. La lenteur de l'évolution de la tumeur, l'absence de sang dans les selles, la température qui s'élève légèrement en cas d'inflammation, l'examen du sang qui révèle une légère leucocytose, tels sont les signes qui pèseront en faveur de la fausse tumeur

La rectoscopie donne les renseignements suivants : En cas de tumeurs, ou rétrécissement inflammatoire par péri-colite, l'appareil rencontre un canal de plus en plus étroit, sans modifications de la muqueuse. Le tube métallique se trouve peu à peu étranglé par une paroi rétractée et ne montre aucune ulcération, aucun bourgeonnement, comme cela existe dans le cancer.

Pour faire le diagnostic d'une diverticulite, il faut y penser chez les entéritiques, chez les sujets atteints de suppurations abdomino-pelviennes et chez ceux qui présentent une tumeur de la région du côlon.

Traitement. — Les recto-colites et les colites graves sont difficiles à soigner et à guérir. Elles sont souvent améliorées par un traitement, mais récidivent presque toujours.

Traitement médical. — *Hygiène* des colites ulcéreuses. Repos physique et moral ; alimentation très surveillée. Régime lacto-végétarien, composé d'aliments très finement tamisés, ne laissant pas de déchets : bouillies de farine de riz, d'avoine, de froment, d'orge, pâtes, compotes, confitures. La constipation sera combattue par l'huile minérale, à chaque repas.

Traitement médicamenteux. — Contre la dysenterie amibienne : Émétine. Contre les hémorragies : Chlorure de calcium. Contre les spasmes douloureux : Belladone. Pour soutenir l'état général : Strychnine, sérum, adrénaline.

Traitement local. — Commencer par des lavages avec des solutions isotoniques tièdes, à faible pression, le malade couché ; se servir d'une canule à double courant ou d'une sonde en caoutchouc. Pas de lavements susceptibles de monter très haut ou de provoquer du spasme. Les lavages doivent laisser couler le liquide et se faire sans pression. Les lavements de bismuth, d'huile, d'amidon, sont utiles. Essayer également les pansements rectaux à base de gélatine, chlorure de calcium, oxyde de zinc.

Traitement électrique : sous forme d'ionisation, diathermie.

Traitement chirurgical. — Voici les cas dans lesquels le chirurgien peut intervenir :

a) *Forme hémorragico-purulente.* — L'hémorragie, la suppuration ou les douleurs provoquent des symptômes de sub-infection chronique d'anémie progressive, qui altèrent l'état général du sujet.

Si le traitement médical précédent n'a pas réussi, la première tentative doit être la fistule cæcale : pratiquer une appendicostomie ou une colostomie. L'appendicostomie a l'avantage de ne pas nécessiter une deuxième intervention pour fermer la fistule ; l'opérateur fait, avec l'anesthésie locale, une boutonnière dans la fosse iliaque droite, comme pour une appendicectomie ; il amène l'appendice, sectionne le méso, sectionne l'appendice à un centimètre de sa base et le fixe à la peau; par le canal appendiculaire, une sonde Nélaton est introduite et on injecte une ou deux fois par jour des lavements au nitrate d'argent, à 1/1000e. Ces lavages argentiques sont utiles, mais l'appendicostomie ne réalise pas la dérivation des matières. Pour obtenir cette dernière, il vaut mieux faire une *cæcostomie* très large, de façon à ce que la totalité des matières passe par le côté droit. Malheureusement elle donne lieu à des prolapsus pénibles difficilement réductibles. Personnellement, nous préférons l'*anus transverse* qui assure une dérivation plus complète encore et se montre moins pénible car les matières sont moins liquides, moins irritantes. Mais sa fermeture secondaire est plus délicate. Au moment de la création d'un anus transverse, il faut penser à sa fermeture ; il faut le couper en travers et « jumeler » les deux segments comme pour une opération de cancer colique. Il sera alors facile de le fermer par l'entérotomie puis par suture. La fermeture d'une cæcostomie est insignifiante ; la fermeture d'un anus transverse nécessite soit une suture bout à bout, qui constitue une opération délicate, soit le jumelage et l'entérotomie.

Cet anus de dérivation devra subsister pendant des mois, sinon la récidive se produira immédiatement. Il faut, pour supprimer l'anus contre nature ou la fistule, que l'état général soit remonté, que l'ulcération ait complètement disparu à l'endoscopie, que l'absence totale de sécrétions et de coliques montre qu'on peut avoir confiance dans une guérison prolongée. Une simple iléo-sigmoïdostomie (court-circuit), pratiquée entre l'iléon et la fin de la sigmoïde, nous a donné, dans plusieurs cas, des guérisons définitives.

b) *Colite polypeuse*. — Il faut tenter d'abord la dérivation, au moyen d'un anus cæcal. Le spécimen que nous représentons est le résultat d'une colostomie, faite dans un cas semblable ; un anus iliaque avait été fait et le processus polypeux avait continué. Il eût mieux valu faire un anus cæcal ou transverse. D'ailleurs, la présence d'un anus iliaque gauche nous a gêné considérablement pour faire la résection.

c) *Abcès péritonéal*. — L'abcès peut se développer autour du côlon, à la suite d'une perforation de diverticule ou par ulcération. Le traitement est une simple incision, suivie de drainage.

L'abcès peut s'ouvrir spontanément à la *peau*, dans la *vessie*, ou le *vagin*. Si une *fistule* persiste, que faire? D'abord la dérivation : un anus cæcal, ou mieux transverse, voire même iliaque. Souvent, cet anus suffit pour supprimer la suppuration et la fistule. Si la fistule persiste, il faut pratiquer une opération directe : résection ou fermeture de l'intestin, suivant que la paroi intestinale est simple ou qu'elle renferme un certain groupe de diverticules susceptibles de provoquer de nouveaux accidents.

L'opération d'une fistule comprend donc trois temps :

Création d'un anus contre nature,

Traitement direct de la fistule,

Fermeture de l'anus.

d) *Tumeurs inflammatoires.* — Résection du segment malade, suivie de suture termino-terminale ou d'anastomose iléo-sigmoïdienne ou de prise à la peau (Mickulicz).

L'opération se fera en un, deux ou trois temps, suivant l'état local et l'état général du sujet.

e) *Diverticulites.* — En dehors de la colectomie, il n'y a pas de traitement des diverticulites. Le médecin généralement n'envisage que le traitement des complications :

L'abcès péri-colique sera incisé et *drainé*, comme un abcès appendiculaire.

La tumeur inflammatoire sera traitée par la résection.

Les fistules stercorales, qu'elles soient cutanées, vaginales ou vésicales, seront d'abord traitées par l'anus de dérivation. Si ce dernier est insuffisant, on pratiquera la colectomie partielle, comme pour une tumeur.

L'occlusion intestinale chronique sera également traitée par la résection, après avoir créé un anus temporaire de dérivation en amont de la sténose.

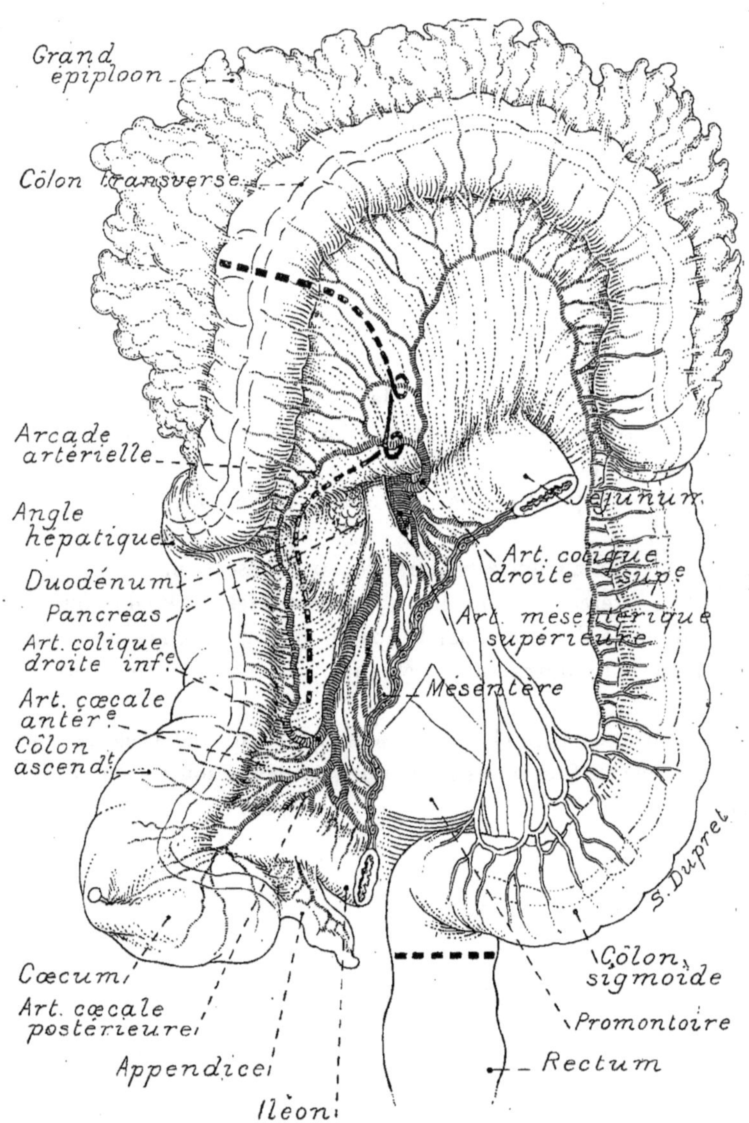

Fig. 225. — Recto-sigmoïde polypeuse.

Cette planche anatomique est destinée à montrer où porte la section du côlon transverse et comment est assurée la circulation artérielle du segment colique conservé. La section porte ici sur la sigmoïde près du rectum (Douglas) et sur le transverse. Celui-ci a pu être amené avec succès au rectum parce que la ptose extrême du transverse favorisait cet abaissement. Mais ces conditions sont exceptionnelles.

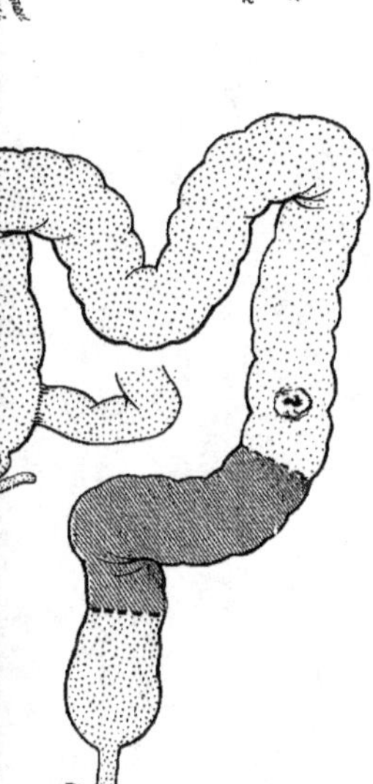

226. — Recto-sigmoïdite polypeuse.

…itée par un anus contre nature. La …e en grisaille montre la portion qui …réséquée. Remarquez qu'il n'est pas …le d'abaisser le côlon descendant par …de l'anus contre nature.

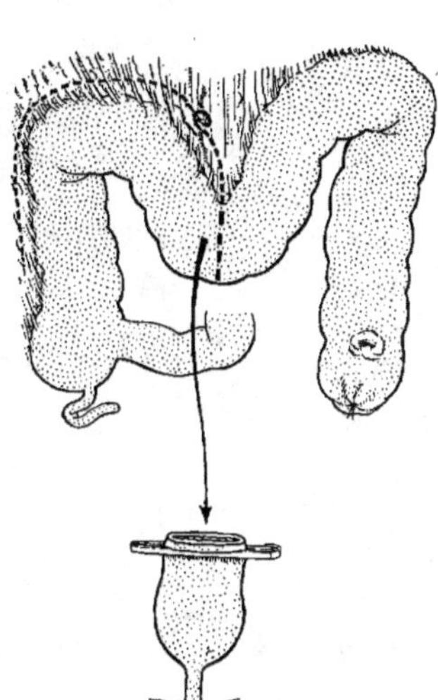

Fig. 227. — Recto-sigmoïdite polypeuse.

Déjà traitée par un anus contre nature. La résection est faite. La section a porté au ras du Douglas et en haut, au ras de l'anus. Le pointillé indique le milieu du côlon transverse où il sera sectionné, et le point où le chirurgien pratiquera le décollement colo-épiploïque et colo-péritonéal droit. L'artère colique sera sectionnée pour permettre l'abaissement. — La ptose extrême du transverse a exceptionnellement rendu cette manœuvre possible.

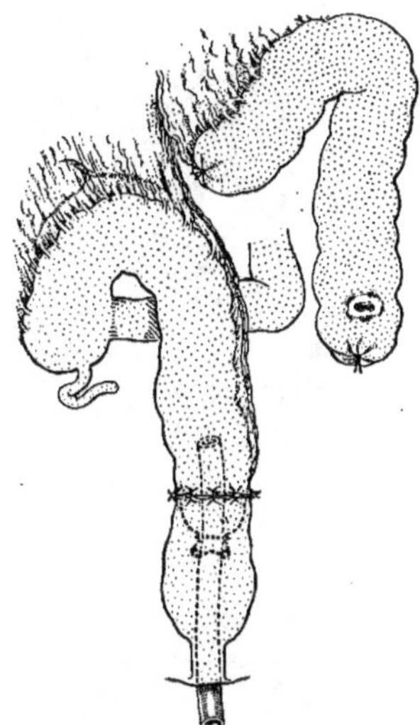

Fig. 228. — Recto-sigmoïdite polypeuse.

Déjà traitée par un anus contre nature. Les deux extrémités du côlon gauche ont été fermées en bourse et seront enlevées dans un second temps. Comment il est possible d'abaisser le côlon transverse dans le rectum. Le tube sert au passage des gaz. L'artère colique droite inférieure suffira à la nutrition du segment colique.

Fig. 229. — RECTO-SIGMOÏDITE POLYPEUSE.
Pièce anatomique.

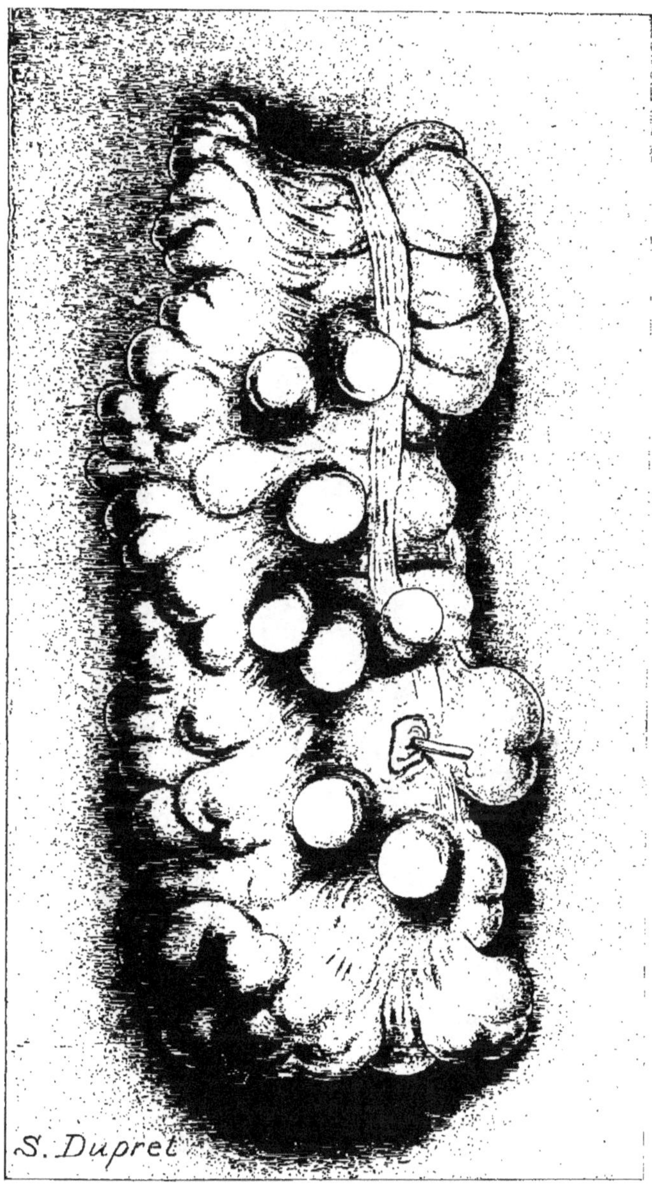

Fig. 230. — Sigmoïde présentant des diverticules (Colectomie segmentaire).

Face externe. Les parties bosselées et saillantes, sur la portion gauche de la tumeur, sont des masses graisseuses, épiploïques, et non des diverticules. Ceux-ci sont représentés par les petites masses blanchâtres étagées du haut en bas le long de la bande colique ; un d'eux est perforé, c'est celui qui s'est ouvert dans la vessie, après avoir produit un abcès pelvien.

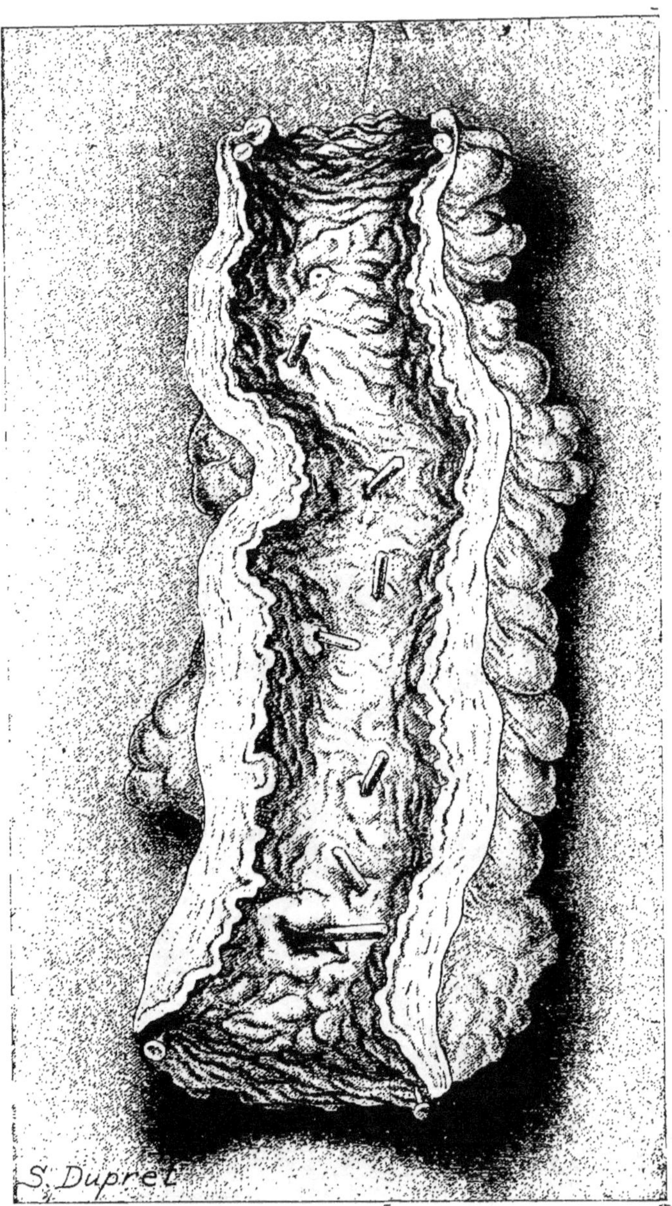

Fig. 231. — Sigmoïde présentant des diverticules (Colectomie segmentaire).

Face interne. La pièce a été ouverte. Remarquer l'épaississement des parois intestinales, ainsi que l'abondance du tissu graisseux qui l'entoure. Des bouts d'allumettes ont été placés dans l'extrémité des diverticules perçus du côté de la cavité intestinale. Le dernier correspond à un diverticule perforé qui communiquait avec la vessie. Dans le premier, situé à la partie supérieure de la pièce, aucun bout de bois n'a été placé. On peut donc pénétrer dans la cavité de huit diverticules sur ce segment d'intestin.

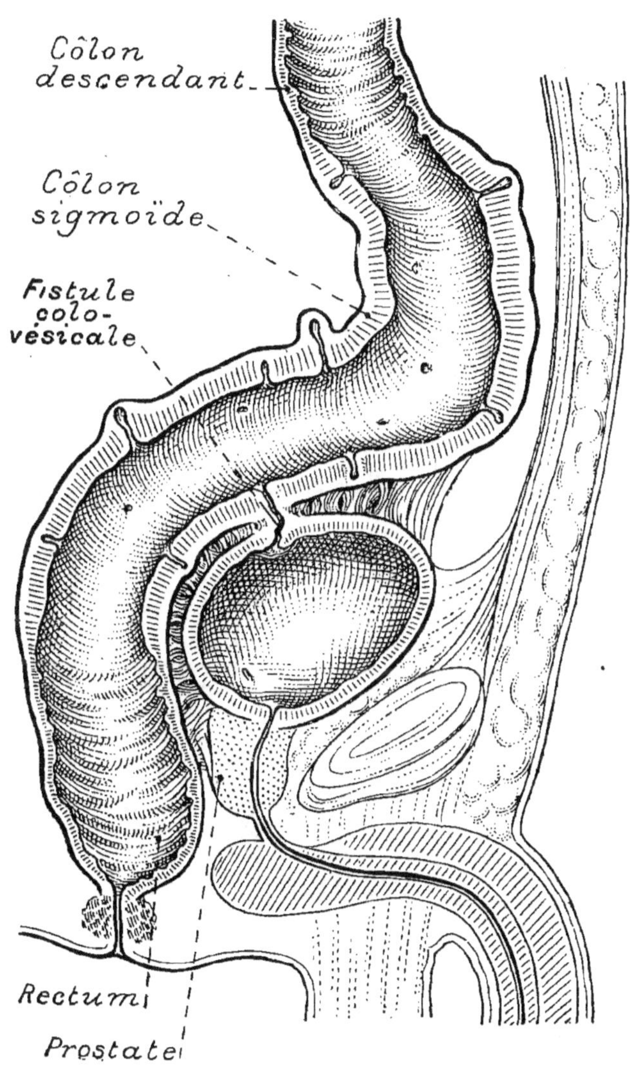

Fig. 232. — Fistule colo-vésicale consécutive a une diverticulite du colon.

Remarquer : *a*) l'épaississement de la sigmoïde qui forme une véritable tumeur cylindrique inflammatoire ; *b*) la présence de diverticules qui pénètrent dans l'épaisseur de la paroi, quelques-uns se prolongent dans les franges épiploïques ; *c*) les adhérences qui unissent la vessie au côlon enflammé ; *d*) l'existence du diverticule ouvert dans la vessie ; ceci a été reconnaissable à la cystoscopie ; *e*) la différence d'aspect entre la muqueuse saine du rectum et de la partie terminale du côlon et la muqueuse sus-jacente, ainsi que la muqueuse du cylindre intestinal enflammé.

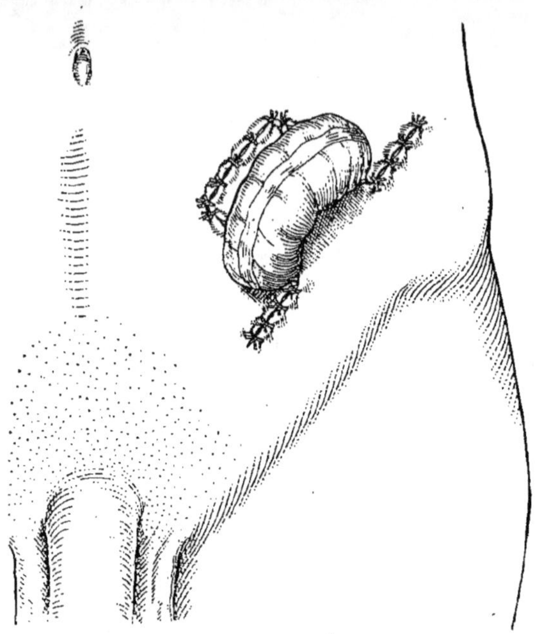

Fig. 233. — FISTULE COLO-VÉSICALE CONSÉCUTIVE A UNE DIVERTICULITE DU CÔLON.
Le premier temps de l'opération :
Exclusion du segment malade à l'aide d'un anus iliaque, en deux temps, avec pont cutané

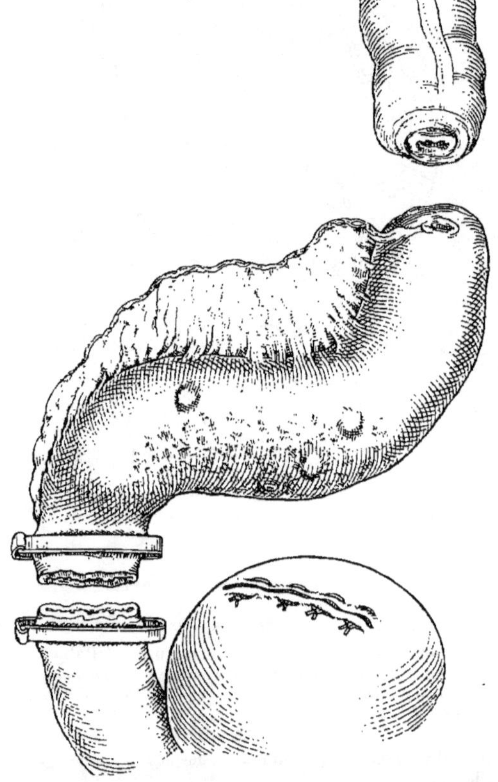

Fig. 234. — FISTULE COLO-VÉSICALE CONSÉCUTIVE A UNE DIVERTICULITE DU CÔLON.
Le deuxième temps de l'opération, accompli deux mois plus tard. Les adhérences ont en grande partie disparu; libération du côlon malade: fermeture de la vessie; section du côlon sigmoïde à l'union de sa deuxième et de sa troisième portion malade. Les deux extrémités de l'intestin correspondent aux deux extrémités de l'intestin qui a été sectionné la première fois.

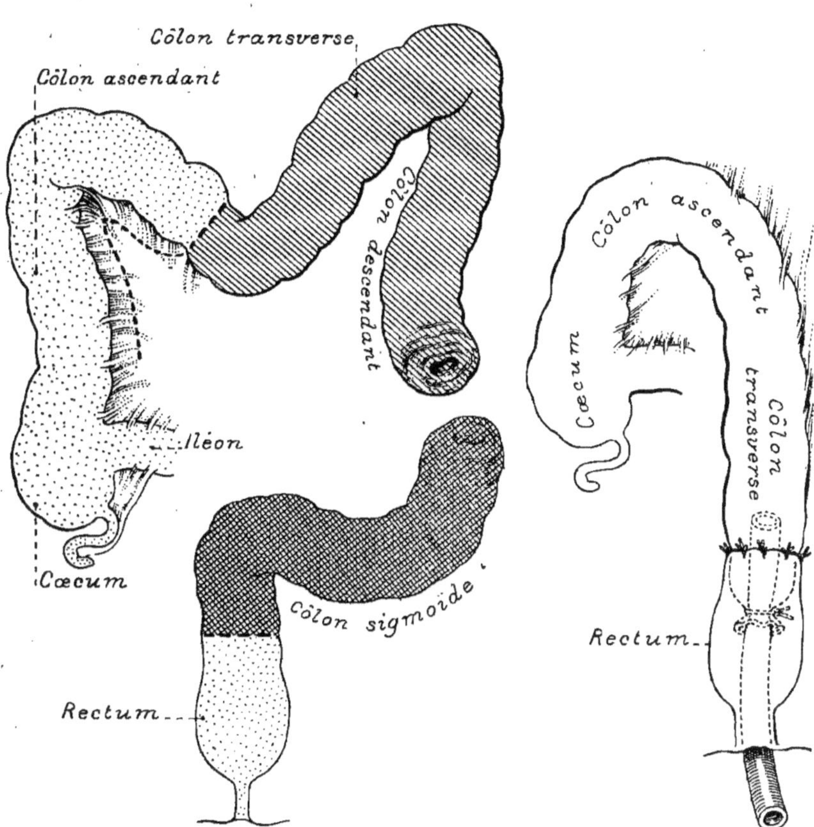

Fig. 235. — Fistule colo-vésicale consécutive a une diverticulite du côlon.

Schéma des trois temps de l'opération : *a*) anus iliaque ; *b*) résection de la sigmoïde ; *c*) libération du côlon descendant, transverse et ascendant, avec conservation seulement d'une partie du transverse qui doit être amené jusqu'au rectum.

Fig. 236. — Fistule colo-vésicale consécutive a une diverticulite du côlon.

Aspect des organes quand l'opération est terminée. Grâce à une ptose favorable, le côlon transverse noué sur un tube a été amené et invaginé dans la dernière portion de la sigmoïde; des points séparés séro-séreux ont fixé l'anastomose bout à bout.

IX

RÉTRÉCISSEMENT CICATRICIEL DU RECTUM

La plupart des rétrécissements sont la conséquence de la rectite, rectite aiguë banale ou blennorragique, rectite chronique due à la syphilis, à la tuberculose, à des infections de causes diverses.

Le rétrécissement est quatre fois plus fréquent chez la femme que chez l'homme ; il se manifeste généralement dès la trentaine.

Anatomie pathologique. — Le rétrécissement siège bas, généralement à 5 ou 6 centimètres de l'anus. Il est presque toujours unique. Son étendue mesure en moyenne 1 à 4 centimètres; son calibre est variable. Le cas qui a servi de modèle aux figures ci-jointes laissait passer une sonde Nélaton. Il présentait la forme classique d'un entonnoir dont l'ouverture répondait à l'anus et le sommet au rétrécissement. Si on pratique une coupe longitudinale d'une pièce de rétrécissement, on observe les modifications suivantes :

a) Au niveau du rétrécissement, les tuniques sont épaissies, indistinctes, fusionnées en une masse fibroïde ; la muqueuse persiste.

b) Au-dessus du rétrécissement, ulcération circonférencielle.

c) Au-dessous du rétrécissement, lésions de rectite proliférante, avec production papillomateuse de la muqueuse. Autour du rectum rétréci, il existe quelques lésions secondaires à la péri-rectite : quelquefois même des fistules. Autour du segment rectal, des lésions de péri-rectite qui rendent l'ablation du segment malade pénible et difficile.

Histologiquement, l'épithélium, normalement cylindrique du rectum, devient pavimenteux et s'atrophie. Les glandes disparaissent au niveau de la sous-muqueuse. Si le rétrécissement est ancien, la transformation fibreuse ne permet pas de le distinguer des couches voisines.

Les symptomes. — Antécédents. — *a*) Signes de rectite chronique précèdent ceux du rétrécissement : douleurs vives, sensation de brûlure.

b) Écoulement muco-purulent sortant par l'anus et en dehors des selles.

c) État dyspeptique avec constipation chronique.

Le toucher révèle de la perte de souplesse de la muqueuse et des végétations.

Période d'état. — Les signes de sténose apparaissent : troubles de défécation, garde-robes rares et pénibles, ténesme, matières déformées, laminées, rubanées, passées à la filière.

Parfois, la constipation fait place à la diarrhée due à ce que le rétrécissement ne laisse passer que des matières liquides. Les écoulements muco-purulents généralement persistent et peuvent créer un érythème inter-fessier. Les écoulements sont continus, ou se produisent en masses au moment d'un effort de défécation. Les signes généraux apparaissent à la longue : dyspepsie, ventre ballonné, affaiblissement général par stercorémie, neurasthénie, etc...

L'inspection de la région peut montrer de l'érythème inter-fessier, quelques condylomes, l'orifice d'une fistule péri-anale, etc... Par le toucher, le doigt s'engage dans un canal rigide à calibre diminué, progressivement de bas en haut, jusqu'à 4 ou 5 centimètres. Si on peut franchir la sténose, l'index arrive dans la dilatation sus-stricturale et revient chargé de pus fétide.

Le toucher vaginal, chez la femme, permet de délimiter la zone d'induration du rectum.

Pronostic. — Le rétrécissement rectal aboutit aux complications suivantes : abcès péri-rectaux, occlusion intestinale, transformation cancéreuse, infection générale greffée sur un terrain diminué, tuberculose, pneumonie, etc...

Traitement. — *Dilatation* à l'aide de bougies de Hégar combinée ou non à l'électrolyse sous anesthésie locale à la syncaïne (injection épidurale[1]).

Colostomie temporaire. — Celle-ci fait disparaître la rectite par la mise au repos du rectum et permet de dilater plus fréquemment et avec moins d'irritation, ou d'opérer aseptiquement l'exérèse du rectum.

Extirpation. — Le meilleur procédé est celui que nous avons employé. Il consiste à extirper le rétrécissement comme un paquet d'hémorroïdes. C'est le traitement de choix, parce qu'il ménage la continence du rectum. L'anesthésie trans-sacrée suffit[1].

Si le rétrécissement se complique de rectite, d'ulcération, de péri-rectite, de fistule, il faut faire une colostomie, extirper le rétrécissement quelques mois après et supprimer l'anus iliaque un mois après la cicatrisation de la muqueuse.

1. Anesthésie régionale, Pauchet, Sourdat et Labat. Chez Doin, éd. Paris, 3e édition.

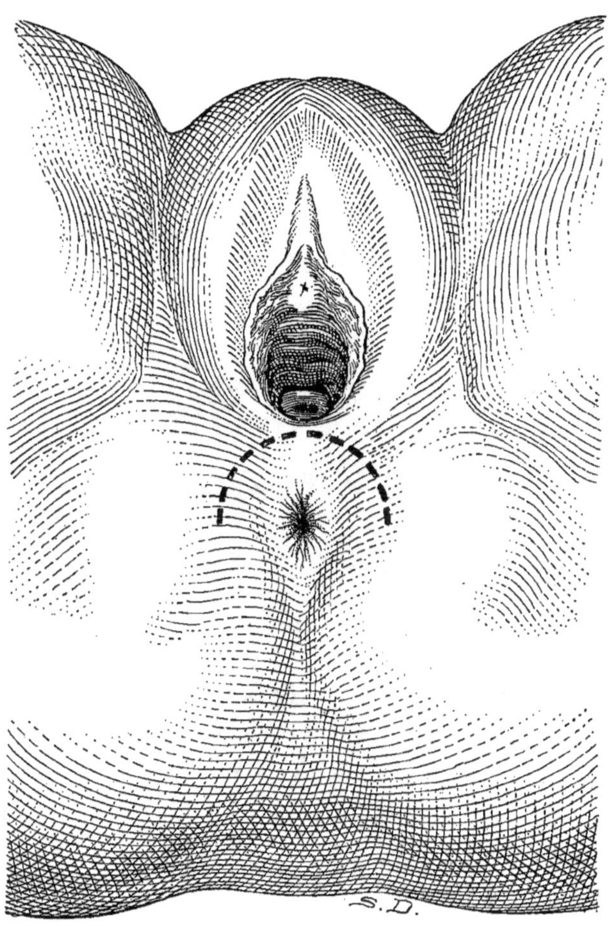

Fig. 237. — Rétrécissement cicatriciel du rectum, chez la femme. Extirpation. Incision cutanée; la section porte à un centimètre en arrière de la fourchette.

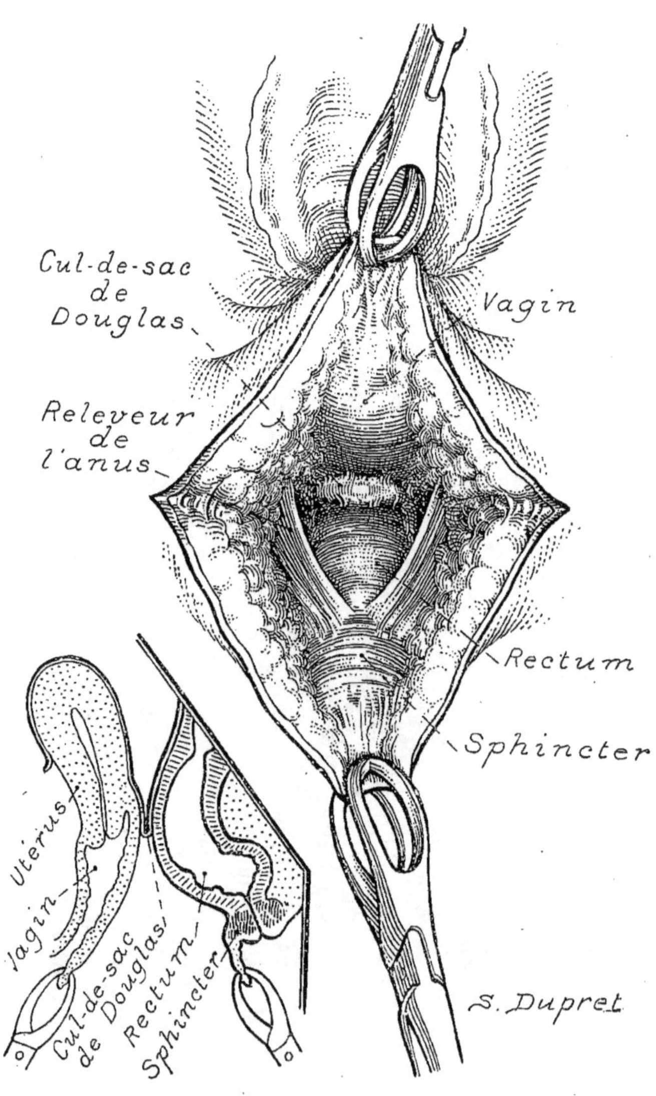

Fig. 238. — Rétrécissement cicatriciel du rectum, chez la femme. Extirpation. Décollement recto-vaginal (voir schéma à gauche).

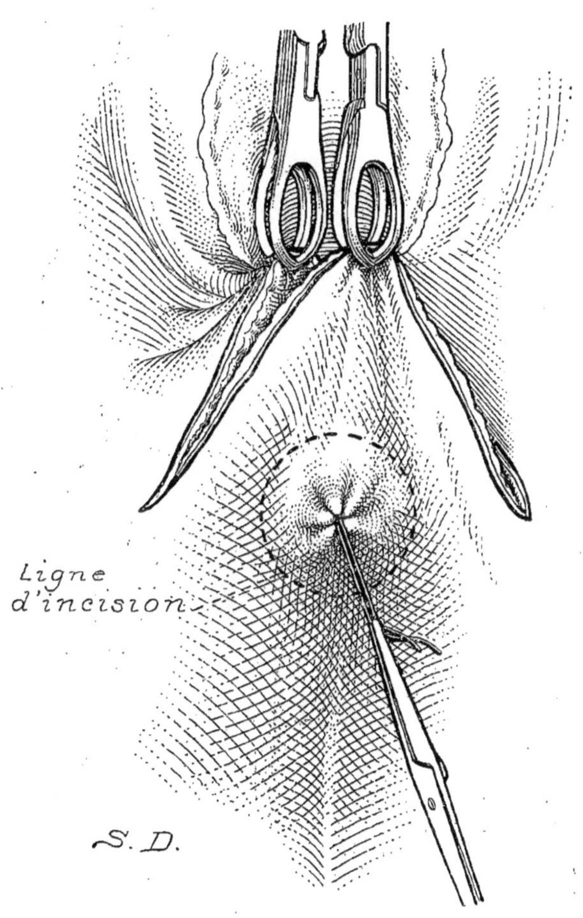

Fig. 239. — Rétrécissement cicatriciel du rectum, chez la femme. Extirpation.
Le décollement recto-vaginal est terminé. L'excision du rectum va commencer. L'anus est suturé par un crin. Le pointillé indique la section circulaire de la peau.

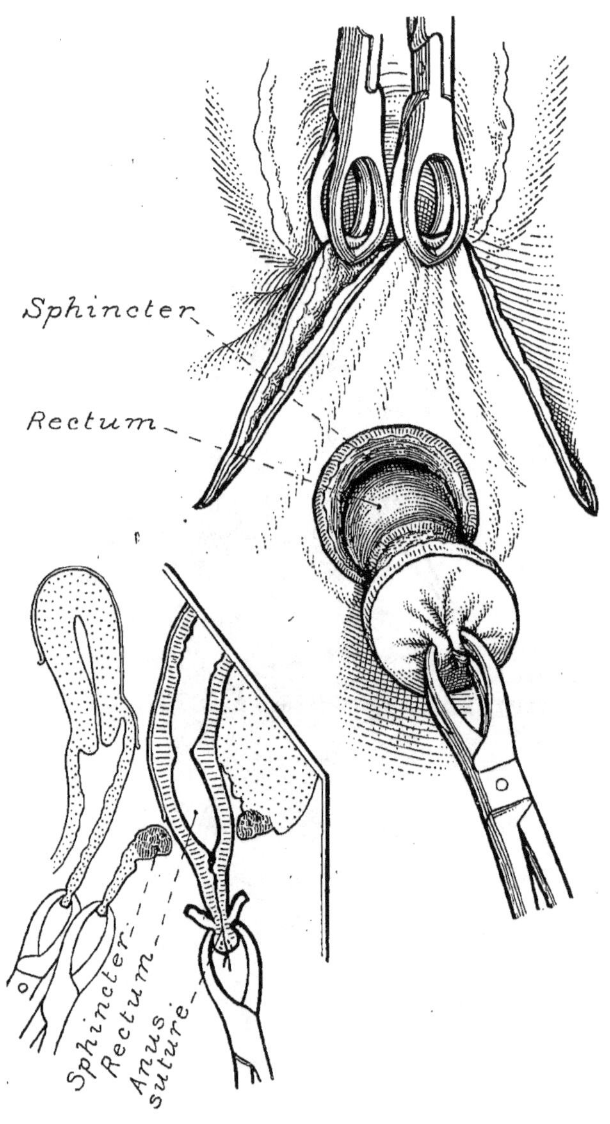

Fig. 240. — Rétrécissement cicatriciel du rectum, chez la femme. Extirpation. Libération du sphincter (voir le schéma en bas et à gauche).

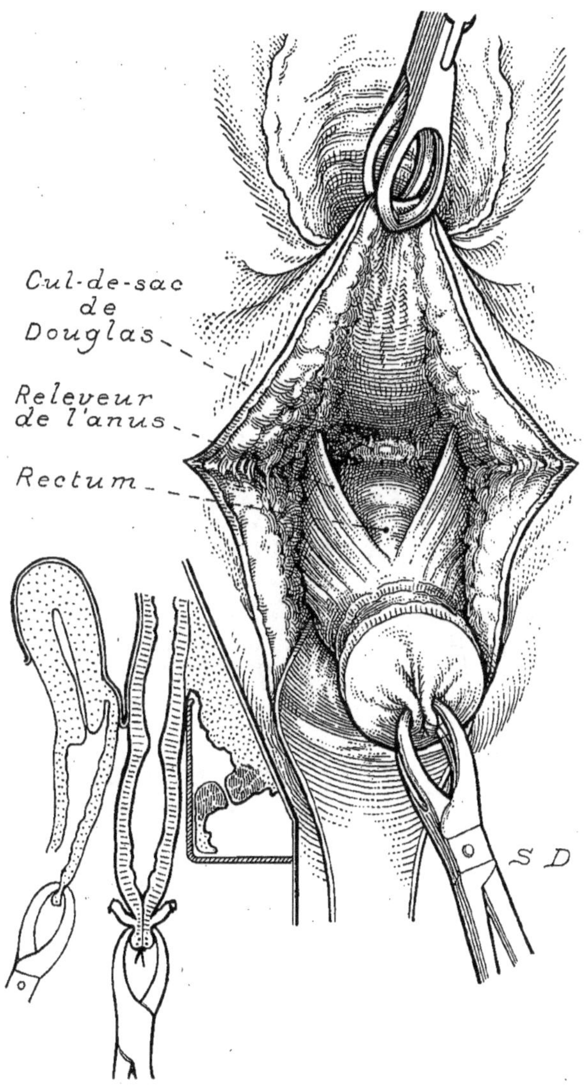

Fig. 241. — Rétrécissement cicatriciel du rectum, chez la femme. Extirpation.
Remarquer la dénudation des deux releveurs de l'anus. Ceux-ci seront désinsérés au ras du rectum, de façon à conserver leur intégrité. La valve cache l'anus dépouillé de son canal muqueux. L'opérateur a attiré, dans la plaie périnéale, le cylindre ano-rectal (voir schéma à gauche).

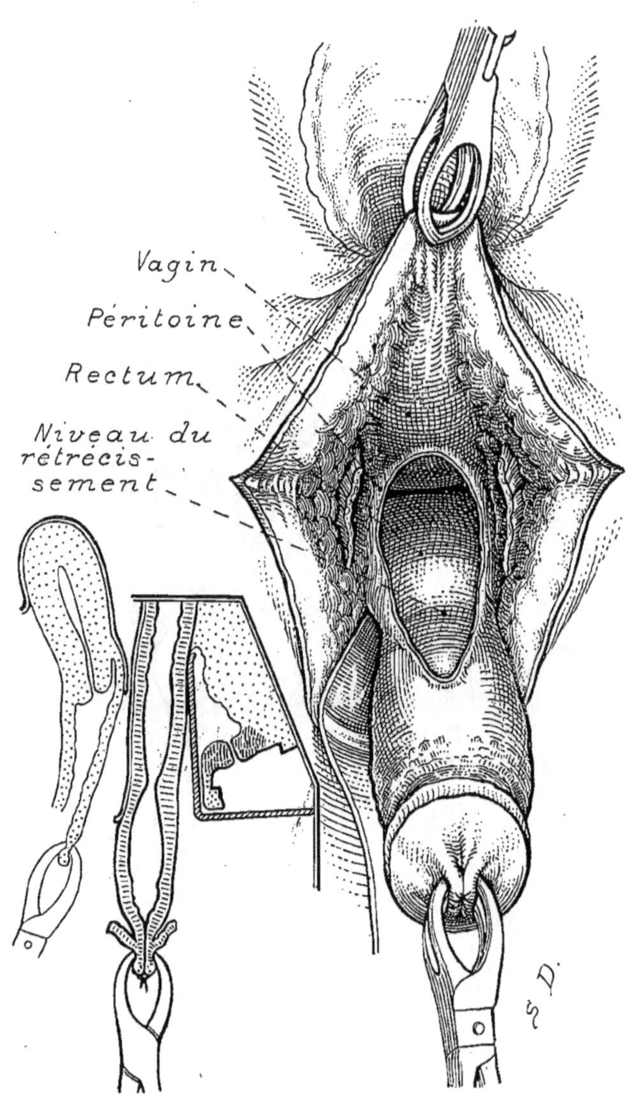

Fig. 242. — Rétrécissement cicatriciel du rectum, chez la femme. Extirpation.

Cette partie de l'opération se fait entièrement par la plaie recto-vaginale. L'anus est caché par la valve (voir le schéma dans l'angle inférieur de la figure).

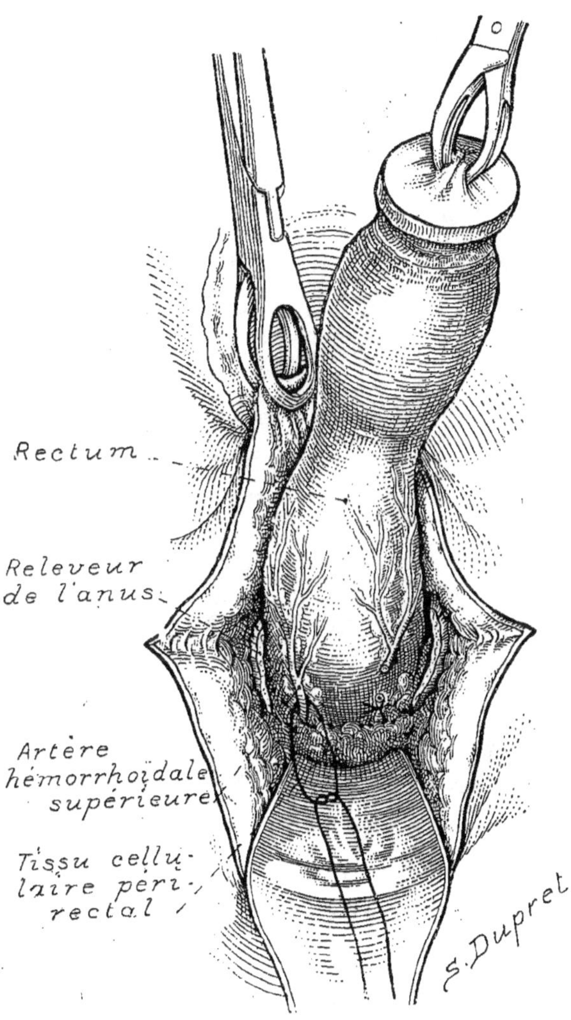

Fig. 243. — Rétrécissement cicatriciel du rectum, chez la femme. Extirpation.
Remarquer le point où existe le rétrécissement. Ligature des vaisseaux hémorroïdaux supérieurs. Remarquer la tranche des releveurs de l'anus, désinsérés au niveau du rectum.

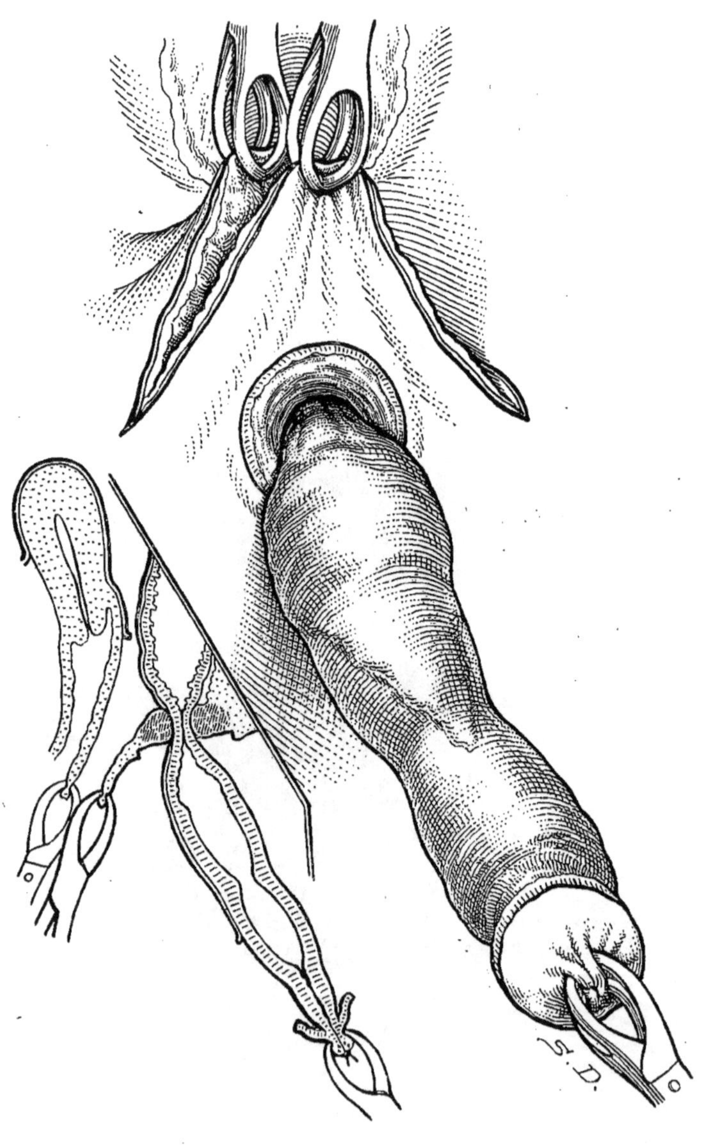

Fig. 244. — Rétrécissement cicatriciel du rectum, chez la femme. Extirpation.
Le rectum libéré a été amené par l'anus. On aperçoit le sphincter dénudé (voir schéma à gauche).

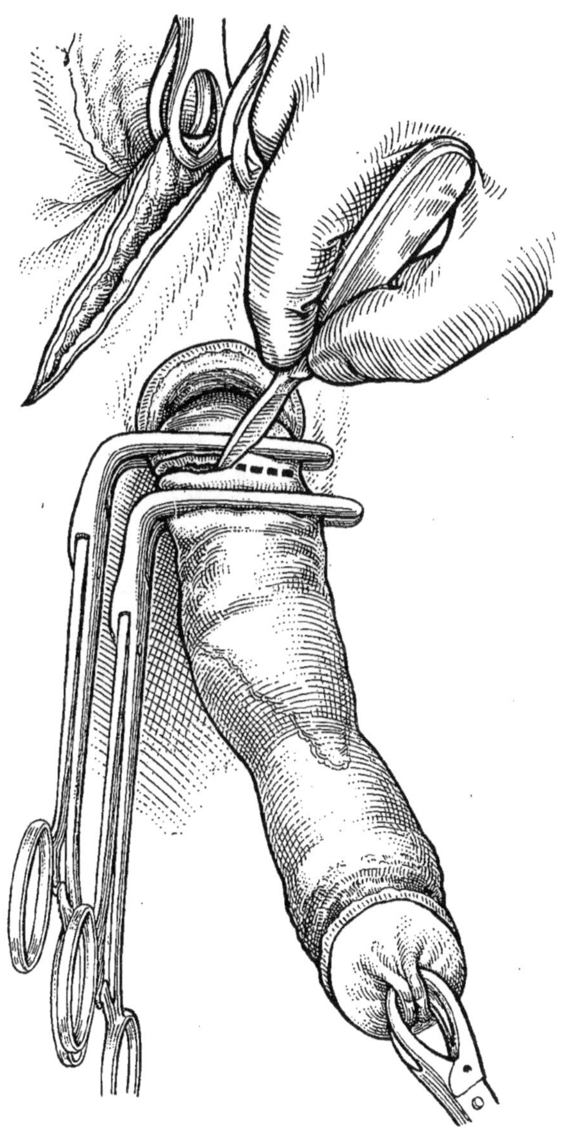

Fig. 245. — Rétrécissement cicatriciel du rectum, chez la femme. Extirpation.
Section du rectum en partie saine.

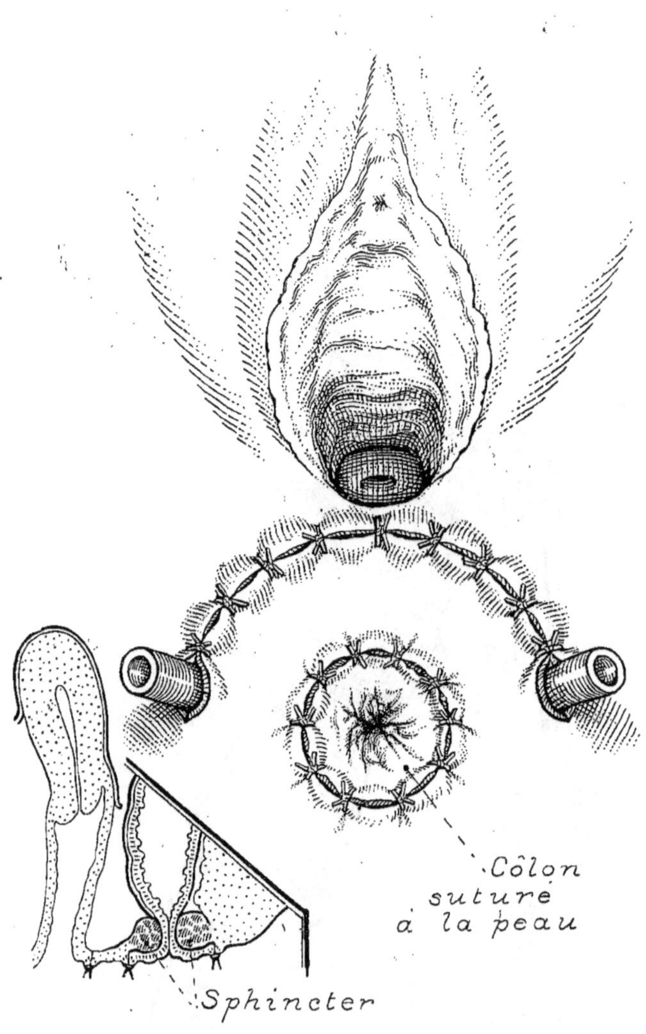

Fig. 246. — Rétrécissement cicatriciel du rectum, chez la femme. Extirpation.
Opération terminée. Le rectum a été suturé à la peau. Le cas qui a servi de modèle a été opéré à l'hôpital Saint-Michel et a guéri en 15 jours, avec reprise immédiate des fonctions de l'anus.

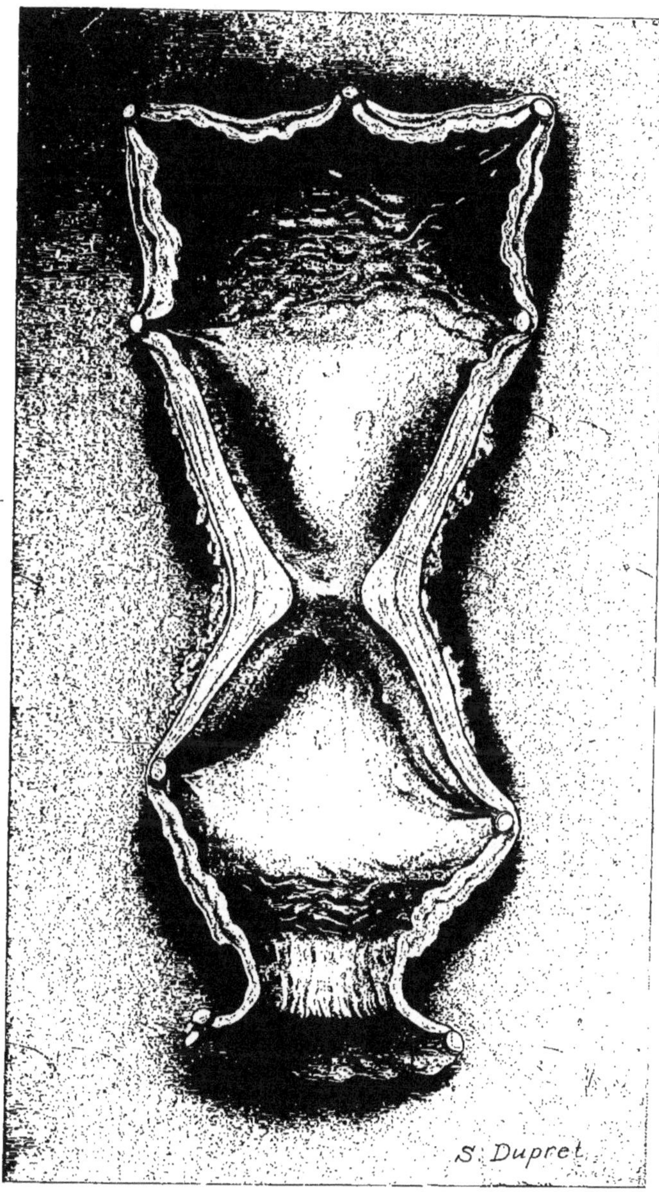

[Fig. 247. — Rétrécissement cicatriciel du rectum, chez la femme. Extirpation.

Pièce enlevée par l'extirpation ano-périnéale. L'extrémité supérieure et inférieure de la pièce montre une muqueuse rectale normale. Remarquer :

a) Trois condylomes dans la portion rectale sous-jacente au rétrécissement ;
b) L'aspect du rétrécissement en diaphragme ;
c) La surface du rectum nacrée cicatricielle, correspondant à l'ancienne rectite.

X

FISTULES RECTO-VAGINALES

Elles peuvent survenir spontanément ou faire suite à un traumatisme obstétrical, accidentel ou opératoire. Un abcès s'ouvrant à la fois dans le rectum et dans le vagin peut déterminer une communication permanente. Au cours de l'accouchement, une application de forceps peut déchirer soit la cloison recto-vaginale moyenne soit son extrémité inférieure (rupture totale du périnée.) Il en résulte la soudure des plans superficiels du périnée et une fistule recto-vaginale qui persiste au-dessus des téguments cicatrisés. Des traumatismes (coup de corne, empalement), des opérations comme l'hystérectomie vaginale ou périnéorraphie, peuvent donner lieu à une perte de substance par rupture ou sphacèle secondaire, d'où fistule.

Les fistules siègent plus ou moins haut et peuvent être classées en : *recto-vulvaires et recto-vaginales* proprement dites ; celles-ci sont parfois consécutives à l'hystérectomie ; elles sont réduites à un simple pertuis qui laisse passer des gaz.

La plupart des fistules ont un trajet direct ; la muqueuse du rectum et celle du vagin se continuent sans interruption, au niveau du bord de l'orifice. Certaines peuvent avoir un trajet compliqué, quand elles résultent d'un abcès recto-vaginal ouvert spontanément.

Le passage de gaz et des matières par le vagin constitue le signe principal des fistules recto-vaginales.

L'examen direct permet, en général, de se rendre compte des dispositions de la fistule. Quelquefois, pour les fistules haut situées, comme celles qui succèdent à l'hystérectomie vaginale, il est nécessaire de donner un lavement avec un liquide coloré. La sortie du liquide par le vagin renseigne sur le siège et l'importance de la fistule.

L'examen rectoscopique pourra être indiqué.

Traitement. — A) *Fistules recto-vulvaires.* — Sectionner le pont cutanéo-muqueux, périnéal, pour transformer la fistule en une brèche ano-vulvaire.

Exciser les tissus cicatriciels qui limitent la fistule.

Séparer, au bistouri, l'anus, le sphincter et le rectum d'avec le vagin.

Suturer la paroi rectale au catgut.

Suturer le sphincter par un point en U.

Suturer le vagin par points séparés au catgut lent.

Rapprocher transversalement les deux tranches périnéales par des crins.

B) *Fistules recto-vaginales.* — Dédoubler le rectum, le vagin, et les suturer séparément.

Inciser transversalement le périnée entre le vagin et l'anus.

Dédoubler le rectum et le vagin le plus haut possible.

Fermer le vagin et le rectum par points en U, non perforants.

Tamponnement recto-vaginal simple.

Rapprocher transversalement les deux versants droit et gauche de la tranchée.

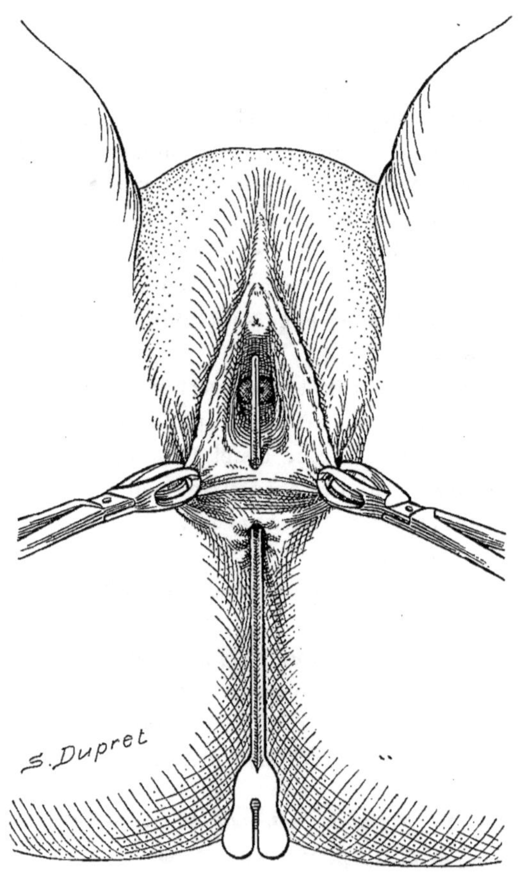

Fig. 248. — Fistule recto-vaginale.
Une sonde cannelée montre la direction du trajet fistuleux.
Deux tenailles font bâiller la vulve.

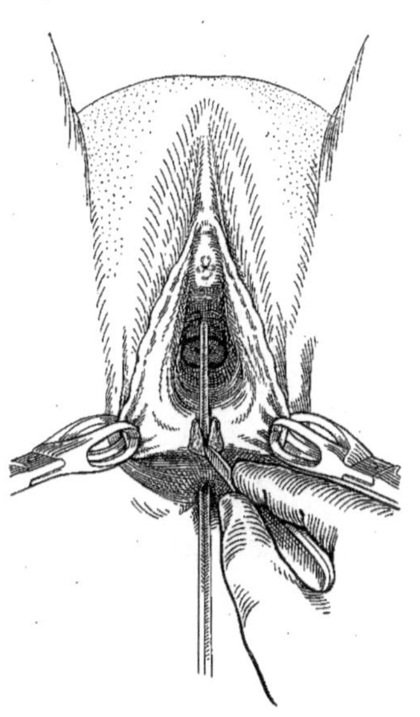

Fig. 249. — Fistule recto-vaginale.
Incision du pont périnéo-vaginal.
Le sphincter anal a été rompu par l'accouchement.

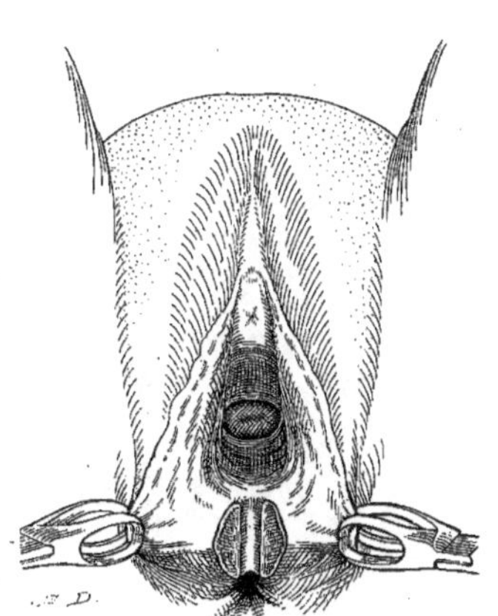

Fig. 250. — Fistule recto-vaginale.
Aspect du canal fistuleux.

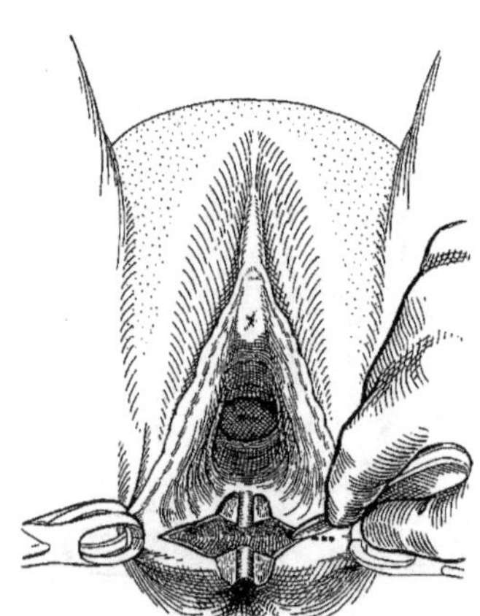

Fig. 251. — Fistule recto-vaginale.
Incision recto-vaginale transversale.

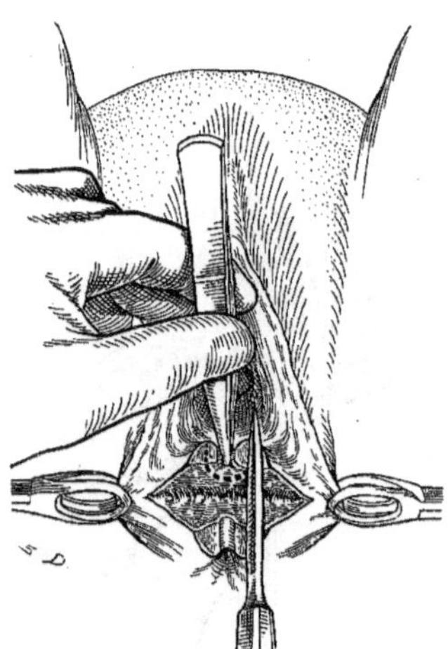

Fig. 252. — Fistule recto-vaginale.
Excision de la moitié supérieure du trajet fistuleux.

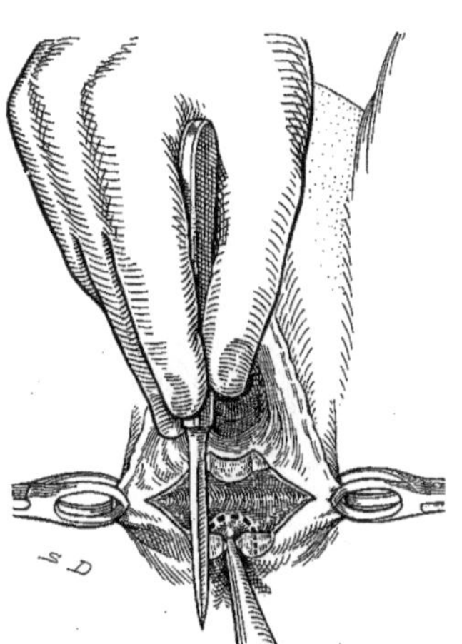

Fig. 253. — Fistule recto-vaginale.
Excision de la moitié inférieure du trajet fistuleux.
Découverte des deux extrémités du sphincter rompu.

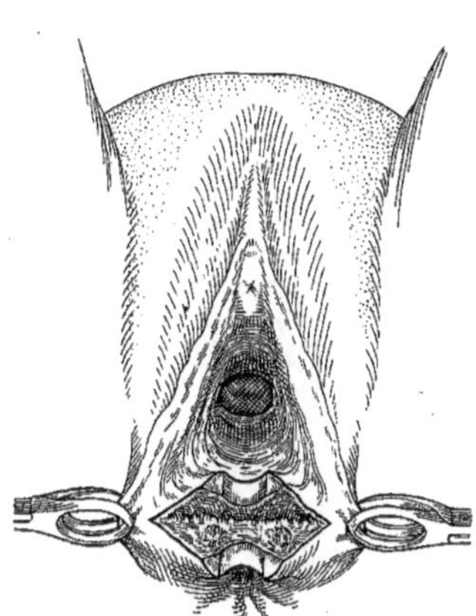

Fig. 254. — Fistule recto-vaginale.
Aspect de la plaie périnéale après l'excision.
Les deux extrémités du sphincter rompu sont mises à nu.

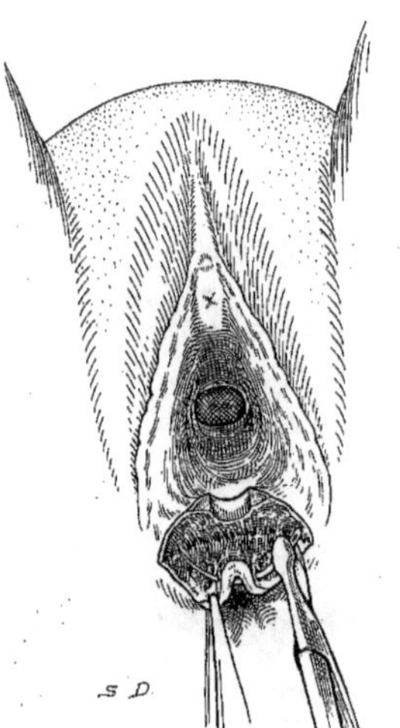

Fig. 255. — Fistule recto-vaginale.
Reconstitution de la partie muqueuse de l'anus.

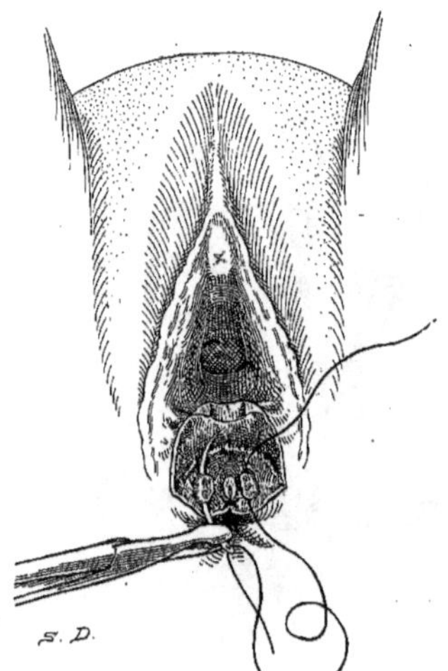

Fig. 256. — Fistule recto-vaginale.
Suture du sphincter anal.

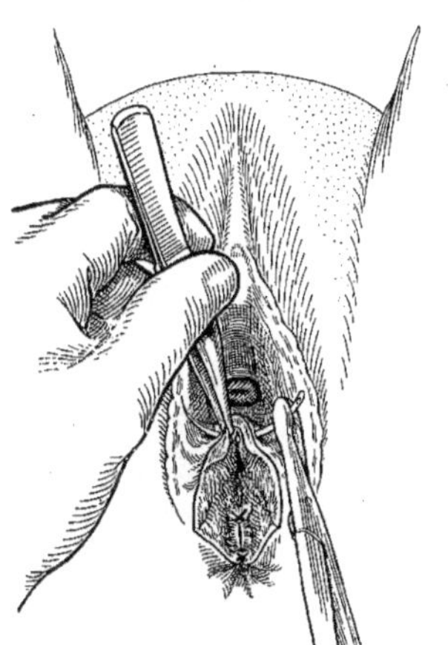

Fig. 257. — Fistule recto-vaginale.
Suture de la plaie vaginale.

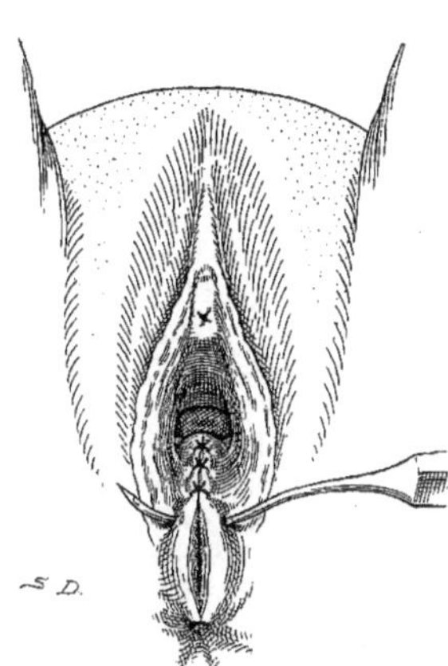

Fig. 258. — Fistule recto-vaginale.
Suture de la portion cutanée de la plaie. Remarquer que la plaie transversale a été transformée en plaie verticale.

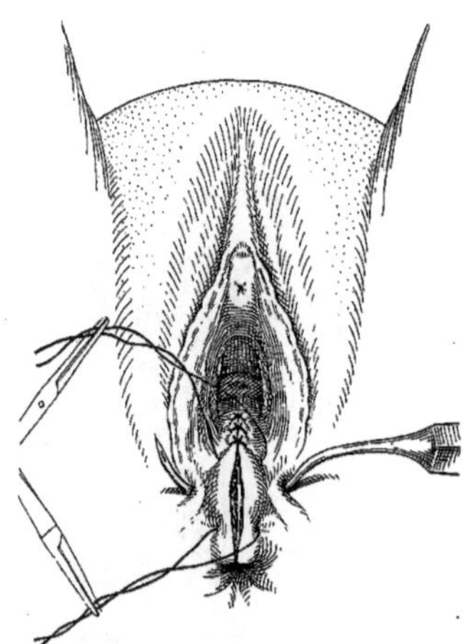

Fig. 259. — Fistule recto-vaginale.

Remarquer que pour la plaie cutanée, les fils sont tous passés avant d'être serrés, de façon à ce que l'opérateur puisse charger les plans profonds avec l'aiguille.

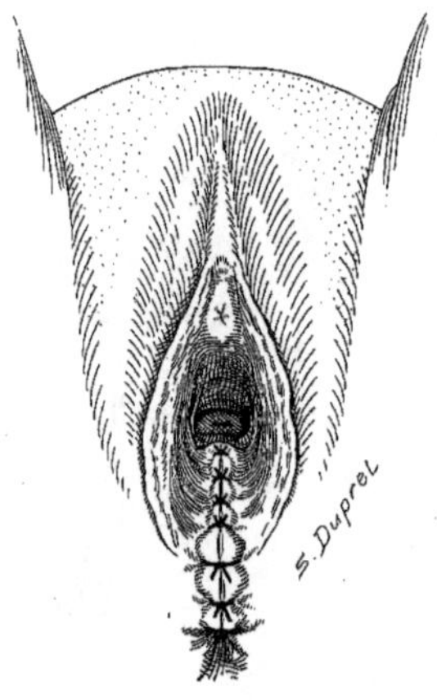

Fig. 260. — Fistule recto-vaginale.

Aspect périnéal de la plaie suturée. Pommade au collargol.

XI

TRAITEMENT DE LA RÉTROVERSION

RACCOURCISSEMENT INTRA-PÉRITONÉAL DES LIGAMENTS RONDS PAR LIGAMENTOPEXIE RÉTRO-UTÉRINE ET SOUS-TUBO-OVARIENNE A TRAVERS LES LIGAMENTS LARGES

Par L. DARTIGUES

L'hystéropexie abdominale doit être proscrite de la thérapeutique opératoire des rétro-déviations utérines (rétroversion ou rétroflexion). Elle est anti-anatomique et anti-physiologique. Il est inadmissible, vu les moyens de fixité anatomiques normaux et utilisables opératoirement de l'utérus, *d'immobiliser* totalement un organe qui doit conserver une certaine liberté, surtout s'il vient à devenir gravide (et l'on ne compte plus les cas de dystocie occasionnés par l'hystéropexie abdominale ou ventro-fixation), *de le plaquer* à la face postérieure de la paroi abdominale (et l'on a signalé des cas d'occlusion intestinale sur des brides utérines), *de le hisser* au-dessus de ce réservoir à réplétion et évacuation alternatives. On a observé maintes fois des troubles vésicaux très accentués par la gêne apportée à l'ampliation de la vessie : j'ai opéré des cas où la section de brides utérines ou la libération de l'utérus ont fait cesser immédiatement des troubles urinaires accentués.

L'hystéropexie abdominale doit être abandonnée, quels que soient ses procédés; et pour ne pas laisser confondre, comme le font encore pas mal de chirurgiens instruits, sous la même appellation *d'hystéropexie abdominale* ou *de ventro-fixation*, tous les redressements opératoires de l'utérus, j'ai créé, en 1905, le mot de *ligamentopexie* qui n'évoque le redressement utérin que sous la forme d'un raccourcissement et d'une fixation d'un des moyens d'attache ligamentaires, *en laissant libre le corps de l'utérus au centre du pelvis*.

J'ai pratiqué en 1905, puis décrit et représenté iconographiquement, un nouveau procédé de ligamentopexie : *ligamentopexie rétro-utérine et sous-tubo-ovarienne à travers les ligaments larges*, qui présente l'avantage d'être très simple, très rapide et très efficace, parce qu'il *redresse* non seulement l'utérus mais le *soulève* : le ligament rond passant à travers le ligament large correspondant dans une zone avasculaire et allant, avec son congénère du côté opposé, former une sorte de dossier solide au corps de l'utérus, en même temps que la trompe, le ligament utéro-ovarien et l'ovaire reposent sur le ligament rond ainsi déplacé; on peut dire que le corps de l'utérus semble adossé comme le tronc d'un individu et que les trompes paraissent s'appuyer à la façon de bras sur les bras du fauteuil formé par les ligaments ronds.

Ce procédé, depuis la parution de mon article (*Presse médicale*, 7 avril 1906), a été exécuté par presque tous les chirurgiens français et étrangers; de très nombreuses observations en ont montré l'efficacité et la permanence de résultat statique au cours de grossesses où il n'a jamais déterminé de complications dystociques.

Depuis de longues années je l'exécute en pratiquant la laparotomie par l'incision transversale sus-pubienne. (*Paris Chirurgical*, mai 1910.)

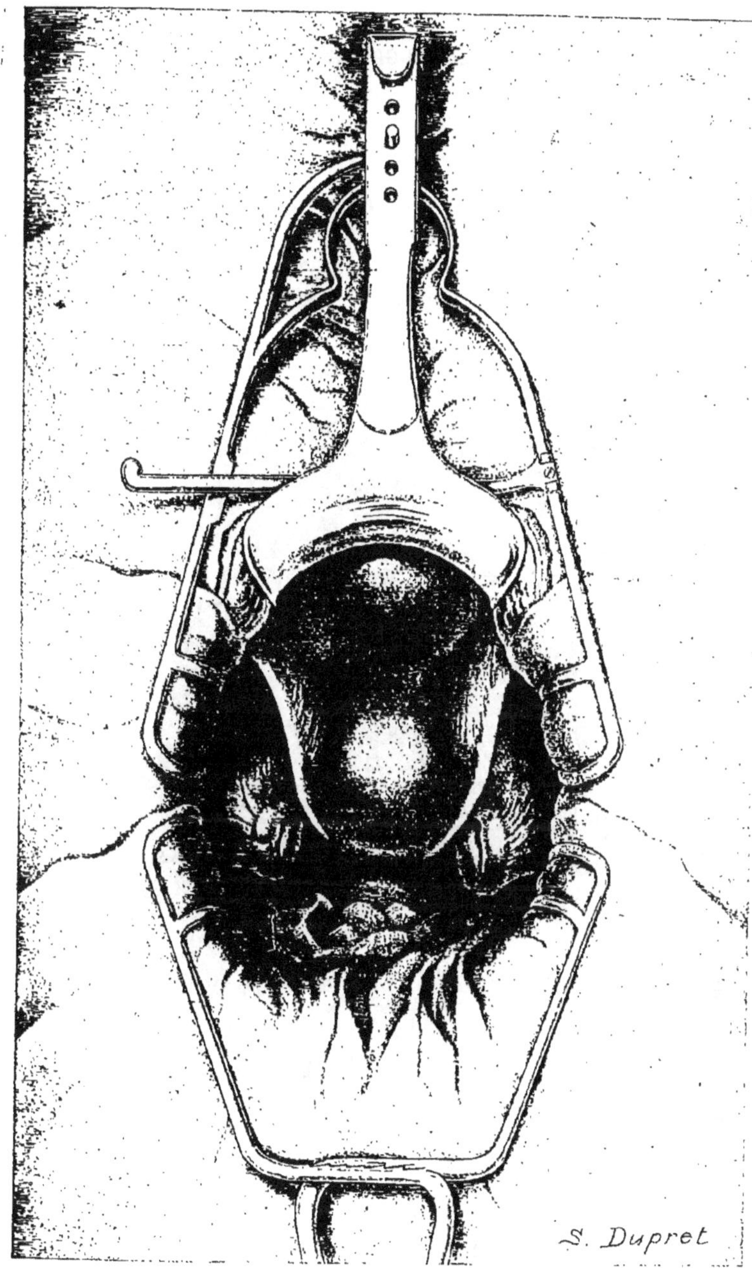

Fig. 261.

La *laparotomie transversale* a été pratiquée suivant la technique décrite par VICTOR PAUCHET (fascicule I). Mon *laparostat portevalve* est appliqué, ainsi que mon *laparostat simple* qui complète l'écartement tout en maintenant les champs abdominaux éversés en bordure et protégeant les tranches de section de l'abdomen. On voit, au centre, l'utérus en rétroflexion avec les ligaments ronds élongés, ou plutôt à l'état de mégaligaments. Le fond de l'utérus, formant boule, est « logé » dans le Douglas. A remarquer que l'utérus, par sa position vicieuse, cache en partie les annexes entraînées et prolabées et les comprime.

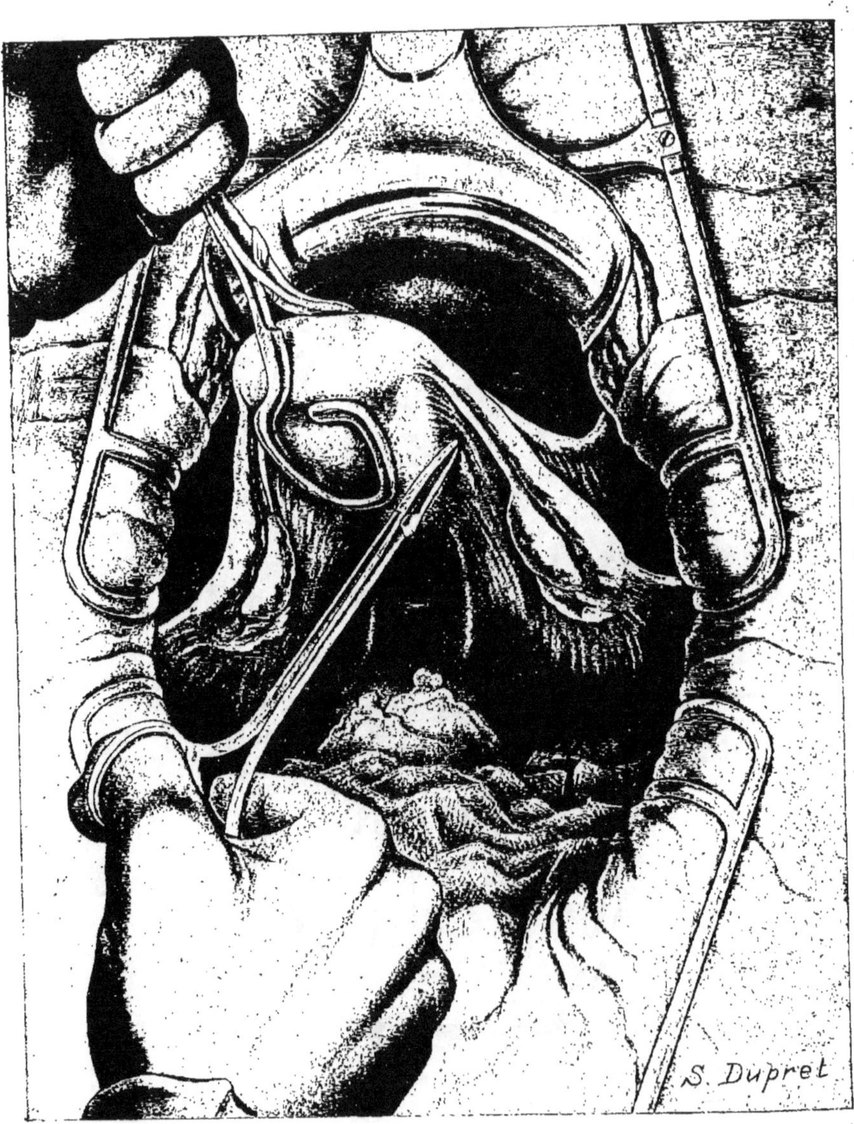

Fig. 262.

L'utérus a été *délogé* du Douglas, saisi avec ma *pince hystérolabe* et rabattu en avant et à gauche pour étaler le ligament large droit. Avec une de mes *pinces angiostatiques* pointues, on va transpercer le ligament large droit dans la zone translucide et avasculaire.

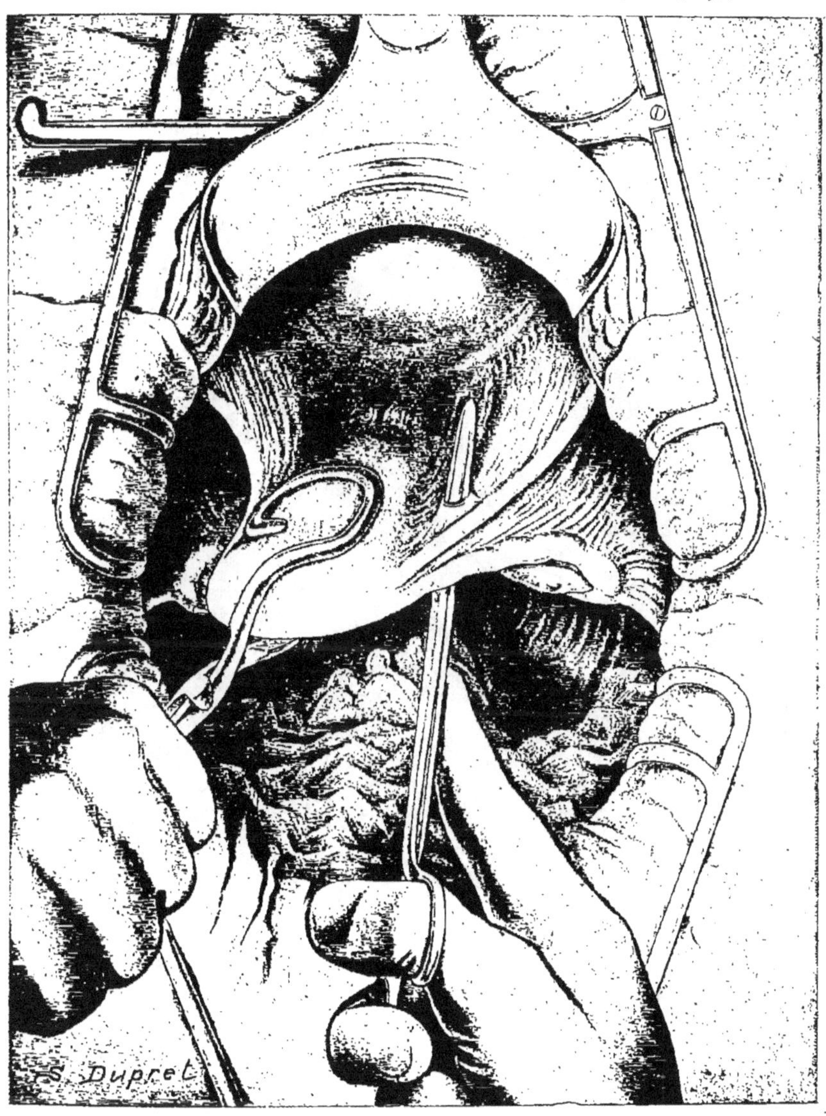

Fig. 263.
La traversée du ligament large est faite, l'utérus est rabattu en arrière : on voit dans toute son ampleur le ligament rond à saisir.

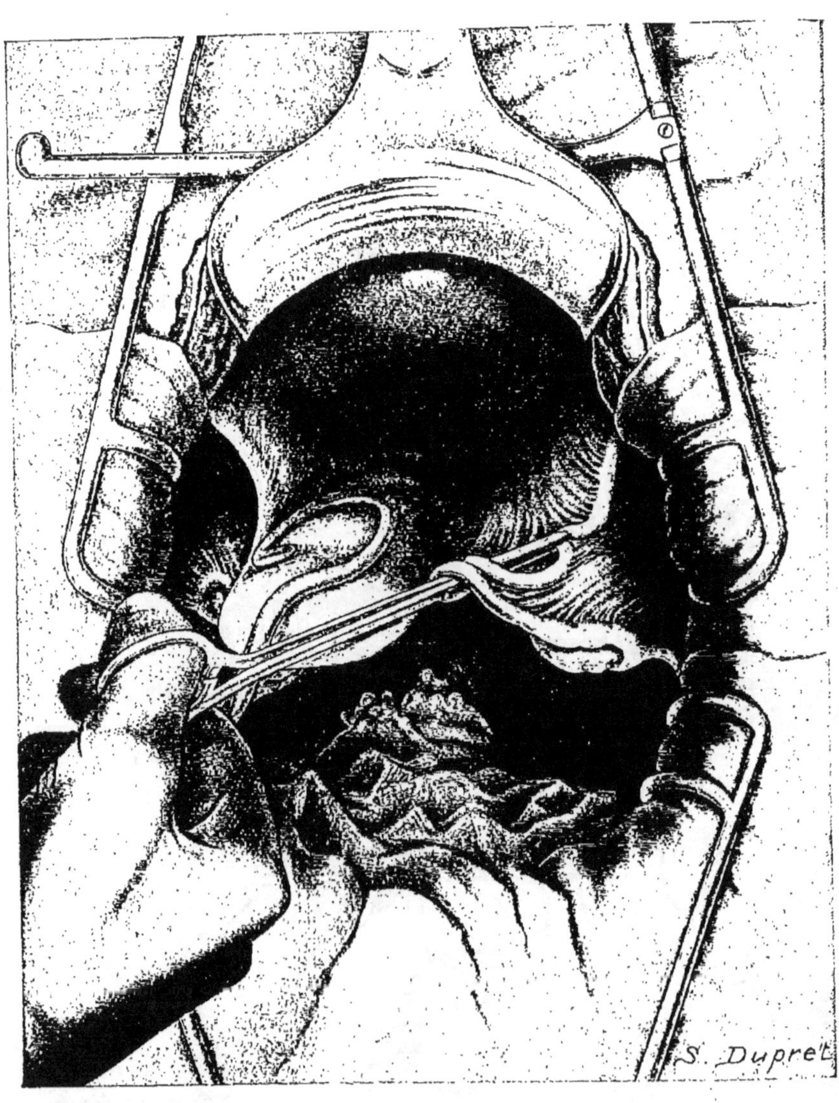

Fig. 264.

L'extrémité de la pince de préhension ligamentaire est dirigée en dehors et saisit le ligament rond environ à l'union de son tiers postérieur avec ses deux tiers antérieurs. On voit que la pince charge, dans ce temps, la partie initiale du ligament rond et la trompe correspondants. C'est le temps le plus délicat de l'intervention.

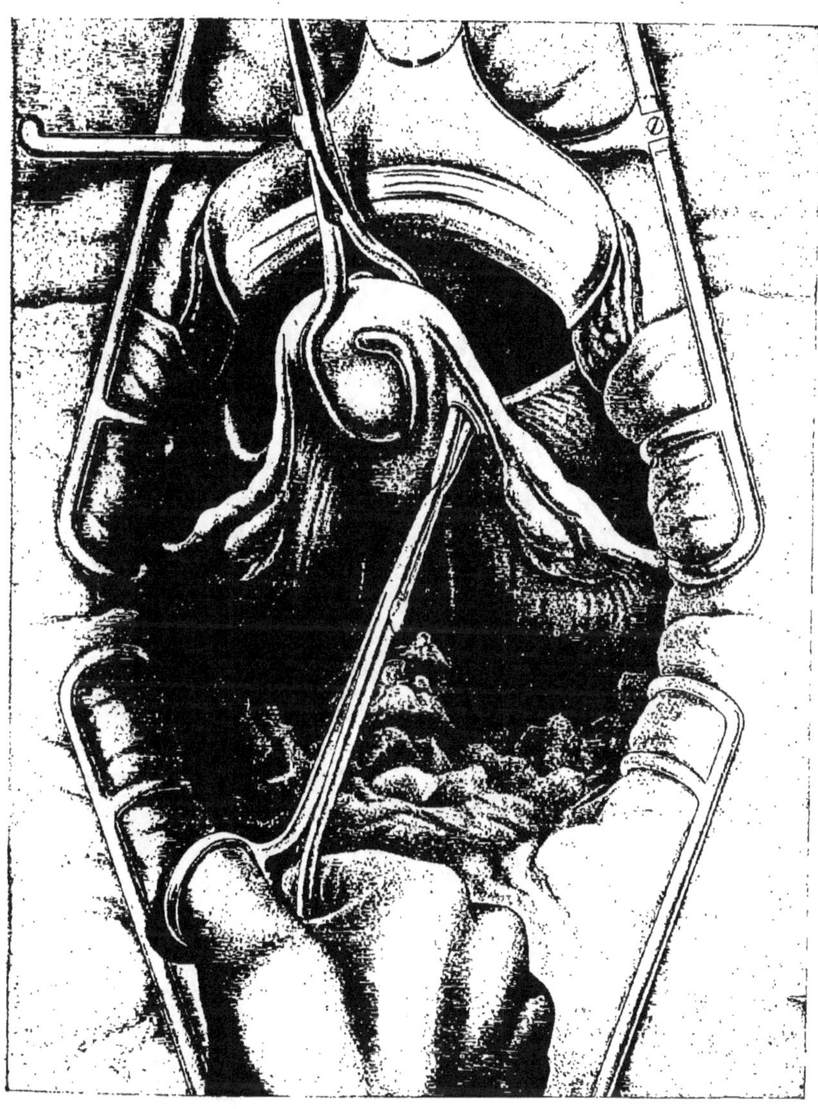

Fig. 265.
L'anse du ligament rond a traversé le ligament large et est attirée en arrière.

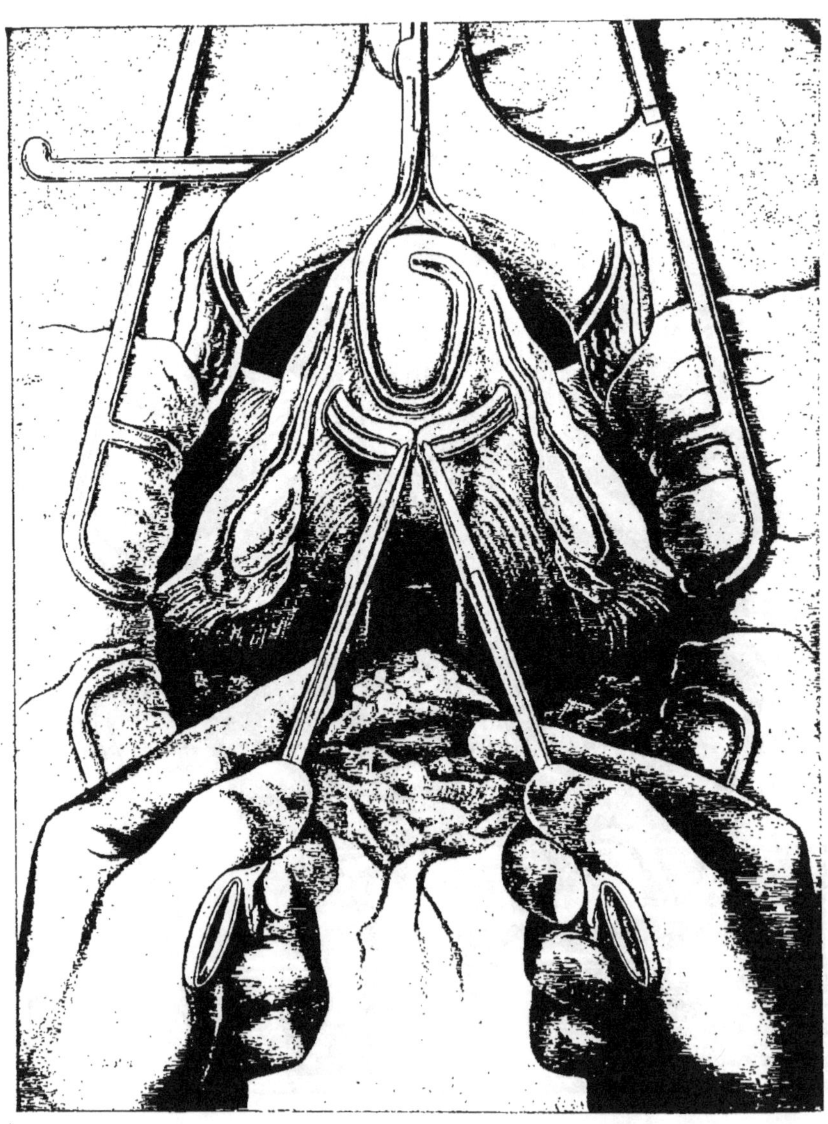

Fig. 266.

La manœuvre identique a été faite à gauche : les deux anses ligamentaires sont accotées.

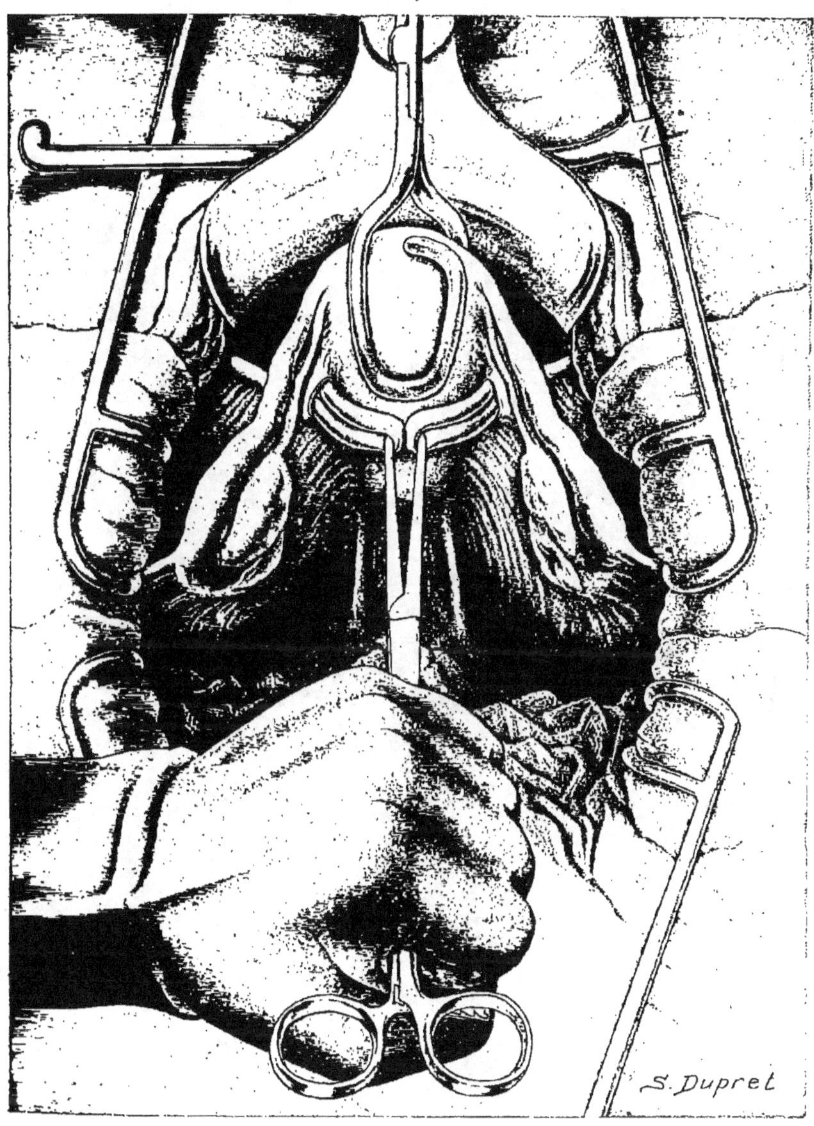

Fig. 267.

Par le moyen très simple d'une pince tire-balle accrochant les deux anses ligamentaires rondes, on les maintient très facilement en place, et le chirurgien a les mains libres pour faire ses sutures sans l'aide de personne

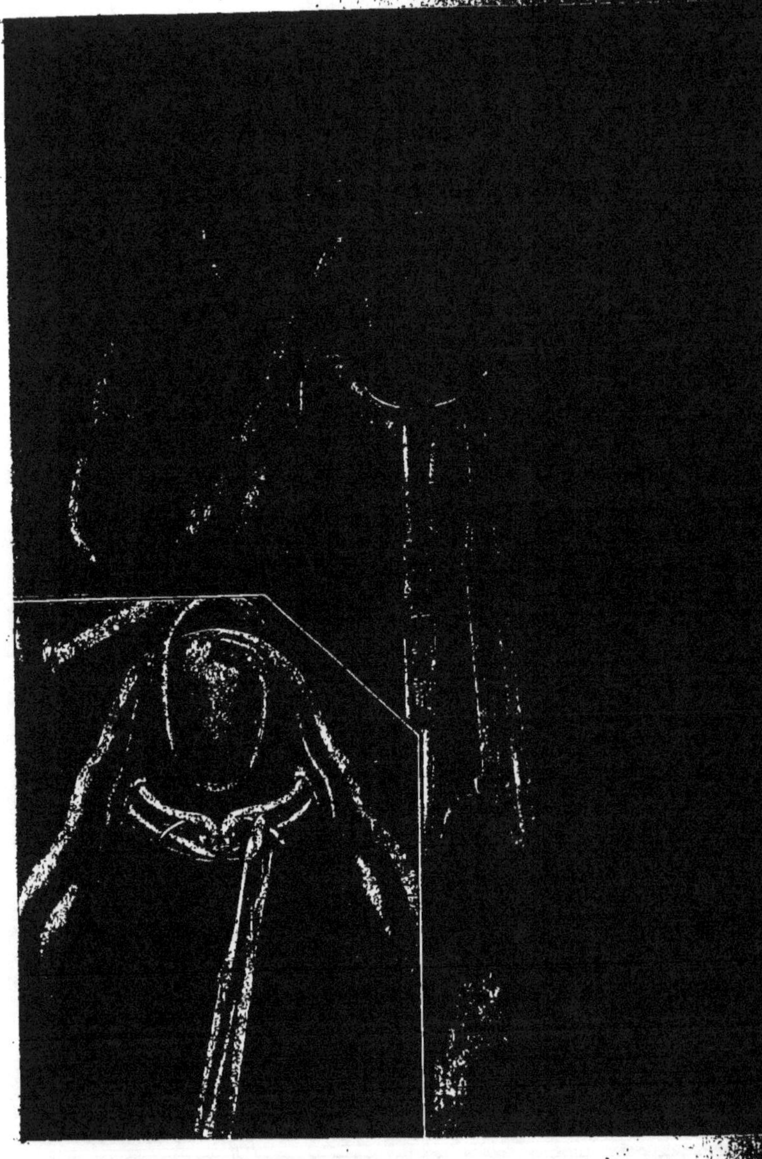

Fig. 268.

Suture des anses ligamentaires avec mon *porte-aiguille à crans d'arrêt :* un point à travers les deux branches supérieures des anses, un autre à travers les deux [illegible] inférieures des anses ; un point intermédiaire, dont on peut quelquefois se dispenser, dans le fond de la concavité des anses et traversé la paroi postérieure de [illegible] laquelle on solidarise les ligaments ronds, afin d'éviter que le fond de l'utérus [illegible] eux.

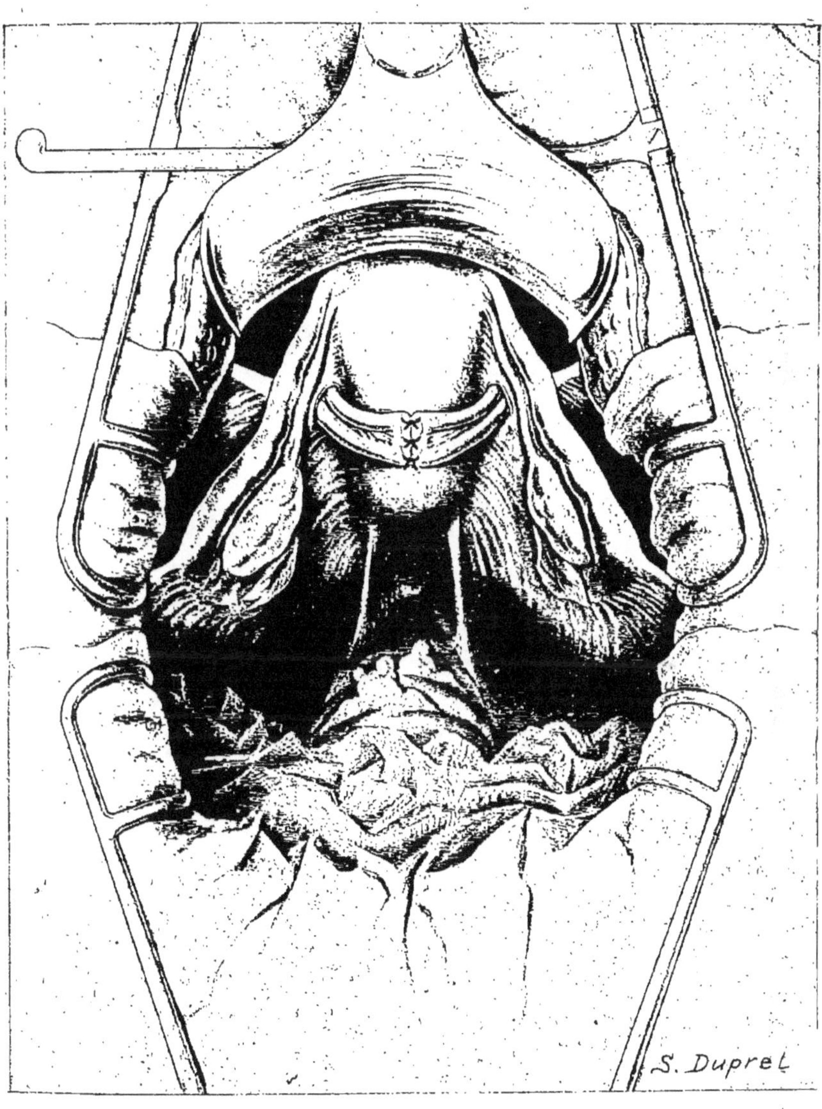

Fig. 269.

Résultat de l'opération : on voit que l'utérus est vraiment adossé et sanglé en arrière ; que la réduction utérine est considérable en même temps que les annexes sont dégagées de la cavité du Douglas.

XII

HYSTÉRECTOMIE PÉRINÉALE

POUR CANCER DU COL UTÉRIN

L'opération de choix est l'hystérectomie abdominale élargie (Wertheim). Pourtant, nous pratiquons souvent l'hystérectomie vagino-périnéale par la méthode de Schauta ou de Cunéo, soit pour des raisons d'ordre local, comme l'envahissement des culs-de-sac vaginaux, soit pour des raisons d'ordre général, chez les femmes « fragiles » (hémorragie, diarrhée, obésité, hémiplégie, vieillesse), dont la résistance paraît insuffisante ou chez qui le plan incliné prolongé peut fatiguer le myocarde.

La voie basse est donc indiquée chez les obèses qui supportent mal la position déclive. En cas de laparotomie, le pannicule graisseux gêne le chirurgien ; le champ est moins large et plus profond; ces femmes, au myocarde gras, présentent facilement des complications quand elles sont restées un temps prolongé « en déclive ». La voie vaginale est indiquée chez elles. Les chirurgiens qui ont pratiqué les deux voies ont pu remarquer l'extrême bénignité des suites de l'opération par la voie périnéale.

Jusqu'à 1920, nous pratiquions l'opération de Schauta (hystérectomie vaginale élargie). Puis nous avons connu la méthode périnéale de Cunéo, en lisant le *Journal de Chirurgie,* de mars 1921, Tome XVII, n° 3. Nous l'avons pratiquée quatre fois ; elle est moins mutilante que la Schauta et, dans les cas moyens, donne un jour très suffisant; c'est une très bonne intervention.

Précautions. — Dans les cas où il y a des adhérences avec la vessie, l'opérateur peut craindre des lésions vésicales ou urétérales. Dans ce cas, il est bon, d'une part de dilater l'urètre, jusqu'à pouvoir introduire l'index (Bernard Cunéo), et d'autre part, pratiquer le cathétérisme urétéral. Nous avons trouvé ces précautions utiles après l'application de radium que nous faisons souvent pratiquer *six semaines* avant l'intervention. Cette application désinfecte le col, développe du tissu cicatriciel, diminue les chances de récidives, mais crée des adhérences, confond les tissus et rend l'opération plus délicate ; c'est là que la dilatation de l'urètre et le cathétérisme des uretères rend service ; au cours de l'opération, l'opérateur pourra, de temps en temps, reconnaître ces conduits urétéraux grâce à la présence du cathéter.

Anesthésie. — L'anesthésie la plus parfaite, la moins shockante, la moins intoxiquante, est l'anesthésie trans-sacrée, ou épidurale. L'injection de 5 centicubes de syncaïne à 1 p. 100 dans 8 trous sacrés donne une anesthésie parfaite. Ces 40 centicubes de syncaïne peuvent être injectés en une fois par voie épidurale.

Dans la majorité des cas, les opérateurs préféreront recourir à la rachi-anesthésie, méthode facile et efficace, qui donne, spécialement dans cette région, et pendant une heure, une anesthésie parfaite et offre un danger extrêmement faible.

Position. — Position dorso-sacrée ; soulever le siège le plus possible ; épaules soutenues par des épaulières ; *léger déclive* pour que les viscères tombent du côté de l'abdomen.

Technique opératoire. — a) *Incision cutanée :* bi-ischiatique, transversale, curviligne ou ogivale, à égale distance de l'anus et de la fourchette.

b) *Découverte et section du muscle recto-vaginal ;* tirer en haut la fourchette, avec une tenaille ; la section porte entre les deux sphincters anal et vaginal et non, comme pour une périnéorraphie, sur les orifices de l'anneau vulvaire, sinon on risquerait de tomber dans le bulbe vaginal, et de faire saigner. Pour libérer et sectionner le muscle recto-vaginal, l'index et le médius de la main gauche, ou les ciseaux fermés, seront introduits de chaque côté de la ligne médiane et plongeront dans les fosses ischio-rectales. Le muscle recto-vaginal apparaît, tenu par la traction sur la fourchette. Il est sectionné sous l'œil, au bistouri ; l'opérateur arrive dans l'espace décollable recto-vaginal.

c) *Décollement recto-vaginal.* — A l'aide d'un tampon monté sur une pince, l'opérateur décolle l'espace recto-vaginal, aussi loin que possible sur les parties latérales, puis remonte jusqu'au cul-de-sac de Douglas qui n'est pas ouvert. Une compresse est tassée entre le rectum et le vagin.

d) *Les deux incisions vaginales.* — Une incision sera circulaire et l'autre verticale et postérieure. Avant de faire la fente verticale, on repérera : *a*) l'amorce de *l'incision circulaire.* L'opérateur cherche le point où portera la section transversale du vagin ; pour cela, *il se rendra compte du niveau où descendent les lésions cervicales.* Il faut que la section porte à 4 centimètres au moins au-dessous de la partie du col ou du vagin qui est lésé. Il faut 4 centimètres au minimum de vagin souple, pour isoler un manchon vaginal. Au milieu, une tenaille saisit le vagin et fait un pli sur la paroi postérieure, puis un autre pli est fait au-dessous avec une deuxième tenaille suivant une ligne verticale et médiane ; ce double pinçon fait saillir un pli qu'on coupe transversalement ; c'est l'amorce postérieure de la section vaginale circulaire. Faire de même sur la paroi antérieure. — *b*) *Section verticale :* l'opérateur fend le vagin sur le milieu de la paroi postérieure. Saisissant le bord libre du vagin, en bas, avec deux tenailles, d'un coup de ciseaux il tranche la paroi vaginale postérieure sur la ligne médiane. La section s'arrête au repère indiqué par le coup de bistouri transversal.

La section circulaire du vagin est alors complétée. Elle se poursuit latéralement, avec les ciseaux ou le bistouri, et atteint en avant le deuxième point de repère. Nous avons donc deux incisions faites : *a*) l'incision verticale, qui élargit la vulve, et *b*) l'incision circulaire qui sépare le vagin supérieur suspecté, du vagin inférieur sain.

e) *Fermeture du vagin supérieur.* — Libérer un manchon vaginal supérieur, et le séparer des tissus voisins, incomplètement, mais suffisamment pour pouvoir le fermer. L'opérateur introduit une mèche au contact du col, puis dissèque en avant et sur les côtés le manchon vaginal ; quand il a libéré le vagin sur une hauteur de 3 ou 4 centimètres environ, il remplit la cavité avec un tampon iodé, puis suture le vagin par points séparés.

f) *Décollement latéral du vagin.* — Jusqu'ici, la paroi postérieure du vagin seule est complètement décollée ; le reste du vagin n'a été séparé que pour former le manchon vaginal et fermer ce dernier. Latéralement, l'opérateur va donc décoller le vagin avec un tampon monté sur une pince. Cette libération se poursuit jusqu'à ce que l'opérateur se rende compte qu'il a découvert, libéré les *ailerons* du vagin ; ceux-ci, droit et gauche, sont constitués par du tissu cellulaire dans lequel cheminent les branches de l'artère vaginale qu'il faudra couper.

g) *Décollement vésical et urétéral.* — Nous avons déjà dit que dans les cas où il y avait des adhérences du cul-de-sac vaginal antérieur avec la vessie, soit par suite de l'envahissement néoplasique, soit par suite d'une application de radium, il fallait pratiquer le cathétérisme des uretères et dilater l'urètre de façon à pouvoir introduire un doigt dans sa cavité (Bernard Cunéo). Grâce à ces repères, à l'aide du bistouri ou des ciseaux, on arrivera à séparer complètement la vessie d'avec le vagin, jusqu'au niveau du cul-de-sac vésico-utérin, qui sera ouvert.

h) *Ligature des ailerons vaginaux.* — Les ailerons vaginaux contiennent le bouquet de l'artère vaginale ; il faut les sectionner à droite et à gauche; cette section permettra d'abaisser le vagin partiellement.

Bernard Cunéo, dans son article[1], a admirablement décrit ce temps opératoire en se basant sur les travaux et les recherches de Descomps. Nous ne saurions trop en recommander la lecture aux chirurgiens qui doivent pratiquer souvent cette opération. Si les connaissances anatomiques de l'opérateur sont insuffisantes, il recourra au procédé suivant : à l'aide d'un tampon monté sur une pince, libérer prudemment les parties latérales du vagin et découvrir ainsi les ailerons constitués par les vaisseaux vaginaux. Un aide tire le vagin fermé du côté opposé où travaille le chirurgien, c'est-à-dire vers la droite du malade, car le pédicule du côté gauche est d'abord libéré; un autre aide maintient un écarteur vaginal, de façon à bien montrer le fond gauche du lit vaginal; l'opérateur découvre ainsi l'aileron vaginal gauche; il le verra peut-être, mais le sentira sûrement. Sur ce pédicule, à 1 centimètre environ du vagin, il appliquera une pince utérine de J.-L. Faure. Puis, il sectionnera. L'aide continuera à tirer sur le vagin, toujours vers la droite. L'opérateur tiendra la pince utérine dans la main. Généralement, cette section suffit; s'il reste encore un peu d'aileron plus haut et si l'utérine est encore éloignée, on replacera une seconde pince sur l'aileron plus haut, et, de nouveau, on sectionnera les tissus. Il sera donc souvent nécessaire de couper en deux fois l'aileron vaginal. Cette section étant faite, avant de passer au côté opposé, l'opérateur pratiquera la ligature, avec un catgut solide, puis enlèvera la ou les pinces. Il passera ensuite au côté droit, sectionnera et liera l'aileron droit de la même façon qu'il a lié le gauche. Le segment utéro-vaginal sera ainsi abaissé.

i) *Recherche et ligature des utérines.* — En s'aidant des écarteurs, d'un tampon monté sur une pince et en procédant d'abord du côté gauche, l'opérateur arrivera à reconnaître la crosse de l'artère utérine : il est nécessaire qu'il la voie; il la chargera avec une aiguille de Deschamps, à rayon court, et en pratiquera la ligature. Il est indispensable de voir l'utérine pour la lier. L'artère étant liée, sectionner les vaisseaux utérins, puis passer au côté droit, où on pratiquera de la même façon la ligature et la section de l'utérine.

j) *Section des ligaments utéro-sacrés.* — Les ligaments utéro-sacrés tiennent en arrière; l'opérateur sent deux brides qui retiennent l'utérus; elles seront sectionnées sans ligature, car elles ne contiennent pas de vaisseaux.

k) *Section du ligament rond gauche.* — L'opérateur fend le corps utérin (pas le col, ni l'isthme) près du fond, pour l'amarrer avec une tenaille. Il

1. Technique de l'hystérectomie périnéale pour cancer du col de l'utérus, par MM. Bernard Cunéo et Gaston Picot. *Journal de chirurgie, loc. cit.*

découvre le ligament rond ; il en pratique la ligature et la section. L'utérus tient encore par le pédicule lombo-utérin ; au ras de l'utérus, un petit clamp de Richelot est placé ; le ligament large est sectionné au ras de l'utérus ; par conséquent, les annexes gauches restent en place, avec la pince. L'utérus bascule et l'opérateur le lie et coupe du côté opposé le ligament lombo-utérin et le ligament rond. Les deux pédicules sont conservés comme les autres. La ligature doit être solide, bien faite, au catgut fin et solide ; car il faudra tirer sur les ligaments à la fin de l'opération. L'utérus enlevé, l'opérateur passe alors aux annexes gauches tenues par le clamp.

l) *Ligature des annexes.* — Les annexes sont liées des deux côtés et séparées d'un coup de ciseaux ; le fil est conservé.

m) *Fermeture du péritoine.* — L'opérateur ferme le cul-de-sac péritonéal par un surjet, à l'aide d'une aiguille à pédale. Aux deux extrémités de cette suture, les fils qui correspondent à la ligature des ligaments lombo-utérins, se montrent ; ils sont amenés hors de la cavité péritonéale et noués ensemble, de telle sorte que la suture péritonéale se trouve *au-dessus* d'eux. Les deux moignons des ligaments larges se trouvent ainsi rapprochés sur la ligne médiane, liés ensemble, *au-dessous* de la suture péritonéale et du côté du vagin.

n) *Fermeture de la paroi vaginale postérieure.* — Quatre ou cinq points séparés au catgut rapprochent les deux lambeaux vaginaux postérieurs.

o) *Fermeture de la plaie périnéale.* — L'incision bi-ischiatique est partiellement suturée ; une ouverture de 1 ou 2 centimètres sera ménagée aux extrémités de l'incision ; par cet orifice, un drain est introduit, drain qui sépare le rectum du vagin.

p) *Tamponnement du vagin.* — Une mèche imprégnée de pommade au collargal est introduite jusqu'au fond de la plaie ; elle restera en place trois ou quatre jours.

q) *Introduction d'une sonde de Pezzer dans la vessie.* — Au cours de l'intervention, il peut se faire que la vessie soit lésée ; il faudra, immédiatement, la suturer. Si l'uretère est sectionné, on s'en apercevra généralement les jours suivants ; étant donné qu'il s'agit d'un cancer utérin, le mieux sera de faire une néphrectomie, pourvu que le rein opposé soit suffisant.

Suites immédiates. — Celles-ci sont généralement très simples. La cicatrisation se fait en trois semaines environ. Le shock est nul. La gravité est faible. Personnellement, nous avons pratiqué 33 opérations de Schauta avec deux morts et 5 opérations de Cunéo, sans mort ; c'est donc une opération bénigne ; nous faisons remarquer que tous ces cas s'appliquaient à des malades déjà affaiblies, obèses, que, pour manque de résistance, nous ne voulions point opérer par la voie abdominale.

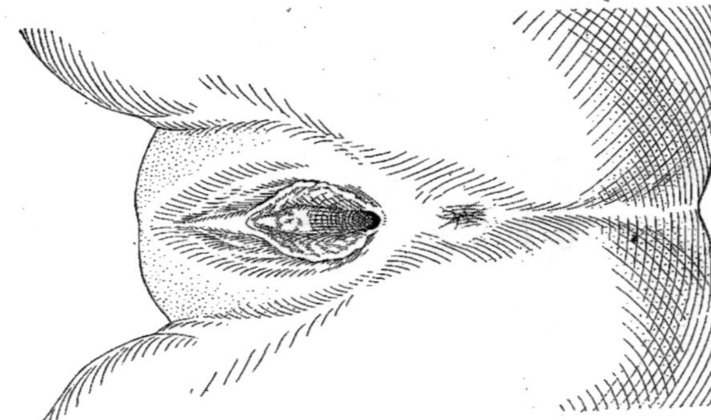

Fig. 270. — Hystérectomie vaginale pour cancer du col (méthode de Bernard Cunéo).

Aspect de la vulve chez une malade nullipare et obèse, chez laquelle l'extirpation par voie vaginale est à conseiller.

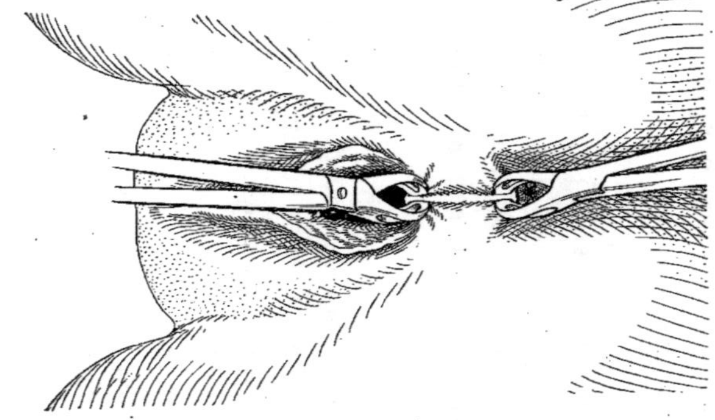

Fig. 271. — Hystérectomie vaginale pour cancer du col (méthode de Bernard Cunéo).

La peau périnéale est tendue par deux tenailles pour en faciliter la section.

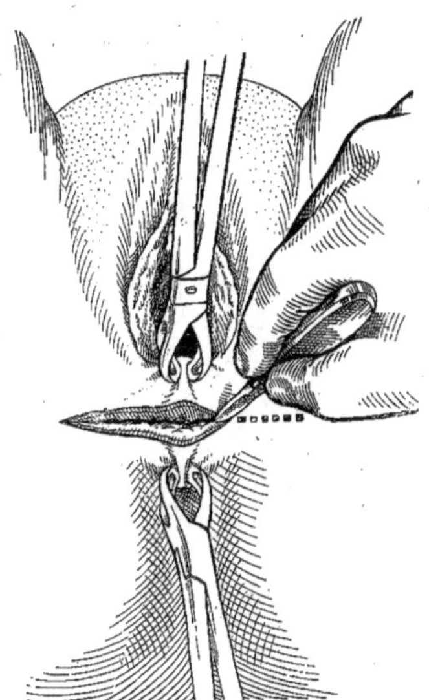

Fig. 272. — Hystérectomie vaginale pour cancer du col.
Section transversale de la peau.

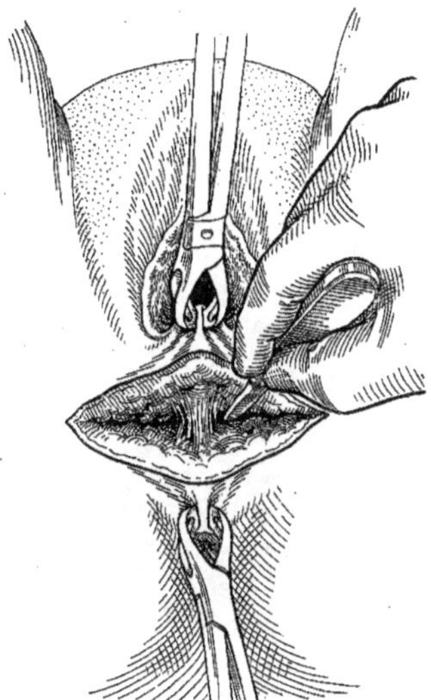

Fig. 273. — Hystérectomie vaginale pour cancer du col.
Le muscle recto-vaginal, clé de voûte du décollement de la cloison.

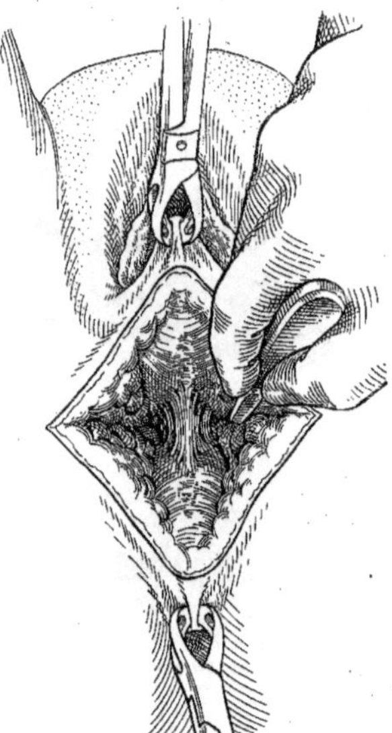

Fig. 274. — Hystérectomie vaginale pour cancer du col.

Décollement recto-vaginal. Il sera poussé le plus haut possible.

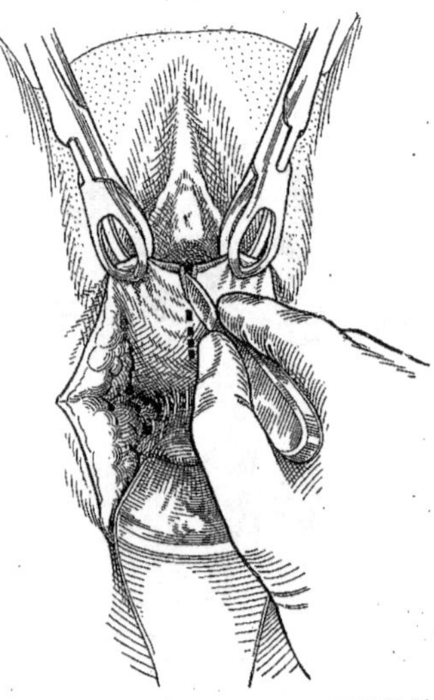

Fig. 275. — Hystérectomie vaginale pour cancer du col.

Incision médiane de la paroi postérieure. Les deux tenailles ont été placées symétriquement pour que cette section soit dirigée verticalement.

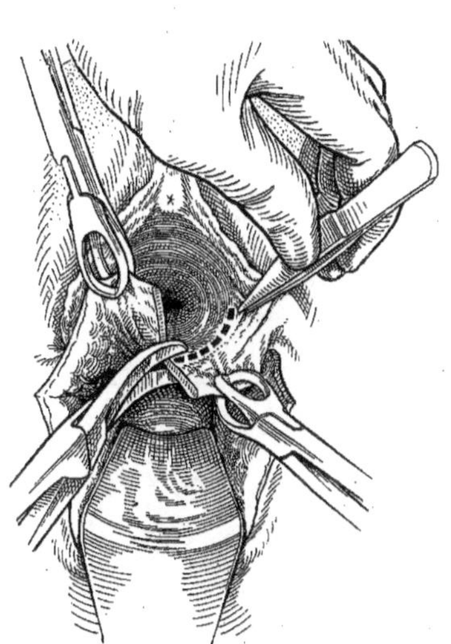

Fig. 276. — Hystérectomie vaginale pour cancer du col.
Section circulaire du vagin amorcée au ras de la partie décollée de la paroi vaginale.

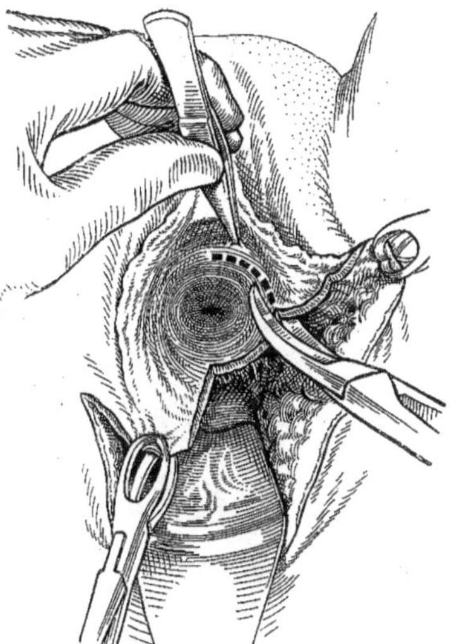

Fig. 277. — Hystérectomie vaginale pour cancer du col.
La section continue, circulairement.

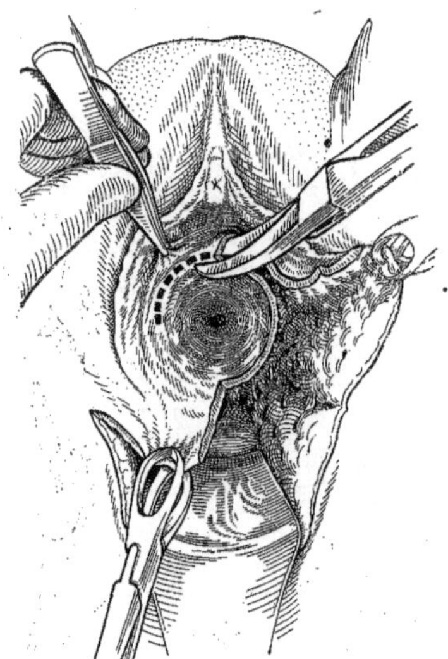

Fig. 278. — Hystérectomie vaginale pour cancer du col.

Section circulaire du vagin, de façon à laisser la moitié supérieure de ce canal du côté du col. Remarquer qu'ici le col a complètement disparu sous l'influence du radium ; il reste un orifice central au fond d'un entonnoir muqueux cicatriciel.

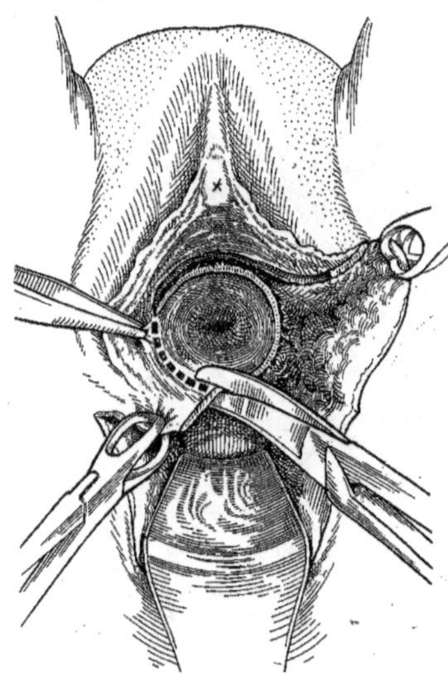

Fig. 279. — Hystérectomie vaginale pour cancer du col.

Section circulaire du vagin, à l'union de son tiers inférieur de ses deux tiers supérieurs.

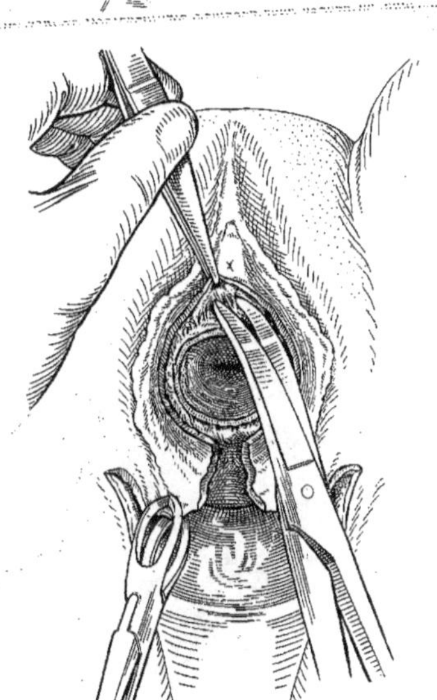

Fig. 280. — Hystérectomie vaginale pour cancer du col.
Décollement antérieur du vagin qui est séparé de la vessie.

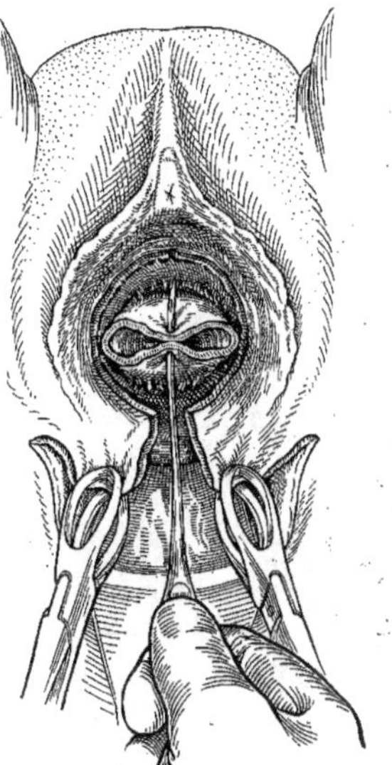

Fig. 281. — Hystérectomie vaginale pour cancer du col.
Fermeture du vagin du côté vulvaire.

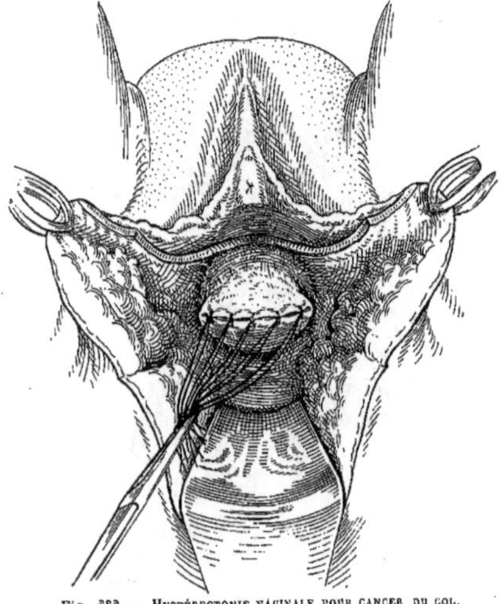

Fig. 282. — HYSTÉRECTOMIE VAGINALE POUR CANCER DU COL.

Aspect de la plaie périnéale après la suture du vagin par cinq crins de Florence. Remarquer le jour considérable qu'on obtient grâce à l'appui de la valve vaginale.

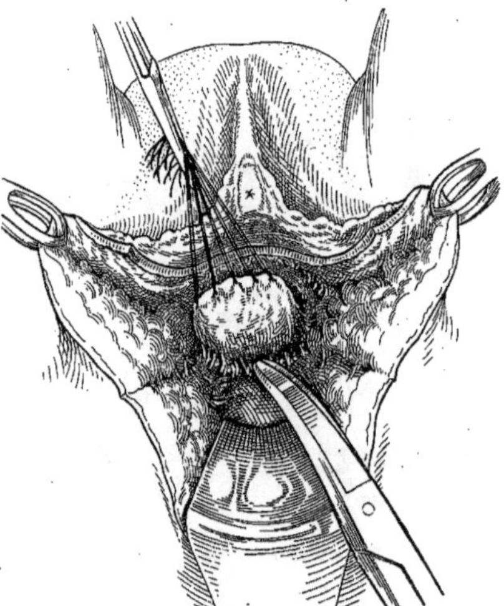

Fig. 283. — HYSTÉRECTOMIE VAGINALE POUR CANCER DU COL.

La dissection du vagin continue : elle est parfois rendue malaisée par les adhérences provoquées par le radium.

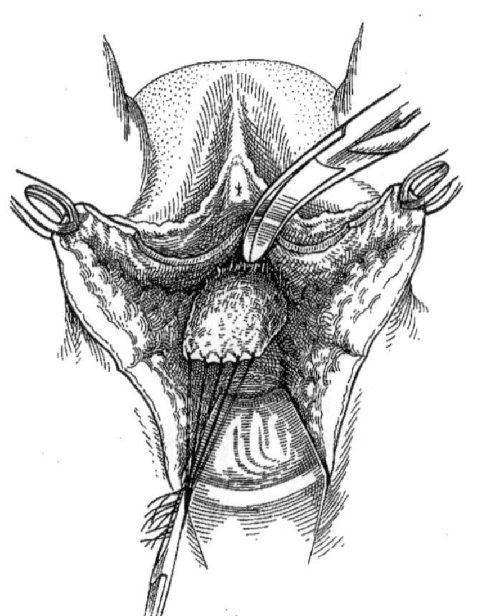

Fig. 284. — Hystérectomie vaginale pour cancer du col. Dissection de la paroi antérieure du vagin.

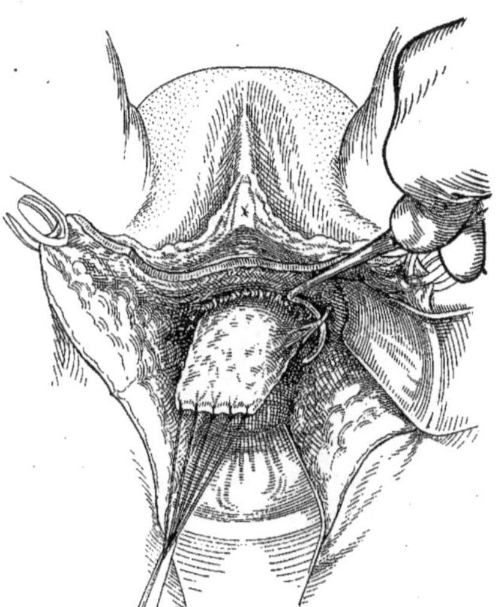

Fig. 285. — Hystérectomie vaginale pour cancer du col. Ligature d'une artère vaginale.

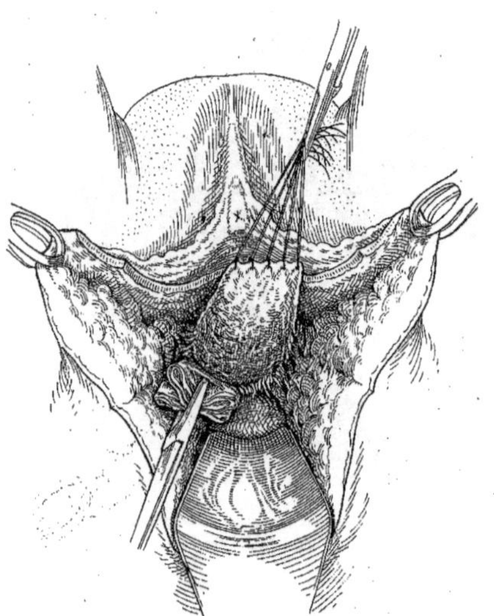

Fig. 286. — Hystérectomie vaginale pour cancer du col.
Le décollement du vagin continue à l'aide de la compresse montée, par la voie postérieure.

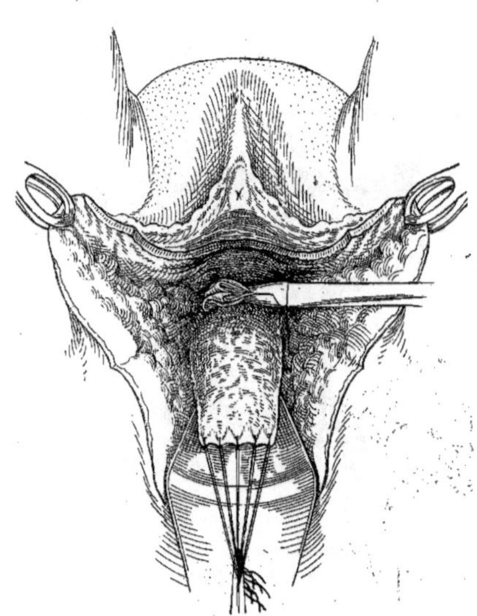

Fig. 287. — Hystérectomie vaginale pour cancer du col.
Décollement de la paroi antérieure du vagin à la pince montée.

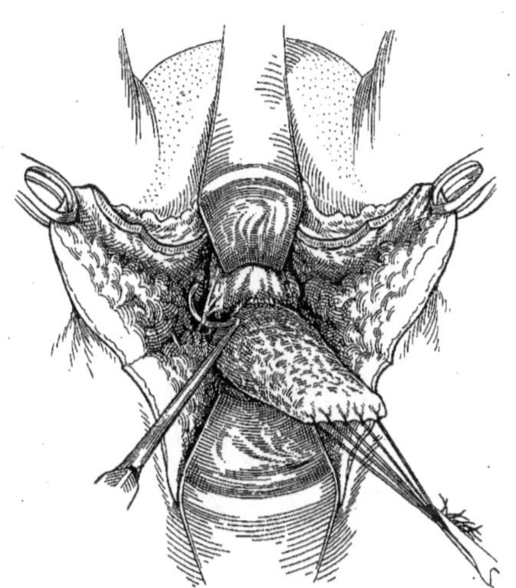

Fig. 288. — HYSTÉRECTOMIE VAGINALE POUR CANCER DU COL.
Ligature d'une artère vaginale droite.

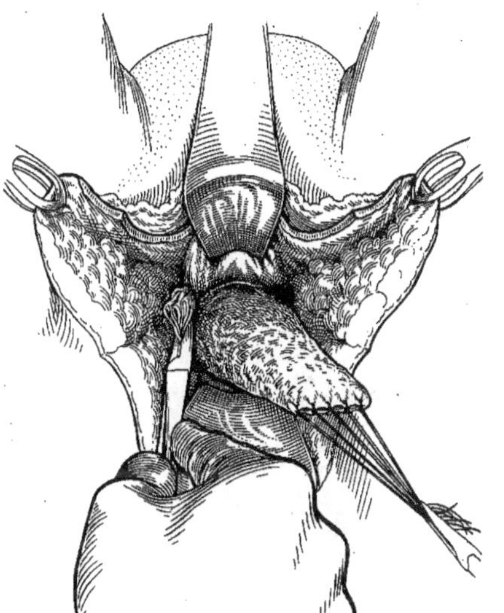

Fig. 289. — HYSTÉRECTOMIE VAGINALE POUR CANCER DU COL.
Décollement utéro-vaginal à la compresse. La vessie est soulevée par la valve vaginale antérieure. Le rectum déprimé par la valve postérieure.

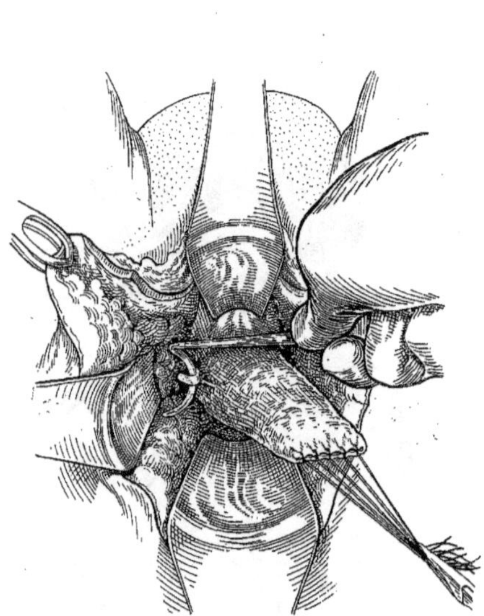

Fig. 290. — Hystérectomie vaginale pour cancer du col.
Ligature de l'artère utérine.

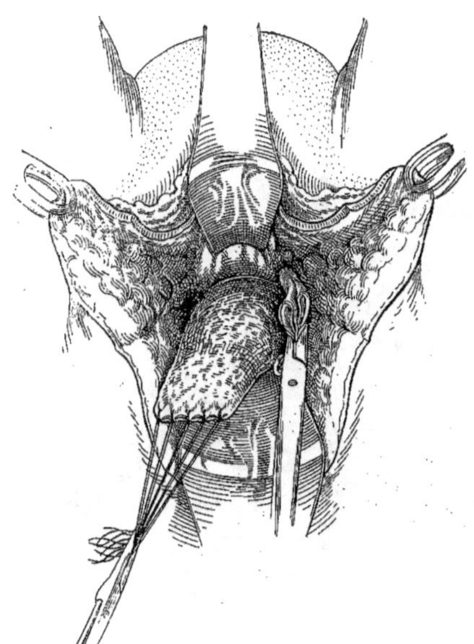

Fig. 291. — Hystérectomie vaginale pour cancer du col.
Dédoublement du ligament large gauche pour la découverte de l'artère utérine.

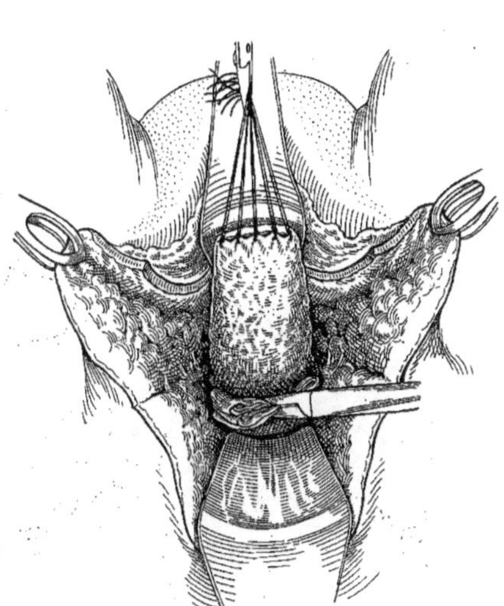

Fig. 292. — Hystérectomie vaginale pour cancer du col.
Décollement utéro-vaginal dans sa portion la plus difficile. Là, en effet, le radium a provoqué une forte réaction fibreuse. L'opérateur ne sent plus le col à travers la paroi vaginale, car le col a été détruit ; ce temps réclame une grande prudence pour ne pas ouvrir le rectum et surtout la vessie.

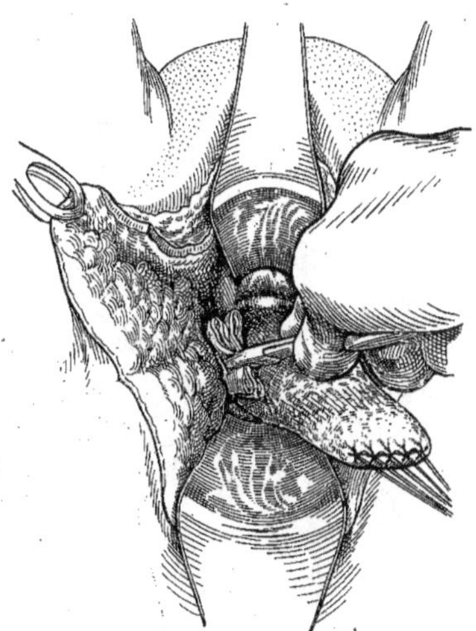

Fig. 293. — Hystérectomie vaginale pour cancer du col.
Le décollement utéro-vaginal continue.

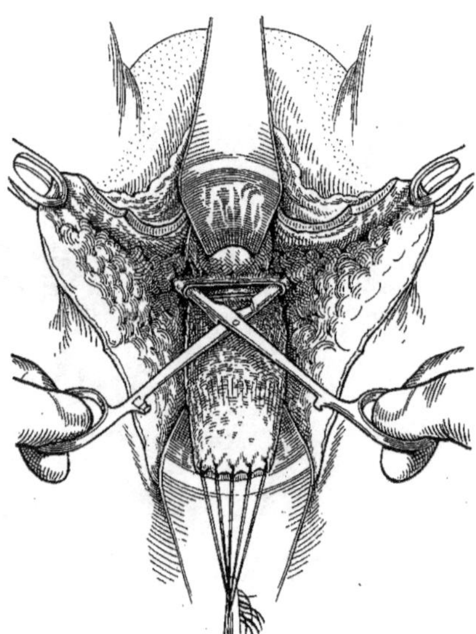

Fig. 294. — Hystérectomie vaginale pour cancer du col.
Ouverture du cul-de-sac vaginal antérieur. Agrandissement à l'aide d'une pince.

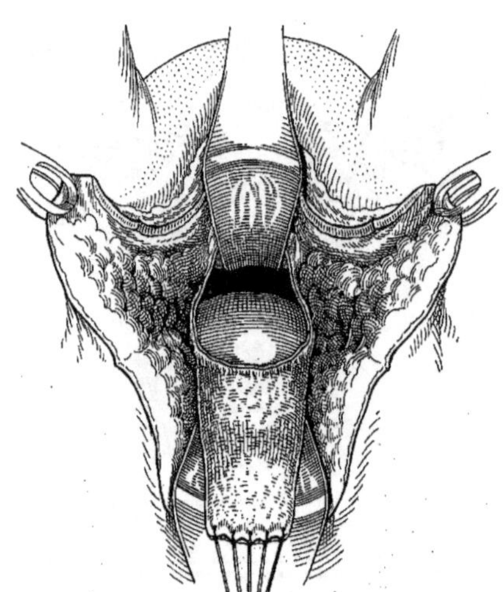

Fig. 295. — Hystérectomie vaginale pour cancer du col.
Abaissement de l'utérus dont on aperçoit le fond.

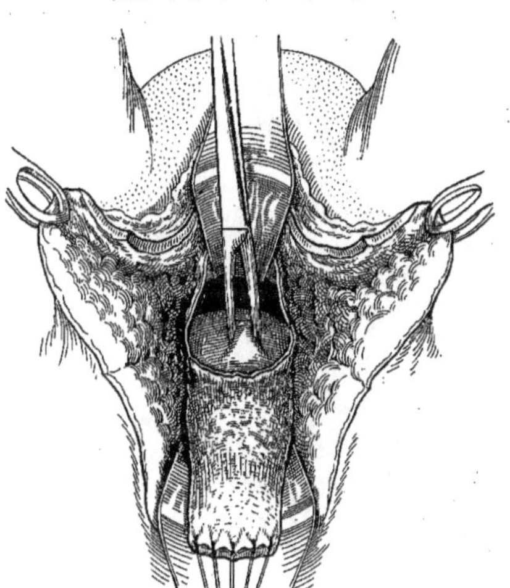

Fig. 296. — Hystérectomie vaginale pour cancer du col.
Le fond utérin est saisi par une pince de Museux.

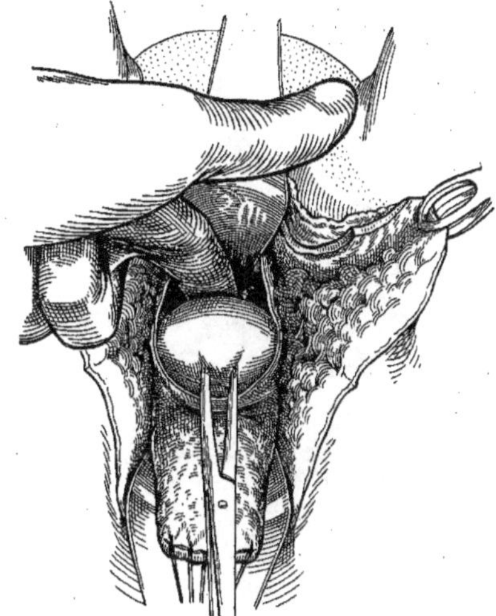

Fig. 297. — Hystérectomie vaginale pour cancer du col.
L'index de la main gauche abaisse l'utérus et le fait basculer en avant.

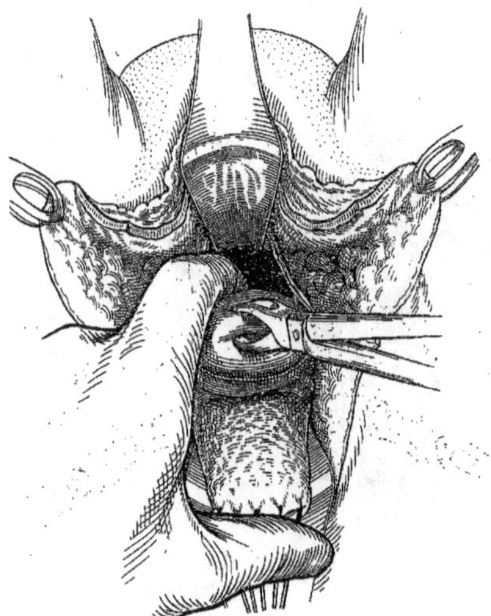

Fig. 298. — Hystérectomie vaginale pour cancer du col.
L'index gauche appuie fortement sur la paroi postérieure de l'utérus de façon à tendre le ligament large.

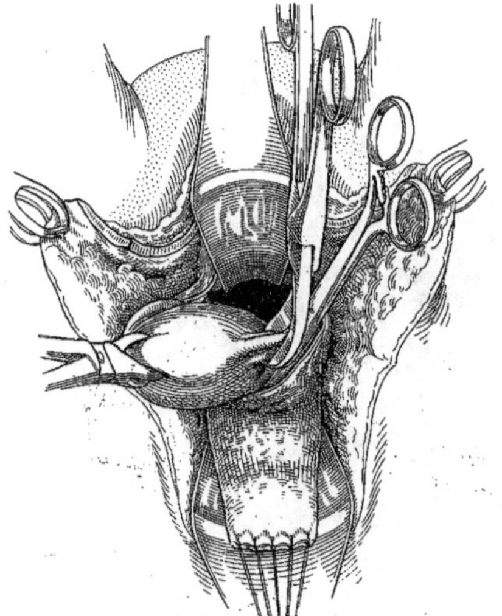

Fig. 299. — Hystérectomie vaginale pour cancer du col.
Le bord supérieur du ligament large est saisi par une pince puissante. Section du ligament entre la pince et l'utérus. Ici, les annexes sont atrophiées et adhérentes ; chaque fois que c'est possible et facile, il faut les amener avec l'utérus.

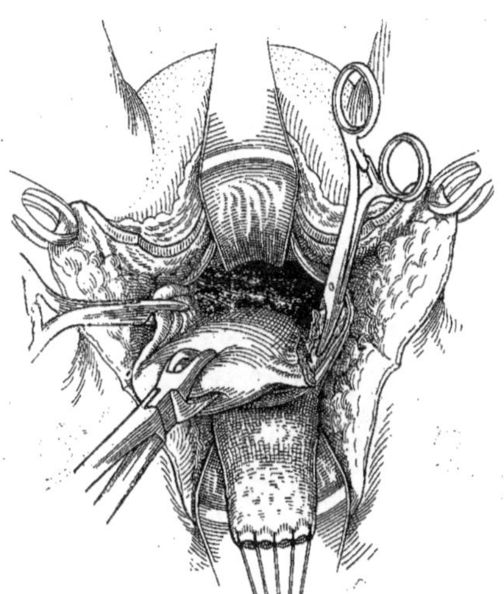

Fig. 300. — Hystérectomie vaginale pour cancer du col. Pincement de ligament large droit.

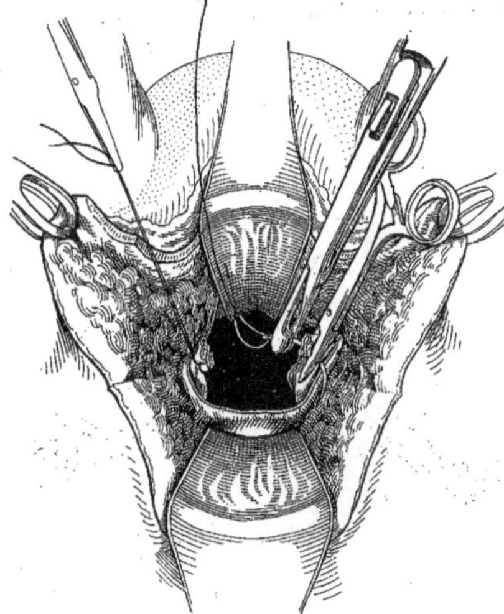

Fig. 301. — Hystérectomie vaginale pour cancer du col. Ligature des ligaments larges ; un catgut monté sur une aiguille traverse le ligament.

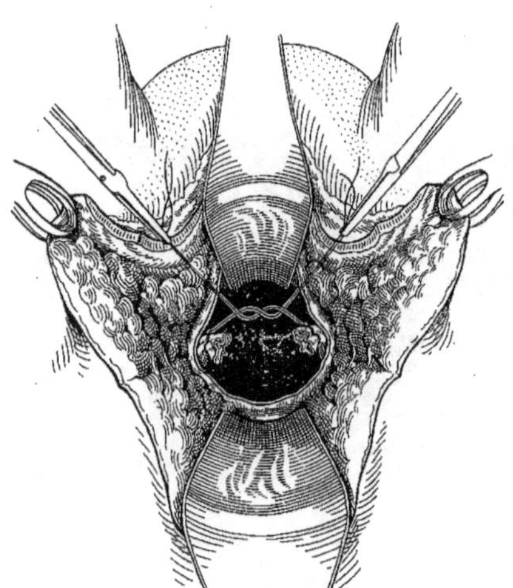

Fig. 302. — Hystérectomie vaginale pour cancer du col.
Les deux moignons ligamentaires sont liés ensembles.

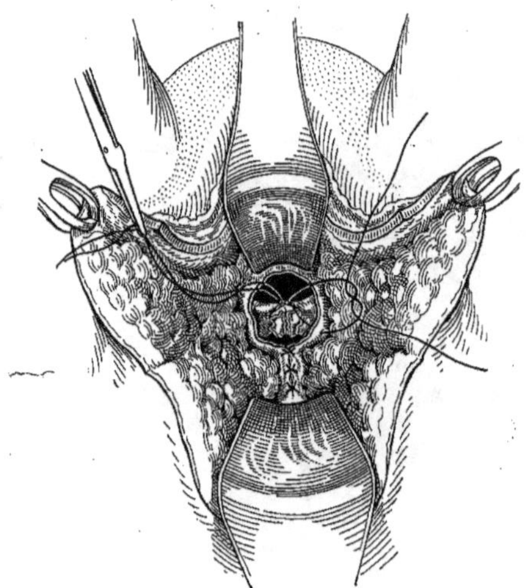

Fig. 303. — Hystérectomie vaginale pour cancer du col.
Les moignons réunis sont fixés à la brèche péritonéale qui a déjà été rétrécie.

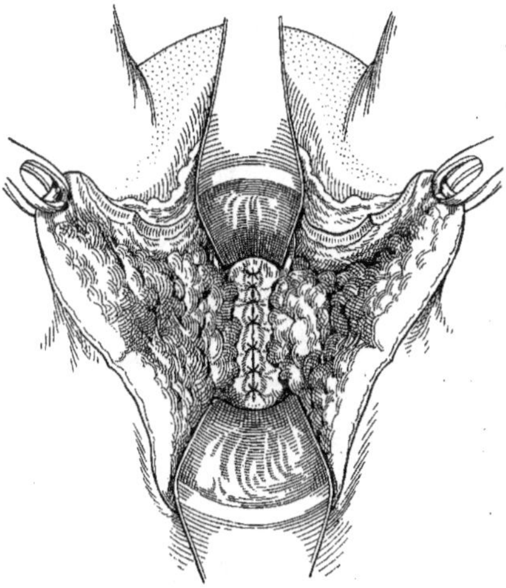

Fig. 304. — Hystérectomie vaginale pour cancer du col.
Fermeture du péritoine.

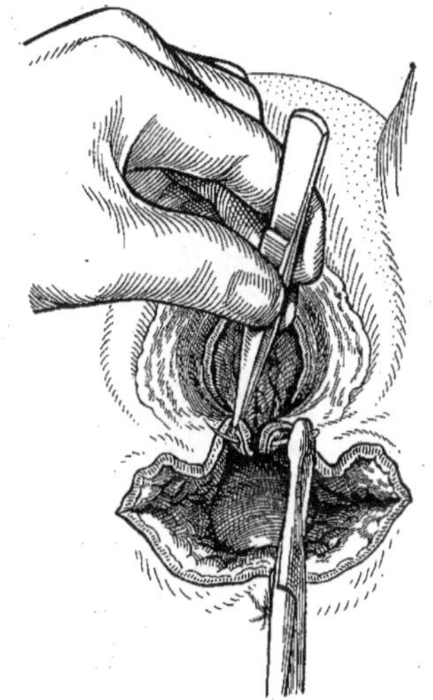

Fig. 305. — Hystérectomie vaginale pour cancer du col.
Suture du cylindre vaginal inférieur au catgut.

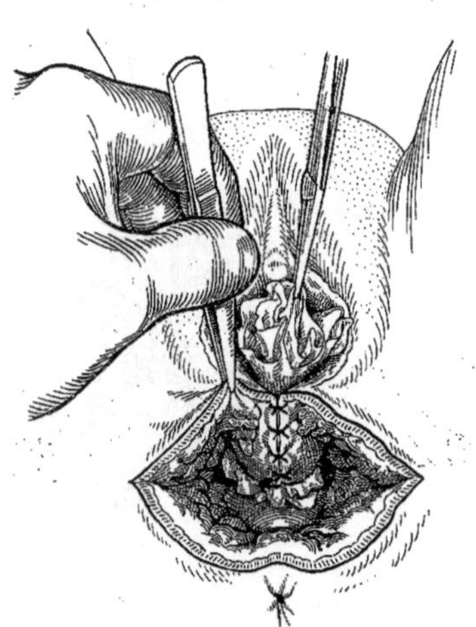

Fig. 306. — Hystérectomie vaginale pour cancer du col.

Le cylindre vaginal inférieur a été suturé au catgut. Une mèche introduite par la vulve monte jusqu'à la plaie péritonéale suturée. Le périnée va être reconstitué, comme après une périnéorraphie banale.

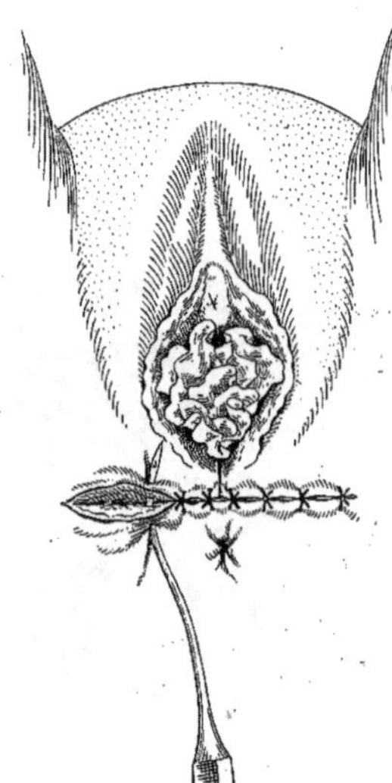

Fig. 307. — Hystérectomie vaginale pour cancer du col.

Les plans musculaires ont été rapprochés. Ici, quelques points sur le tissu cellulaire sous-cutané.

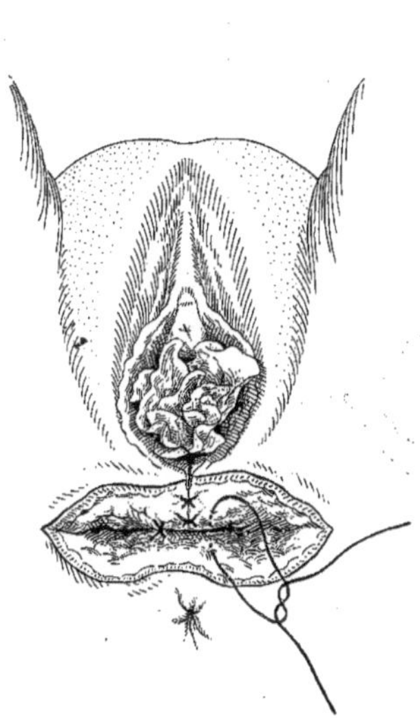

Fig. 308. — Hystérectomie vaginale pour cancer du col.
La peau est rapprochée au fil ; une mèche est laissée dans le vagin.

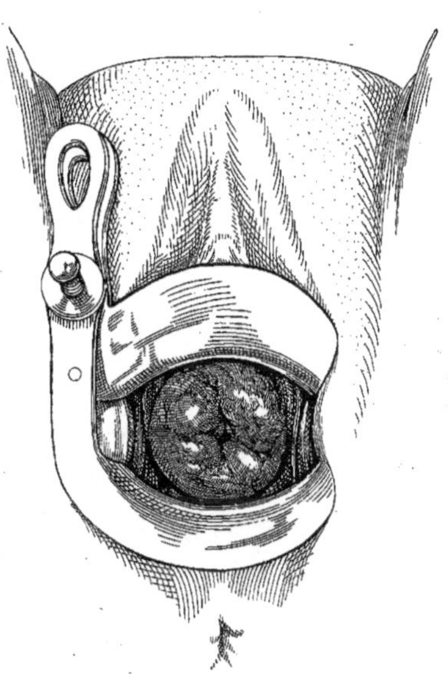

Fig. 309. — Hystérectomie vaginale pour cancer du col.
Aspect du col utérin avant l'application de radium ; cancer bourgeonnant.

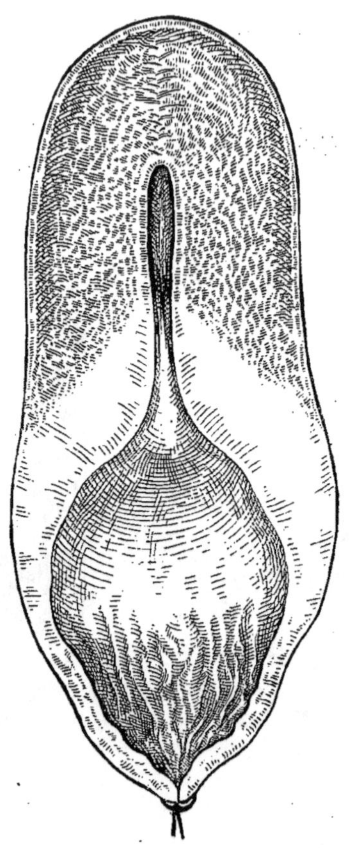

Fig. 310. — Hystérectomie vaginale pour cancer du col (Méthode de Cunéo).

Aspect de la pièce anatomique après l'extirpation vaginale. L'examen histologique fait par Rubens-Duval montre que l'utérus est transformé en un bloc fibreux, sans trace d'épithélioma.

XIII

TUMEURS ANNEXIELLES ASEPTIQUES

Les tumeurs annexielles, qu'elles soient de nature inflammatoire (salpingo-ovarites), néoplasique, hémorragique, gravidique, kystique, sont traitées différemment, suivant qu'elles sont aseptiques ou non.

Un hémato-salpinx, ou un hydro-salpinx ne sera pas traité comme une salpingite suppurée. Dans ce dernier cas, en effet, il ne suffit pas d'enlever les annexes infectées, il faut enlever tout le trajet tubaire dans l'épaisseur de l'utérus, voire même sacrifier tout le fond de l'utérus : *hystérectomie fondique* (Lecène).

Chez les femmes jeunes, en effet, il y a grand intérêt à conserver les règles, même si la fécondité est supprimée.

Pour les tumeurs aseptiques unilatérales, le traitement est d'une extrême simplicité : deux clamps sont placés sur le ligament large, en deçà et au delà de la tumeur ; deux coups de ciseaux séparent la masse annexielle. Deux ou trois points en U reconstituent le ligament large, font l'hémostase et amènent la stabilité de l'utérus.

Les figures ci-jointes en disent plus qu'une description.

Chez les femmes jeunes, nous n'enlevons jamais les ovaires des deux côtés, même en cas de suppuration. Nous enlevons les trompes et gardons les ovaires. *Nous n'extirpons jamais d'ovaires scléro-kystiques ;* ces femmes sont améliorées par les opérations sur l'appendice, le cæcum ou la libération de la coudure colo-sigmoïde.

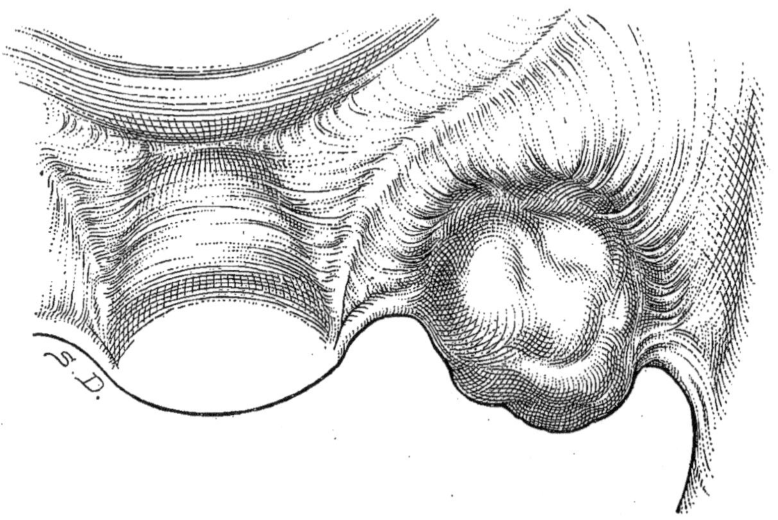

Fig. 311. — Tumeur annexielle aseptique unilatérale.
(Hématosalpynx), *résection*.

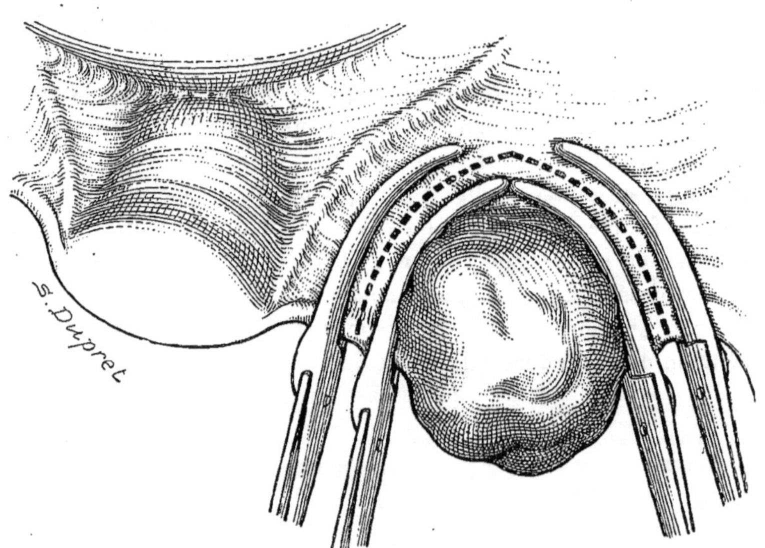

312. — Tumeur annexielle unilatérale aseptique.
(Hématosalpynx), *résection*. Quatre clamps sont appliqués sur le ligament large; le pointillé indique où portera la section faite au bistouri. Ce sont des clamps puissants de J.-L. Faure.

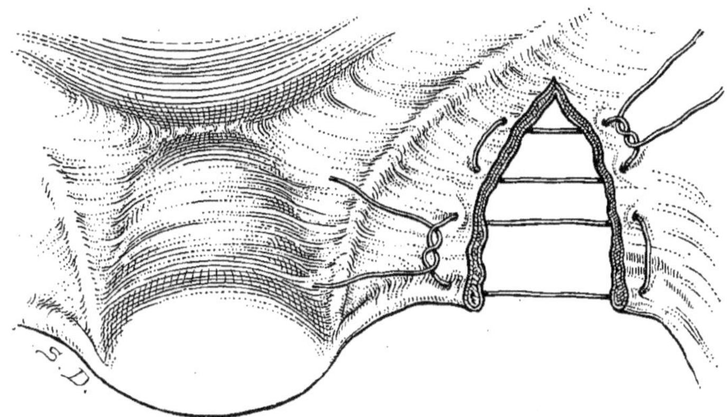

Fig. 313. — TUMEUR ANNEXIELLE ASEPTIQUE UNILATÉRALE.

Hématosalpynx), *résection*. Deux points en U ont été passés au ras du clamp périphérique la tumeur ayant été enlevée d'un bloc, avec deux des clamps ; ces deux points en U sont serrés au moment où les deux clamps sont retirés. L'opération est terminée. La trompe que l'on aperçoit est aseptique. Si elle était suppurée, il serait nécessaire de la réséquer au niveau de l'utérus, en plongeant une pointe de feu profonde dans sa portion intra-utérine. Si la lésion était double et la femme jeune il faudrait ménager un ovaire total ou partiel et pratiquer l'hystérectomie fondique ou la résection pure et simple des trompes. L'utérus normal serait intégralement conservé avec un ou deux ovaires.

TABLE DES MATIÈRES

ÉVREUX, IMPRIMERIE CH. HÉRISSEY 845 (12-1925)

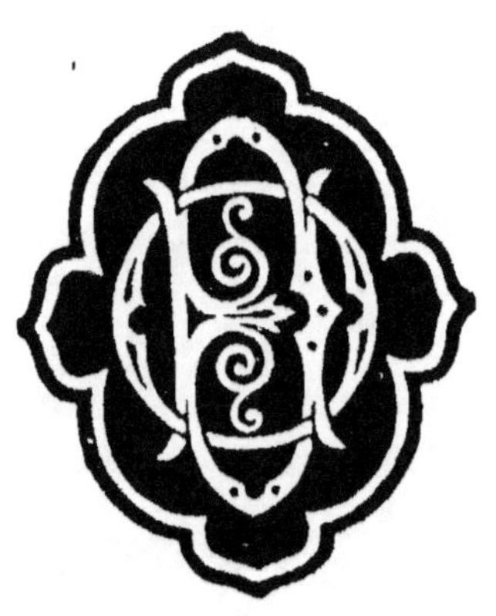

www.ingramcontent.com/pod-product-compliance
Lightning Source LLC
LaVergne TN
LVHW020553230826
846091LV00002B/472

* 9 7 8 2 3 2 9 0 8 8 6 2 4 *